俞大方推拿学

俞大方　吴荣南　著

赵毅　整理

本书获

上海市中医医院内功推拿流派传承工作室

长三角生态绿色一体化发展示范区中医联合体建设

项目资助

上海交通大学出版社
SHANGHAI JIAO TONG UNIVERSITY PRESS

内容提要

　　俞大方教授为中国著名推拿学家,曾于20世纪80年代担任上海中医学院(现上海中医药大学)针灸推拿系副主任,为1985年全国高等中医药院校《推拿学》(通称"中医五版教材")主编,在业界具有一定的影响力。本书由俞大方教授讲授推拿学的讲义等汇编而成。全书分为三个部分,上篇为"俞大方推拿学讲稿",对推拿学相关知识以图表的形式做了系统而又精要的介绍,重点突出了推拿学知识之间的逻辑性与相互关系;下篇为"俞大方推拿学讲座";附录为"俞大方教授年表"和"论文选刊"。本书内容精当,体例新颖,具有较强的科学性与实用性,可供中医院校针灸推拿专业学生以及从事推拿临床、教学与科研的人员参考使用。

图书在版编目(CIP)数据

　　俞大方推拿学 / 俞大方,　吴荣南著；赵毅整理. ——
上海　:　上海交通大学出版社,　2022(2023重印)
　　ISBN 978-7-313-26582-1

　　Ⅰ. ①俞… Ⅱ. ①俞… ②吴… ③赵… Ⅲ. ①推拿
Ⅳ. ①R244.1

　　中国版本图书馆CIP数据核字(2022)第020198号

俞大方推拿学
YU DAFANG TUINAXUE

著　　　者:俞大方　吴荣南
出版发行:上海交通大学出版社　　　　　　　地　　　址:上海市番禺路951号
邮政编码:200030　　　　　　　　　　　　　电　　　话:021-64071208
印　　制:上海万卷印刷股份有限公司　　　　经　　　销:全国新华书店
开　　本:787mm×1092 mm　1/16　　　　　印　　　张:18.25
字　　数:378千字　　　　　　　　　　　　插　　　页:4
版　　次:2022年8月第1版　　　　　　　　　印　　　次:2023年4月第2次印刷
书　　号:ISBN 978-7-313-26582-1
定　　价:88.00元

马万龙、俞大方师徒演示内功推拿（约 1961 年）

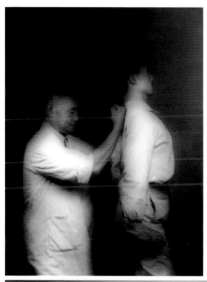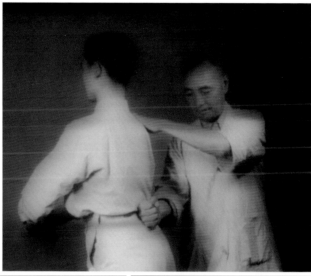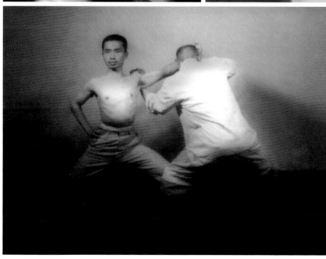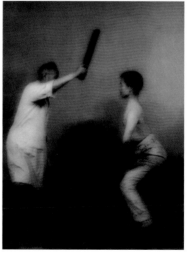

图 1　图 2

图 3　图 4

图 1 拳背击大椎
图 2 拳背击命门
图 3 盘法
图 4 棒击囟门

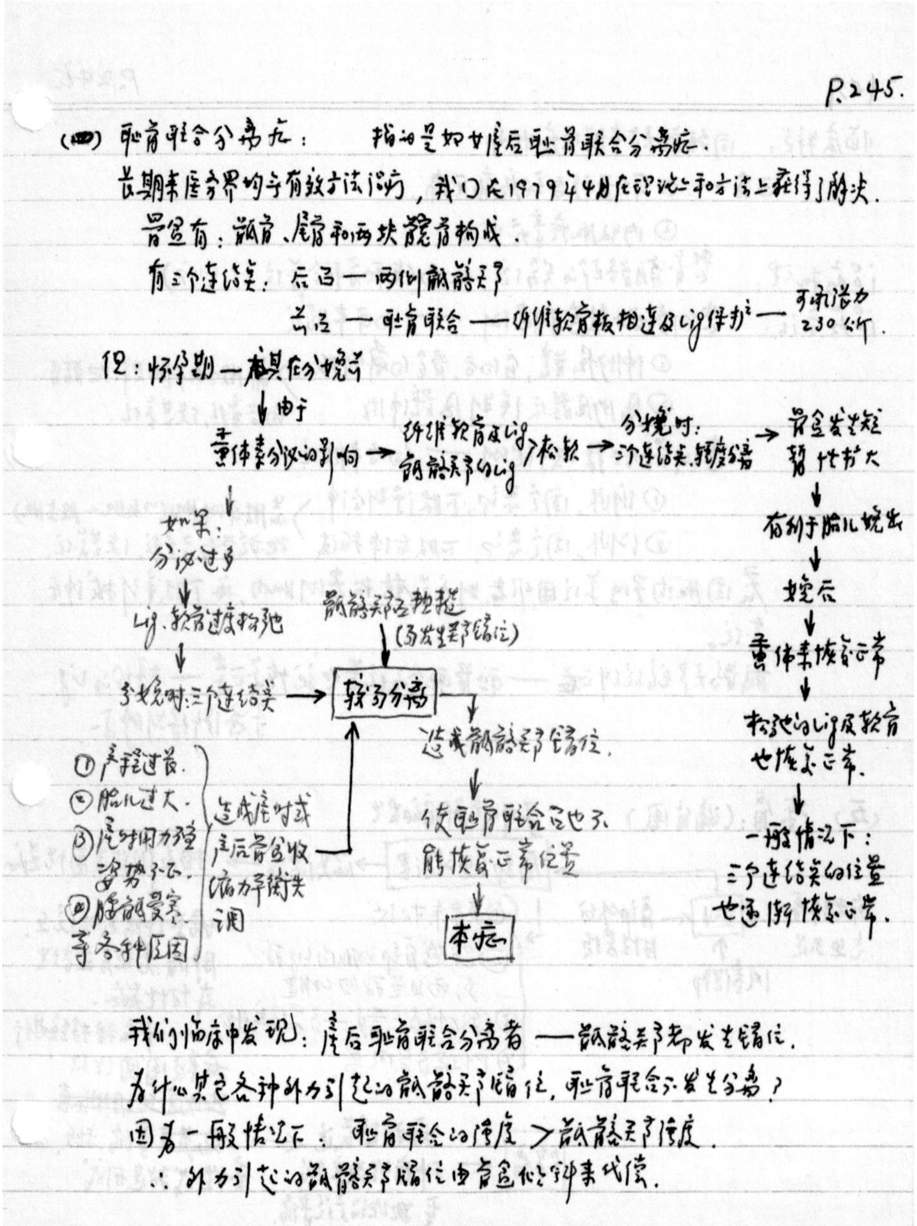

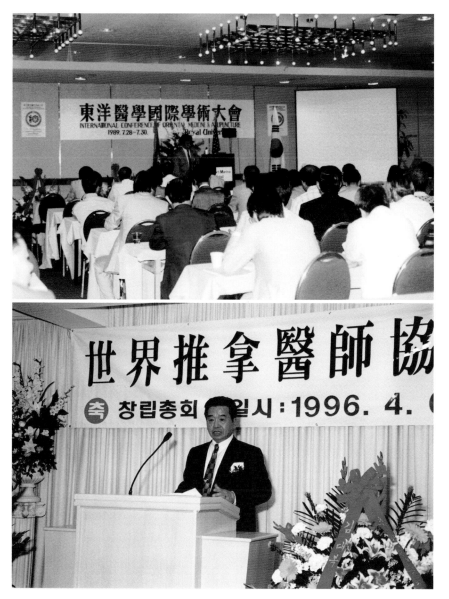

图1　　　图1 1989 年在东洋医学国际学术大会上讲授推拿
图2　　　图2 1996 年在世界推拿医师协会上作推拿报告

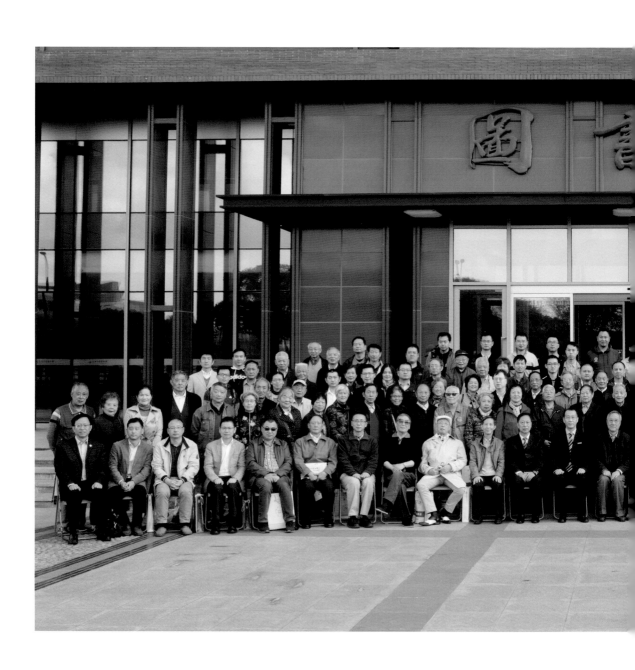

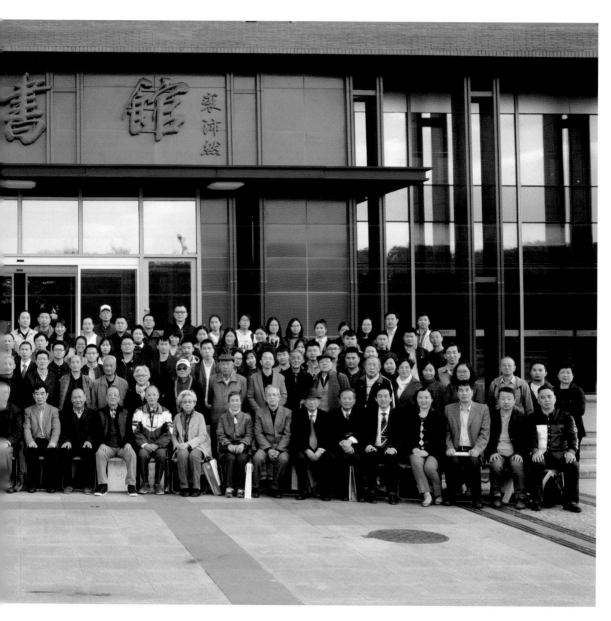

上海中医药大学针灸推拿学院俞大方先生学术思想研讨会合影（2017 年 11 月 11 日）

上海中医药大学老校长施杞教授题词（2017 年 11 月）

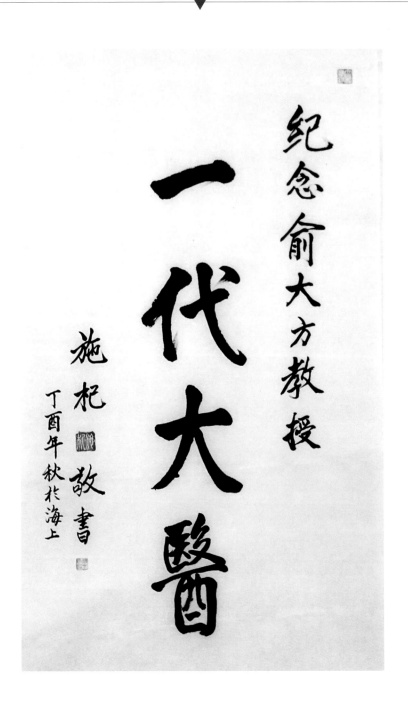

CONTENTS | **目 录**

下篇　俞大方推拿讲座

附　　录

上 篇

俞大方推拿学讲稿

概　　述

一、推拿的定义与名称

(一) 推拿定义

手法→作用于患者体表 $\begin{cases}穴位\\特定部位\end{cases}$ →来治病的一种疗法。

或,外力→在体表做功→转换成各种能→深透到体内,改变系统内能→治疗。
　　　　└→靠手法的技巧做合理的功。

中医治疗方法 $\begin{cases}内治法——药物内服;\\外治法\begin{cases}药物外敷——药离子的渗透作用;\\物理因素对体表的作用——推拿、针灸、手术。\end{cases}\end{cases}$

所以,推拿属外治法范畴——是外治法中的一种主要治法。

(二) 名称

推拿古称按摩、按蹻等,至今在中国很多地区还沿用按摩这一名称。

按摩改称推拿始于明代,这一名称的改革,本身就体现着这一疗法的发展。

开始：治疗较简单的疾病,手法也较简单。

主要是：

按——按而留之——力向下
摩——体表环形摩擦——平动

以后,治疗范围扩大了,手法也相应发展了。

推——有方向性的直线摩擦——平动

拿——力的方向有 $\begin{cases}向下——压\\向上——提\\相对——挤\end{cases}$

二、推拿是一门科学

(一) 推拿是人类最古老而又年轻的一门医疗科学

1. 从推拿起源来看(外治法早于内治法)

从有人类开始,人类要求得自身的生存,就必定要与自然界搏斗和劳动,在搏斗和劳动中遇到损伤,很自然地会用手抚摩(这是人类的前身类人猿所遗传下来的本能),发现抚摩能使疼痛减轻或消失,就逐渐认识了抚摩的作用,当时这不能说是有意识的医疗活动,但却包含着抚摩对病痛的医疗作用。

人类有上百万年的历史,在这漫长的过程中,当人类在逐渐认识了抚摩作用的基础上,把这种作用用于有目的的医疗实践,并不断加以总结,就逐渐形成了推拿治疗的体系。在我国,这体系的形成是在两千年前的先秦两汉时期。当时有两部巨著:

$$\left.\begin{array}{l}《黄帝内经》\left\{\begin{array}{l}《素问》\\《灵枢》\end{array}\right.\\《黄帝岐伯按摩》(东汉时遗失)\end{array}\right\}第一次完整地建立了中医理论体系$$

因此可以说推拿是人类最古老的一种医疗方法。

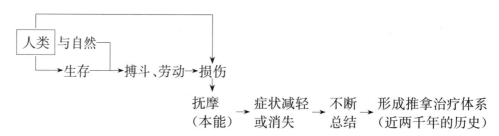

2. 从整个医疗发展过程来看

医疗发展过程:

物理治疗 →自然药物→　　化学药物　　→生物药物→ 物理治疗
(针、推)　(中草药)　(中国古代的炼丹术
　　　　　　　　　就是化学药物的萌芽)

这一循环,从广义来说,人类花了上百万年的时间,从狭义来说,我们中华民族花了数千年的时间。

这一循环,不是历史的倒退,而是符合辩证法的螺旋式上升。

从这一角度说:推拿是一门年轻的未来科学。

(二) 推拿是中医学的有机组成部分

医学理论是建立在大量的医疗实践基础上的,我们知道:

中医学理论体系是建立在 $\left\{\begin{array}{l}\text{大量的医疗实践}\\\text{当时的哲学思想}\end{array}\right\}$ 基础上。

推拿是人类最古老的一门医疗科学,因此它为中医学的理论体系最早积累了大量的医疗经验,为建立中医理论体系打下了一定的基础。

《黄帝内经》(后简称《内经》)是中医学发展历史上第一部系统进行理论总结的书,这也说明在《内经》成书前很早就有了中国的医学事业。

推拿在当时的两部医书 $\left\{\begin{array}{l}\text{《黄帝内经》(十八卷)}\\\text{《黄帝岐伯按摩》(十卷)}\end{array}\right\}$ 中占了十卷,其比重之大就可知推拿在中医学体系中的重要性。

《素问·举痛论》说:"寒气客于背俞之脉则脉泣,脉泣则血虚,血虚则痛,其俞注于心,故相引而痛。按之则热气至,热气至则痛止矣。"

这段文字中,至少提出了:①"不通则痛,通则不痛"的基本病理变化;②"寒者热之"的治疗法则。

这里我们可以看到推拿对中医理论体系建立的影响。

同样,长期以来中医基本理论指导着推拿的临床实践,对推拿的发展又起着推动作用(例如经络学说、气血津液学说等指导着推拿的临床工作)。

第一章 推拿发展史

第一节 先秦两汉时期(前? —
220)的推拿发展

这一时期的推拿在医疗方法中占有相当的地位,是当时经常运用的几种治疗方法之一。例如,《韩诗外传》和《说苑》都提及"扁鹊治尸厥",说明这一时期按摩已成为一门学科,主要成就如下。

(1) 扁鹊——战国时名医。扁鹊有徒 $\begin{cases} 子游(按摩) \\ 子明(针灸) \end{cases}$ 治疗虢太子尸厥。

(2) 当时已有针灸、推拿、处方的分工。

(3) 按摩与针灸关系密切:"九针"中的"圆针""锟针"是用来作按摩工具的。

(4) 秦汉时期有 $\begin{cases} 《黄帝内经》十八卷 162 篇 \begin{cases} 《素问》中有 9 篇论及推拿。 \\ 《灵枢》中有 5 篇论及推拿。 \end{cases} \\ 《黄帝岐伯按摩》十卷(见《汉书·艺文志》)——到东汉失传。 \end{cases}$

(5) 治疗范围——"痿、厥、寒、热",肌肤麻木不仁。

寒气客于 $\begin{cases} 肠胃之间,膜原之下 \\ 背俞之脉 \end{cases}$ 疼痛

寒湿之邪 $\begin{cases} 皮肤不收,肌肉坚实 \\ 卒口僻 \\ 四肢重滞 \end{cases}$ $\begin{cases} 运动 \\ 感觉 \end{cases}$ 障碍

(6) 禁忌和无效:① 邪深;② 邪实。

第二节 魏晋隋唐与五代时期(220—
960)的推拿发展

这一时期重视总结临床经验,设有专门的按摩科,按摩法盛行,主要成就如下。

（一）主要的医著

晋代《肘后备急方》，隋代《诸病源候论》，唐代《千金要方》《千金翼方》《外台秘要》都有关于按摩的记载。

（二）医政设置

隋代——有按摩博士。

唐代——① 按摩设立专科；

　　　　② 开始了有组织的按摩教学（由按摩博士在按摩师、按摩工的辅助下教按摩生导引、按摩工作）。

（三）治疗范围

主要是伤科疾病，同时扩大到其他疾病。

（1）《唐六典》说：按摩可除八疾："风、寒、暑、湿、饥、饱、劳、逸"；

（2）外感热病 $\left\{\begin{array}{l}《外台秘要》"如初得伤寒一日，若头痛背强，宜摩之佳" \\ 《诸病源候论》"伤寒二日""热病二日""温病二日"\end{array}\right\}$ 病在肌表，可用摩膏、火灸，发汗而愈。

（3）五官疾患：《诸病源候论》有"相摩拭目，令人目明"。

（4）急救：《肘后备急方》有"救卒中恶死""令爪其病人人中，取醒"。

（5）小儿疾病：《外台秘要》《千金翼方》均有记载。

（四）治疗方法的发展

（1）发展了"膏摩"（丹参膏、乌头膏、莽草膏、野菊膏、陈元膏等）。

（2）自我按摩：《诸病源候论》和《外台秘要》等都有大量自我按摩的记载。

　　　自我按摩的广泛开展，说明按摩疗法也重视预防。

第三节　宋金元时期（960—1368）的推拿发展

这一时期由于战乱，推拿按摩在民间广为流传，使得各具特色流派和独创见解的医学理论应运而生。其主要成就如下。

（1）治疗范围更大。宋代名医庞安时用按摩催产，治疗妇产科疾病。

（2）开始对手法的作用进行分析研究。《圣济总录》中有"按""摩"二手法的区别和应用,这是一个很大的进步。

(3) 对推拿治疗作用的认识有进一步的提高。以前认为是温通闭塞,这时期提出了发汗解表的作用。

第四节　明清时期(1368—1911)的推拿发展

这一时间的推拿学的发展取得里程碑式的成就,具体如下。

(一) 明代

(1) 按摩改称推拿。

(2) 明代医政分十三科,其中有按摩科。按摩科中小儿按摩获得较大发展,形成了小儿推拿的体系,总结了小儿推拿的特殊穴位"点""线""面"。

(3) 出版了较多的小儿推拿专著。其中《小儿按摩经》可算我国现存最早的推拿专著(附在杨继洲的《针灸大成》后面)。

(4) 推拿手法增多,对推拿的治疗提出了"补、泻"的作用。

(5) 推拿医生在民间较活跃。

(二) 清代

(1) 歧视推拿(以为是"医家小道""有伤大雅"),太医院不设推拿科。

(2) 推拿在民间仍有发展,出了不少具有一定实用价值的推拿专著。

(3)《医宗金鉴》把摸、接、端、提、按、摩、推、拿列为伤科八法。

第五节　民国时期(1912—1949)的推拿发展

这一时期推拿学各流派的手法在民间得以发展,并形成独具中国特色的推拿手法。

(1) 1929 年国民政府召开第一次"中央卫生委员会议",提出了"废除旧医以扫除医事卫生之障碍"。

(2) 1936 年又提出:"国医在科学上无根据",一律不许执业。

当时虽然从事医疗推拿者不多,但由于推拿确实是一门行之有效的医疗科学,它具有内在的强大生命力,因此在这艰难的环境下,推拿在民间还是具有一定程度的发展。如以一指禅推拿为基础形成了㨰法推拿,以练功和武术为基础形成了内功推拿。

第六节　中华人民共和国
成立后的推拿发展

这一时期的推拿学得到充分的发展。各流派推陈出新,并设立推拿学高等教育科目。具体成就如下。

(一) 1950 年代

(1) 1956 年上海推拿医士训练班开班。1958 年上海市中医推拿门诊部和上海中医学院附属推拿学校成立。

(2) 治疗范围:内、外、妇、儿、伤、五官等各种疾病。

(3) 开始研究推拿的生理作用和治疗原理。

(4) 在 1959—1960 年有人提出用生物力学来研究推拿的设想。

(5) 开始历史文献整理研究工作。

(6) 出版推拿专著 10 余种,论文 70 余篇。上海推拿学校 1959 年级集体编写了第一本《中医推拿学》在 1959 年出版。

(二) 1960 年代上半期

(1) 初步建立了一支推拿的后继队伍,并做了大量的继承、整理、发扬工作。

(2) 出版专著 10 余本,论文 270 篇。

(3) 推拿麻醉初步成功。

(三) 1966—1976 年

由于众所周知的原因,推拿遭到极大破坏。

(1) 关闭上海推拿学校,撤去上海市中医推拿门诊部。

(2) 专业队伍遭到破坏 { 老一辈,全国原有 11～12 名知名前辈,在上海有 8～9 名,而推拿门诊部集中有 6～7 人,现仅存 2 人。
青年一辈也遭到沉重打击。

(3) 治疗范围缩小:最困难时仅治疗 3 种疾病(扭伤、腰突症、冻肩)。

虽处于这般困境,但人民依然欢迎推拿。迫于人民的压力和有识之士的力争,在 1974 年,上海中医学院在全国第一个成立针灸、推拿、骨伤专业。

（四）1976 年 10 月后

（1）1976 年 10 月后推拿学术活动逐步恢复。

（2）1979 年上海中医学院成立针灸推拿系。

（3）1979 年 7 月上旬在上海首次召开了"推拿学术经验交流会"，全国 27 个省市 108 位代表参加，交流论文 98 篇。

总而言之，由于推拿具有独特的医疗作用，目前已引起了国际医学界的重视，许多国家均已开展这方面的研究工作。

古老的推拿疗法为人类的医疗保健事业正展现出广阔的前途。

第二章 推拿治疗的作用及原理

推拿是用手法作用于患者体表的特定部位或穴位来治病的一种疗法。因此推拿的治疗作用取决于：第一，手法作用的性质和量；第二，被刺激部位或穴位的特异性。换言之，对某一疾病用一定性质和量的手法，作用于某一部位或穴位，就能起到某一特定的治疗作用。反之，如果同一性质和量的手法，刺激不同的部位或穴位，所起的作用不一定完全相同；不同性质和量的手法，刺激相同的部位或穴位，所起的作用也不一定完全相同。因此不能单纯地用手法的性质和量来区分推拿的治疗作用；同样，也不能单纯地用被刺激部位或穴位的特异性来区分推拿的治疗作用。对推拿治疗作用的研究，必须把手法和部位（或穴位）这两者紧密结合起来。

手法的运动性质有摆动、摩擦、振动、叩击、挤压、弹拨、活动关节等7类。在具体操作时又有单位时间内作用量的大小及总的作用时间长短两个因素。治疗时手法刺激量的大小（作用力和作用时间）需根据患者体质强弱、病变部位的深浅、疾病的性质和不同的操作部位而决定。

一般情况下，如果患者体质强，操作部位肌肉丰厚，病变部位在深层，运动器官的陈旧性损伤等，手法刺激量要较大；如果患者体质弱或是小儿患者，操作部位在头面部、胸腹部，病变部位在浅层，包括运动器官的急性损伤等，手法刺激量要较小。

手法作用的部位或穴位应根据具体的疾病来选择。通常，伤科疾患是以痛为腧，局部取穴。因为损伤性疾患其症状表现部位大多是损伤性部位；但急性损伤局部肿胀剧烈者，则应先在其周围治疗，待症状缓解后，再治疗局部。内妇科疾患，要重视循经取穴和随症取穴，并且又可根据内脏传入神经与躯体传入神经的相互关联，在体表选取特定刺激部位；小儿推拿取穴主要视具体病症结合循经取穴或局部治疗。

第一节 推拿对软组织损伤引起疼痛的治疗原理

推拿对软组织损伤的治疗有独到之处，这已被无数临床实践所证实，也已为医学界所公认。

　　软组织损伤,无论是急性还是慢性,疼痛往往是一个主要症状。中医认为损伤后,由于血离经脉,经络受阻,气血流行不通,"不通则痛",治疗的关键在于"通","通则不痛"。推拿手法是通过什么途径达到"通",而使其"不痛"的呢?

一、松则通

　　疼痛是肌体受害的信号,表示该组织有病灶存在。临床检查所见,损害部位主要在肌肉附着点和筋膜、韧带、关节囊等软组织,这些受损害的软组织,发出疼痛信号,通过神经的反射作用,使有关组织处于警觉状态,肌肉的收缩、紧张直至痉挛,便是这一警觉状态的反映,目的是为了减少肢体活动,避免对损伤部位的牵拉刺激,从而减轻疼痛。受损后的肌肉紧张是人体自然的保护性反应。此时,如不及时治疗,或是治疗不彻底,原来的损伤组织日久则可形成不同程度的粘连、纤维化或瘢痕化,以致不断地发出有害的神经冲动,加重疼痛、压痛和肌肉收缩紧张,继而又可在周围组织引起继发疼痛病灶,形成恶性疼痛环。但不管是原发病灶或继发病灶,都可刺激和压迫神经末梢及小的营养血管,造成新陈代谢障碍,致使进一步加重"不通则痛"的病理变化。从实际体验中得知,凡有疼痛则必有肌肉紧张;凡有肌肉紧张又势必有疼痛,它们成为互为因果的两个方面。我们的治疗目标应针对疼痛和肌肉紧张这两个主要环节,打破恶性循环,以利于组织的修复和恢复。我们在临床治疗中看到,如果消除了疼痛病灶,肌肉紧张则也就解除;如果使紧张的肌肉松弛,则疼痛和压痛也可明显减轻或消失,同时有利于病灶的修复。

　　推拿是解除肌肉紧张、痉挛的有效方法,因为推拿不但可直接放松肌肉,并能解除引起肌肉紧张的原因,即既可治标也可治本,做到标本兼治。

　　推拿直接放松肌肉的机制有三个方面:

　　(1) 加强局部循环,使局部组织温度升高。

　　(2) 在适当的刺激作用下提高了局部组织的痛阈。

　　(3) 将紧张或痉挛的肌肉充分拉长,从而解除其紧张痉挛,以消除疼痛。

　　充分拉长紧张、痉挛的肌肉的方法往往是将所属的关节极度伸展,牵拉紧张、痉挛的肌束而达到放松。例如腓肠肌痉挛,可充分背屈踝关节;腰背肌痉挛,可大幅度旋转腰椎关节,即斜扳手法。对于有些通过上法尚不能或不便达到目的者,则可先令患者将关节处于屈曲位,在肌肉放松的位置进行操作。再以腓肠肌痉挛为例,可先充分跖屈踝关节,然后自上而下用力推扳按揉腓肠肌的后侧。其他均可根据同理类推。上面两种方法,前者是直接牵拉肌肉,后者是先放后拉,目的都是为了让肌肉组织从紧张状态下解放出来,达到舒筋活络的目的。

　　推拿解除引起肌肉紧张的原因,其机理有三个方面:

　　(1) 加强损伤组织的血液循环,促进损伤组织的修复。

（2）在加强循环的基础上，促进因损伤而引起的血肿、水肿的吸收。

（3）对有软组织粘连者，则可帮助松解粘连。

在治疗中抓住原发性压痛点是关键。《灵枢·经筋》中就有"以痛为腧"的记载。损伤后的压痛点可有肌纤维断裂、韧带剥离、软组织挫伤等病理变化，也可有因损伤而致无菌性炎症所造成的软组织粘连、纤维化、瘢痕化等病理变化。推拿通过各种手法，给以恰当的治疗，这些病理变化大部分能够治愈。

压痛点是损伤的部位，也是推拿治疗的关键部位。因此压痛点的寻找要认真仔细，力求定位准确，不要被大范围的扩散痛和传导痛所迷惑。一般来说，最敏感的压痛点往往在筋膜、肌肉的起止点和两肌交界或相交错的部位。这是因为应力的集中或相互摩擦，容易发生损伤。通过对压痛点的治疗，消除了肌紧张的物质基础，为恢复肢体的正常功能创造了良好的条件。

从这里可以得出"松则通，通则不痛"的原理。

必须说明，这里讲的"松"，必须是对损伤的病因、病理及组织结构有充分的认识，才能得心应手，这与盲目地"松松筋骨"不可同日而语。对推拿医生来说，要行之有据，操之有理，一举一动恰到好处，方为上工。

二、顺则通

在软组织损伤部位，通过手指细心触摸，拈捺忖度，从摸得的形态、位置变化等，可以帮助我们了解损伤的性质。《医宗金鉴》的"手法总论"中说："以手摸之，自悉其情"，并记载了筋歪、筋断、筋翻、筋转、筋走等各种病理变化，说明古人对检查的重视，并积累了丰富的诊断经验。虽在 X 线检查已经普遍应用的现代，可以清楚地看到骨骼的形态，但对许多软组织却仍无法观察，因此摸诊在临床上仍不失其极为重要的意义。对于在摸诊中发现的不同组织、不同形式的错位逆乱，要及时回纳纠正，使筋络顺接，才能使气血运行流畅，通则不痛。

肌肉肌腱韧带完全断裂者，须用手术缝合才能重建，但部分断裂者则可使用适当的手法理筋，使断裂的组织抚顺理直，然后加以固定，这可使疼痛减轻和有利于断端生长吻合。

肌腱滑脱者，在疼痛部位能摸到条索样隆起，关节活动严重障碍，若治疗不当可转化为肌腱炎，产生粘连。为此，须及早施用弹拨或推扳手法使其回纳。

关节内软骨板损伤者，往往表现为软骨板的破裂或移位，以致关节交锁不能活动，通过适当的手法使移位嵌顿的软骨板回纳，可解除关节的交锁，疼痛则明显减轻。

腰椎间盘突出者，每见腰痛与下肢窜痛，腰活动受限，行走不便。运用适当的手法，可促使突出之髓核回纳和移位，解除髓核对神经根的压迫，或改善了髓核与神经根的压迫关系，而使疼痛逐渐消除。

脊椎后关节紊乱者,其棘突向一边偏歪,关节囊及邻近的韧带因受牵连而损伤,也能用斜扳法或旋转法纠正。

骶髂关节半脱位者,因关节滑膜的嵌顿、挤迫及局部软组织的牵拉而疼痛难忍,通过斜扳法及伸屈髋膝等被动活动,将错位整复,疼痛也随之减轻或消失。

总之,对骨缝开错、关节错位、韧带损伤等要积极采取措施,拨乱反正,令各守其位,才能有利于肌肉痉挛的缓解和关节功能的恢复,由此可见,"顺"可致"松"。鉴于此,必须认识到盲目推拿不但毫无裨益,而且有使断裂者更加断裂、错位者越加错位之弊。要注意,只有"法之所施,使患者不知其苦,方称为手法也"。

三、动则通

"动"是推拿治疗的特点。在治疗过程中,对患者来说,"动"包括三个方面:一是促进肢体组织的活动;二是促进气血的流动;三是肢体关节的被动活动。

推拿手法对柔软体腔内的脏器有直接促进和调整其功能活动的作用。例如在腹部进行适当的手法可调整胃肠的活动,这是早已被大量临床实践所证实的。

活动对于加速软组织损伤的恢复,也可在实验中得到证明。适当的手法可调节肌肉的收缩和舒张,使组织间压力得到必要的增高或降低。组织间压力增高,推动了静脉的回流;组织间压力降低,更多的动脉血通过毛细血管流向静脉,促进了损伤组织周围的血液循环,血流量显著增加,从而起活血化瘀、祛瘀生新的作用。

不仅如此,适当的手法还可使肌肉间的力学平衡得到恢复。近年来,有人用补偿调节理论来解释软组织损伤的机制,认为一旦肌肉痉挛,可引起对应肌肉的相应变化,称"对应补偿调节"。如左侧腰肌痉挛,可引起右侧腰肌的补偿调节;腰部肌肉痉挛,可引起腹肌的补偿调节。而腰部肌肉痉挛对应补偿无效时,还可向颈部或下肢发展,这称作"系列补偿调节"。对应补偿调节和系列补偿调节所产生的肌紧张痉挛,同样可引起软组织的损伤反应。临床不乏见到一侧腰痛日久不愈而引起对侧腰痛,腰痛日久不愈而引起背痛或臀部痛的病例。推拿能使肌肉间不协调的力学关系得到改善或恢复,从而使疼痛减轻或消失。

被动运动是推拿手法的一个重要组成部分。对关节粘连僵硬者,适当的被动活动有助于松解粘连、滑利关节;对局部软组织变性者,则可改善局部营养供应,促进新陈代谢,增大肌肉的伸展性,从而使变性的组织逐渐得到改善或恢复。

综上所述,祖国医学"通则不痛"的理论,在软组织损伤的推拿治疗中,可具体衍化为"松则通""顺则通""动则通"三个方面。实际上这三者是不能绝对分割的,"松""顺""动"互相有机地结合在一起,彼此密切关联,"松"中有"顺","顺"中有"松",而"动"也是为了软组织的"松"和"顺",综合起来达到"通则不痛"。

第二节　推拿对内脏功能的调节作用

凡疾病的发生、发展和变化,与患病的机体本身体质强弱和致病因素的性质有极为密切的关系。病邪作用于人体,正气奋起抗邪,引起正邪斗争,破坏了人体阴阳的相对平衡,使脏腑气机升降失常,气血功能紊乱,从而产生了一系列的病理变化。

《素问·阴阳应象大论》说:阴阳为"万物之纲纪,变化之父母"。人体内部的一切矛盾斗争与变化均可以用阴阳概括。如脏腑、经络有阴阳,气血、营卫、表里、升降等都分属阴阳。所以脏腑经络的关系失常、气血不和、营卫失调等病理变化,均属于阴阳失调的范畴。总之,阴阳失调是疾病的内在根据,它贯串于一切疾病发生、发展的始终,所以《景岳全书·传忠录·阴阳》说:"医道虽繁,可一言以蔽之,曰阴阳而已。"

阴阳失调,是指人体在疾病过程中,由于阴阳偏盛、偏衰,失去相对平衡,所出现的阴不制阳、阳不制阴的病理变化,它又是脏腑、经络、气血、营卫等相互关系失调,以及表里出入、上下升降等气机运动失常的概括。六淫七情饮食劳倦等各种致病因素作用于人体,也必须通过机体内部的阴阳失调,才能形成疾病。

疾病的发生,从根本上说是阴阳的相对平衡遭到破坏,即阴阳的偏盛偏衰代替了正常的阴阳消长,所以调整阴阳是临床治疗的根本法则之一。

推拿对内脏功能有明显的调整阴阳平衡的作用,如肠蠕动亢进者,在腹部和背部进行适当的治疗,可使亢进者受到抑制而恢复正常。反之,肠蠕动功能减退者,则可促进其蠕动恢复正常。这说明推拿可以改善和调整脏腑功能,使脏腑阴阳得到平衡。这种调整阴阳的作用是通过经络气血而起作用的,因为经络遍布于全身,内属脏腑,外络肢节,沟通和连结人体所有的脏腑、器官、孔窍及皮毛、筋肉、骨骼等组织,再通过气血在经络中运行,组成了整体的联系。推拿手法作用于体表局部,在局部通经络、行气血、濡筋骨,并且由于气血循着经络的分布流注全身,能影响到内脏及其他部位。如按揉脾俞、胃俞能健脾和胃,按揉内关能宽胸降逆等。

现代医学认为,推拿手法的物理刺激使作用区发生生物物理和生物化学的变化,局部组织发生生理反应,这种反应通过神经反射与体液循环的调节,一方面得到加强,另一方面又引起整体的继发性反应,从而产生一系列病理生理过程的改变,达到治疗效果。

推拿是通过手法作用于人体体表的特定部位来治病的一种疗法,因此研究体表与内脏的关系是很重要的。

体表与内脏的关系包含两方面的内容:内脏病变在体表所反映出的症状;刺激体表一定部位,对调节内脏功能活动的影响。

一、内脏病变在体表的反映

(一) 内脏病变在体表有四种有关体征

1. 体表疼痛

当某些内脏发生病变时,常在体表的一定区域产生痛觉,这种现象叫牵涉痛。牵涉痛有时发生在与患病内脏邻近的体表,如胃溃疡发生疼痛常在胃脘部;有时也发生在与患病内脏相隔较远的体表,包括肌肉筋膜等。如胆道疾患时,右肩出现牵涉痛;心肌缺血时除心前区绞痛外,同时可牵涉颈部、左上臂内侧等。

2. 体表的一定部位出现痛觉、触觉及感觉过敏区

内脏病变引起过敏的皮肤区(head's zone,海德带)可涉及下列节段。

(1) $C_8 \sim L_3$ 皮节,为交感神经传入纤维进入脊髓而牵涉性引起的相应皮肤过敏区。

(2) $S_2 \sim S_5$ 皮节,为副交感神经(盆内脏神经)传入纤维进入脊髓而牵涉性引起的相应皮肤过敏区。

(3) $C_3 \sim C_4$ (C_5) 皮节,为膈神经传入纤维进入脊髓而牵涉性引起的相应皮肤过敏区。

(4) 刺激迷走神经纤维引起的皮肤过敏区,在三叉神经的面部分部区及最上的颈皮节(C_2)内。这是由于迷走神经的传入纤维终止于三叉神经脊束核,并下达 C_2 节的后柱所致。

根据推拿临床实践,我们发现内脏疾病患者,根据经络学说可以在相应的穴位上摸到过敏性的、大小形状不一的结节样反应物,这也就是推拿治疗时所选用的穴位。

3. 植物神经反射

如出汗、竖毛或血管运动变化。

4. 躯体反射

如肌强直等。

(二) 内脏—体表反射的原理

内脏的传入冲动与皮肤的传入冲动集合在一起,传递至感觉传导径路某处的同一神经元,这种情况可发生在脊髓丘脑或皮质内的神经元,这里首先涉及脊髓丘脑束,由此引起的冲动,上达于脑,而根据机体过去的生活经验,此束内的感觉冲动经常是来自皮肤,于是把内脏来的疼痛冲动,也理解为来自皮肤。

具体有如下两种情况。

(1) 病变内脏传来的神经冲动过多,提高了躯体感觉接受区神经元的兴奋性,因而对来自躯体的轻微刺激也产生强烈反应,从而引起相应的皮肤感觉过敏。

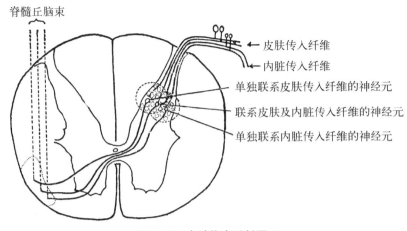

图 2-1 内脏体表反射原理

（2）内脏传入冲动，可直接激发脊髓躯体感觉接受区的神经元，因而大脑皮质把来自患病内脏的感觉，"理解"为相应皮肤的感觉。

（三）内脏体表反应区

表 2-1 内脏体表反应区

内 脏	体表反应部位	脊 髓 节 段	腧穴所在节段
心	颈，胸肩部，上背部，左前臂尺侧	$C_3 \sim C_5$，$T_1 \sim T_8$	心俞 T_5，厥阴俞 T_4
肺、支气管	上胸部，中背部	$T_1 \sim T_7$（多见于 $T_2 \sim T_5$）	肺俞 T_3
肝	上腹部，下背上腰部（右侧）	$T_8 \sim T_{10}$	肝俞 T_9
胆囊	右下胸、上腹部，右肩背	$T_8 \sim T_9$ 或 $T_5 \sim T_7$	胆俞 T_{10}
胃	上腹部，下背部	$T_7 \sim T_9$	胃俞 T_{12}，脾俞 T_{11}
肠	腰部，中下腹部	$T_9 \sim T_{12}$	大肠俞 L_4
食管	胸及下胸部，中背部	主要 T_5，或在 $T_6 \sim T_8$	
肾	下腹部，下腰部，或腹股沟区上下及上臀部	多在 T_{10}，也可在 $T_{11} \sim T_{12}$ 和 L_1	

二、刺激体表对内脏功能的调节

在日常生活中用刺激体表某些特定的部位来调整体内脏器功能的事例并不罕见，例如，因食积而引起胃脘部胀痛时，人们会用手抚摩腹部来帮助胃肠的功能活动；当饮食过急引起食管痉挛时，人们会在背部轻轻拍击来帮助解除症状。这些虽是人类在生活中的经验，不属于有意识的医疗活动，但却包含着刺激体表对内脏功能的调节作用。当人类有意识地把这种动作用于医疗实践，并不断地加以总结，就逐渐形成了推拿治疗内脏疾病的体系。

（一）躯体—内脏反射的通路

（1）通过神经系统的途径。从解剖学观点来看，手法作用于体表，通过体表影响内脏活动的途径一般有3条，具体如下：

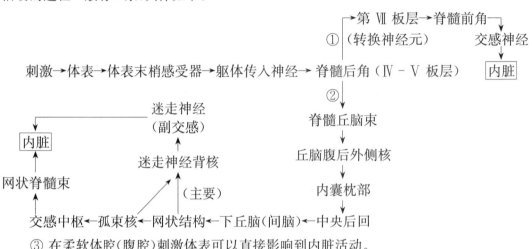

③ 在柔软体腔（腹腔）刺激体表可以直接影响到内脏活动。

（2）通过经络系统的途径。

（二）推拿施术部位的选择

从解剖学的观点来看，任何内脏都是由交感和副交感两组神经来支配调节的，而内脏的交感神经又由脊髓节段支配。

肺、支气管
- 交感：脊髓 $T_1 \sim T_5$——支气管扩大，抑制分泌，血管收缩。
- 副交感：迷走神经背核——支气管收缩，分泌增多。

心
- 交感：$T_1 \sim T_5$——心跳加强、加速，冠状动脉扩张。
- 副交感：迷走神经背核——心跳减慢、减弱，冠状动脉收缩。

食管
- 交感：$T_1 \sim T_6$——抑制食管蠕动及分泌。
- 副交感：迷走神经背核——促进食管蠕动及分泌。

胃肠（小肠、升结肠、横结肠）
- 交感：$T_5 \sim L_1$——减少蠕动，降低张力，分泌减少。
- 副交感：迷走神经背核——促进收缩，张力加大，分泌增多。

胃肠（降结肠、直肠）
- 交感：$L_1 \sim L_2$——抑制肠蠕动，肛门内括约肌收缩。
- 副交感：$S_1 \sim S_4$——加强肠蠕动，肛门内括约肌松弛。

肝、胆囊 $\begin{cases} 交感：T_7 \sim T_9——肝糖原分解，抑制胆囊收缩，血管收缩。 \\ 副交感：迷走神经背核——促进胆囊收缩。 \end{cases}$

（三）刺激强弱对内脏功能的影响

从神经生理学的知识我们知道：

缓和、轻巧的连续刺激 $\begin{cases} 中枢：镇静抑制作用 \\ 周围：兴奋作用 \end{cases}$

急速、较重时间较短的刺激 $\begin{cases} 中枢：兴奋作用 \\ 周围：抑制作用 \end{cases}$

中枢在抑制状态下——副交感神经处于优势。

中枢在兴奋状态下——交感神经处于优势。

1. 哮喘

取穴　定喘（大椎旁 1 寸）；风门（T_2 旁 1.5 寸）；

肺俞（T_3 旁 1.5 寸）；肩中俞（T_1 旁 2 寸）。

推拿方法　开始时用较轻的手法推、按，以后手法逐渐加重，加强刺激，一般来说，平喘的效果是较好的。

原理

① 开始时轻柔手法→使周围 $\begin{cases} 提高了传入神经的传导性能。 \\ 提高了周围软组织对手法的适应性。 \end{cases}$
（传入神经）组织兴奋性增大

② 以后手法逐渐加重→使中枢兴奋性提高，周围兴奋性抑制→交感神经兴奋性增高→症状得到缓解。

2. 胃肠

（1）胃肠痉挛性疼痛。

点、按 $T_6 \sim T_{12}$ 旁的压痛点（持续刺激 2 分钟以上），则立即止痛。

较重的点、按 $\begin{cases} 胃——T_6 \sim T_9 \\ 肠——T_{10} \sim T_{12} \end{cases}$

重刺激对中枢起兴奋作用，中枢在兴奋状态下交感处于优势，而且选取的部位又是支配病变脏器的脊髓节段。通过自主神经中枢反射，使胃、肠交感神经兴奋性提高，从而解除症状。

（2）胃肠功能虚弱（胃下垂等）。

推拿方法

① 擦、按、揉背部 $T_6 \sim T_{12}$ 腧穴，但手法要轻柔，治疗时间要较长。因为较长时间的轻柔刺激，可使交感神经中枢受到抑制，相对来说副交感神经（迷走神经）兴奋性提高，这样胃肠活动加强，平滑肌张力增高，症状得以逐渐缓解。

② 摩、揉腹部。因腹脘部为一柔软体腔,按胃肠蠕动的规律进行推拿,可直接加强胃肠功能。

（3）一般便秘

推拿方法

① 以柔和的手法刺激（一指禅推、按法）八髎穴,通过反射,使中枢受到抑制,而 $S_2 \sim S_4$ 副交感神经兴奋;同时因直接刺激 $S_2 \sim S_4$,也促进了 $S_2 \sim S_4$ 副交感神经兴奋。由于降结肠、直肠的交感神经相对抑制,副交感神经相对兴奋,降结肠、直肠的蠕动增加,肛门内括约肌松弛。

② 顺肠蠕动方向摩、揉腹部,这直接加强了肠蠕动,促进了排便。

3. 胆绞痛

疼痛是由于胆总管阻塞,在胆囊收缩时,胆汁排出不畅而引起的,推拿对本症治疗有较好的效果。

推拿方法：用重刺激按、点 $T_7 \sim T_9$ 压痛点及两侧胆囊穴（阳陵泉下 1 寸）。

其作用是通过反射使胆囊交感神经中枢兴奋,从而抑制胆囊收缩,减少胆汁的分泌,同时使 Oddi 括约肌松弛,使淤结的胆汁顺利排出。

4. 高血压病

当各种原因引起血压升高时,患者的"桥弓"穴处有胀硬的感觉（"桥弓"穴——耳后翳风到缺盆一线）,用拇指推"桥弓"（单程向下）,可使血压下降。这是体表对内脏作用的一个有效实例。桥弓穴的位置是在颈动脉窦的部位。

颈动脉窦减压反射是一个重要的体表—内脏反射,起着调节血压的作用。当血压增高时,颈动脉窦内的压力也随之升高,血管壁内的压力感受器因而感受由于管壁扩张所产生的牵张刺激,引起神经冲动的释放,传递至延髓内的孤束核。自此核又经直接或间接地联系至迷走神经背核,经迷走神经及其心支至心脏,形成反射弧——心率减慢,同时自孤束核至延髓网状结构内的血管运动中枢,抑制缩血管中枢的活动,并引起血管的扩张。

所以这一反射的作用是使心率减慢、血管扩张,以致血压下降。

推拿利用"桥弓"部位较浅、无骨阻碍的特点来作为体表—内脏的反射,来治疗高血压病。这里必须注意：推拿时只能单侧交替进行,不可两侧同时进行。

第三节　推拿对局部组织的作用

据观察,直接接触皮肤的摩擦类手法,可以清除衰亡的上皮细胞,改善皮肤呼吸,有利于汗腺和皮脂腺的分泌,增强皮肤光泽和弹性;强刺激手法可引起部分细胞蛋白质分解,产生组胺和类组胺物质,加上手法的机械能转化为热能的综合作用,促使毛细血管扩张,增强局部皮肤肌肉的营养供应,使肌萎缩得以改善,促进损害组织的修复;手法的断续挤压,可增快血液循环和淋巴循环。有人在狗的粗大淋巴管内插入套管,看到推拿后比推拿前淋巴液流动增快7倍;在家兔的两侧膝关节内注射墨汁,并对一侧膝关节进行推拿,发现推拿后一侧关节内的墨汁已移向远处,未经推拿一侧关节内的墨汁依然大部分存在。由于病变部位血液循环和淋巴循环的改善,加速了水肿和病变产物的吸收,使肿胀挛缩得以消除;牵拉、弹拨、整复等手法和运动关节类手法,可解除软组织的痉挛、粘连、嵌顿和错位。

适当的被动活动可增大肌肉的伸展性,促使被牵拉的肌肉放松,当肌肉放松时可大大改善肌肉血液循环的条件。经测定,肌肉放松时的血流量比肌肉紧张时要提高10多倍,推拿时可使局部组织温度升高,肌肉黏滞性减少。

由于推拿后肌肉放松,肌肉黏滞性减少,引起周围血管的扩张,降低了大循环的阻力,这样可以减轻心脏负担。高血压者,则因周围血容量增加,使血压下降。

按压某些穴位(多在血管循行方位)时,可使动脉血流暂时隔绝,根据血流动力学的原理,在按压处的近侧端,由于心脏的压力和血管壁的弹力,局部压力急骤增高,急速放松压迫,则血流向远端骤然流去,利用这短暂的血流冲击力量,可起到活血祛瘀、改善肢体循环的作用;在神经循行方向按压,可使神经暂时失去传导功能,起到止痛的作用;按压交感神经节时,可使其支配的血管暂时失去交感神经的控制,则血管舒张,痉挛消除,如在"缺盆"穴处向后内侧按压,可将交感神经星状节压迫于拇指与第一胸椎椎体之间,则发现瞳孔先扩大后缩小,同侧肢体血管舒张,皮肤温度增高。

推拿对肌腱、韧带、关节的影响也很大。在推拿的作用下,增强了韧带的弹性和活动性,促进了关节滑液的分泌和关节周围的血液和淋巴液循环,能消除关节囊的挛缩和肿胀,关节局部的温度也由于推拿而上升,这都有利于关节活动障碍的恢复。

根据文献报道,推拿后血液成分可有变化。白细胞总数增加,白细胞分类的变化中,淋巴细胞的比例升高,而中性粒细胞的比例相对地减少(但其绝对值没有降低,大部分还是升高),白细胞的吞噬能力及血清中的补体效价也有所增加;红细胞的总数在推拿后有轻度的增加。

实验室研究证实,适当的推拿后,局部组织氧的需要量增加,排氧量和CO_2的排泄量都有增加。

第四节　推拿手法在治疗中的"补""泻"作用

"虚者补之""实者泻之",是中医治疗的基本法则之一。"补"乃补正气之不足。凡能补充人体中不足的物质,或起增强人体组织某一或某些部分功能的作用的治疗方法,即谓之"补"。"泻"乃泻邪气之有余。凡能直接祛除人体组织内某一或某些部分病邪的作用，或抑制其亢进的机能的治疗方法，即谓之"泻"。

"补"和"泻"虽是两种作用相反的对立面，但这两个对立面又相互密切地关联着，因为他们共同的前提是恢复人体健康，不论"补"或"泻"都是为了这个目的。补、泻都必须保持和增强人体内的正气，这是他们在作用上的共同点。所以补、泻之间的关系是对立统一的关系。

古人在长期的医疗实践中，对推拿手法在治疗中的补、泻作用也积累了丰富的经验，并进行了不断总结，特别在小儿推拿治疗时十分强调补泻。

明代的《小儿按摩经》讲道："掐脾土，曲指左转为补，直推为泻。"《厘正按摩要术》提道："推肺俞……左旋推属补，右旋推属泻。"周于蕃曰："缓摩为补，急摩为泻。"又曰："推肚脐，往小腹下推则泻，由小腹往肚脐上推则补。"清代的《小儿推拿广意》说："运太阳，往耳转为泻，往眼转为补。""五经者即五指尖也……逐指推运，往上直为推；往右顺运为补，往左逆运为泻。"《幼科推拿秘书》提道："左转补兮右转泻""肾水一纹是后溪，推下为补上为清，小便闭塞清之妙，肾经虚损补为能"。

从临床实践中证实推拿对机体功能的促进确实很大的作用。例如，推拿特定部位可促进胃肠蠕动，对气血循环也有影响。同时推拿也具有一定的抑制机体功能亢进的作用。例如，推拿颈项部（"桥弓"穴）有平肝降压的作用，点按脾俞、胃俞有缓解胃肠痉挛的作用等。因此推拿治疗虽无直接补、泻物质进入体内，但却依靠手法在体表一定部位的刺激，起到促进机体功能或抑制其功能亢进的作用，使其逐渐恢复正常状态。就这些作用的本质来看，是属于"补""泻"范畴的。

推拿治疗中补、泻作用乃是手法刺激在人体某一或某些部位，使其产生相应的变化，根据其变化性质的不同而确定的。因此手法在治疗中的补泻作用，必须根据患者的个体情况，把手法的轻重、方向、快慢、刺激的性质及治疗的部位相结合起来，才能体现出来。

一、手法刺激性质与量对软组织"补""泻"的影响

根据神经生理学知识，我们知道，在皮肤内存在两种不同的感觉神经，一种是兴奋效应神经，另一种是抑制效应神经。兴奋神经分部在皮肤的浅层，接受触觉刺激；抑制神经位于深层，接受压觉刺激。前者对刺激适应性产生较早，所以叫快适应性纤维，后者对刺激的适应产生缓慢，故称迟适应性纤维。快适应性纤维对肌活动有促进作用，而迟适应性纤维对肌活动有抑制作用。正常时两者同时存在，构成矛盾的统一体。

在推拿治疗时，对肌张力亢进的部位，要用较深的刺激，才能使其亢进的功能得到抑制。反之，对张力松弛的肌组织，要用较浅的刺激，才能使其功能得到恢复。

深刺激并不一定是重刺激，浅刺激并不一定是轻刺激。例如，按压的刺激并不一定太重，但刺激较深；拍打可以刺激很重，但刺激在浅层。这和手法的刺激时间及手法的性质

有关。时间长的则刺激深,时间短的则刺激浅。

一般来说,凡刺激时间短、作用较浅的手法,对肌肉组织有兴奋作用,这就称之为"补";凡刺激时间长、作用较深的手法,对肌肉组织有抑制作用,这就称为"泻"。

二、手法刺激性质与量对内脏"补""泻"的影响

对某一脏器来说,弱刺激能活跃兴奋生理功能,强刺激能抑制或阻止生理功能。例如,脾胃虚弱,则在脾俞、胃俞、中脘、气海等穴,用轻柔的推摩手法进行较长时间的节律性刺激,可取得较好的效果;胃肠痉挛则在背部相应的俞穴,用点、按等较强烈刺激的手法作较短时间的刺激,痉挛即可缓解。对高血压的治疗也是如此。由于肝阳上亢,而使血压升高,可在颈项部("桥弓"穴)用推、按、拿等手法,做较重的刺激,可起平肝降压的作用;由于外围阻力增大而使血压升高,则可在腹部用推、摩等手法,做较长时间的轻刺激,使腹部毛细血管扩张,毛细血管的容量增大,从而使血压降低。

由此可知,作用时间较短的重刺激,可抑制脏器的生理功能,即可谓之"泻";作用时间较长的轻刺激,可活跃兴奋脏器生理功能,即可谓之"补"。从这一意义上说,重刺激为"泻",轻刺激为"补"。但这种由于手法刺激的轻重而起的补泻作用,其补泻的压力分界量是随各人的体质(接受刺激的阈值)和各个不同刺激部位而异。在临床上则是以患者有较强烈的酸胀感和较轻微的酸胀感来作分界量的,当然这仅是一个近似值。

推拿手法对内脏的补、泻作用,除了和手法的轻重有关外,还和具体的刺激部位有密切关系。根据疾病选择适当的治疗部位;根据病情和患者的体质采用不同量的轻、重手法;根据不同的治疗部位选用相适应的手法,是推拿治疗对内脏起补、泻作用的关键。

三、在推拿治疗中,"泻"经常是通过"补"来完成的

例如,肠胃积滞,大便秘结,法当用泻,但在推拿治疗中却用增强肠胃功能活动的方法来达到治疗目的。再例如,风湿性关节炎,在病变关节的局部和周围进行治疗,其治疗作用主要是使患处深层和周围气血得以通畅,气血通畅,则风寒湿邪无藏之所,而症状得解。这实际上也是根据"扶正达邪"的原则,用补法进行治疗。在推拿临床中补多于泻。

四、手法频率与"补""泻"的关系

手法频率在一定范围内的变化,这仅是量的变化,但超过一定范围的变化对机体所起的作用,却不仅是起量的变化。在临床治疗时,频率较高的"一指禅推法"常用在治疗痈肿疮疖等外科疾病上,有活血消肿、托脓排毒的作用。

一指禅推法在患者体表某一部位进行治疗,当手法达到一定频率,手法技巧又相当熟练时,患者的感觉与用一般速度进行治疗时的感觉是不同的。这就提示我们,同质不同量的刺激,当量的变化达到一定程度时,其对人体的作用是可起质的变化的。

综上所述,推拿手法在治疗中首先要仔细辨证,明确诊断,然后根据"扶正达邪"或"祛邪存正"的原则,确定补、泻的方法,这样才能充分发挥推拿的治疗作用。

第五节　擦法与热敷的治疗原理

擦法又称平推法,是内功推拿的主要手法之一,在临床治疗中应用较为广泛,且经常与热敷配合应用。

一、擦法的动作要领

腕关节伸直,使前臂和手掌接近相平,手指自然伸开,整个指掌贴在患者体表的一定部位,以肩关节为支点,上臂主动,带动手掌作均匀的前后或上下往返移动。推时应发力于臂,蓄劲于腕,肩部放松,腕部要灵活,肘部要下垂而内收。并且必须注意:指掌要全部贴在被操作部位;推时不可向掌下用太大的压力,而要向前及向后推行;推动的幅度要大。

二、感觉和原理

使用擦法时,患者的感觉应该是在被操作部位的组织深层,有热的感觉,但体表并无过热的现象。在有些部位,这"热"可沿特定的路线传导到较远的地方。

下面来讨论这些感觉的原理。

(一) 原理

平推时,体表的热是由于医者的手和患者的皮肤相互摩擦而产生的,这种热感,不是深透的感觉,所以我们要求这热量产生得越低越好。

医者的手和患者皮肤之间的摩擦力,是体表产生热量的要素,而摩擦力

$$F_r = \mu P_N$$

式中,P_N 是正压力;μ 是摩擦系数。

在这式中,μ 是一常量,因此 F_r 的大小乃取决于 P_N。故在用擦法时,向掌下的压力不宜太大。

擦时要稍微用一些润滑油,这主要是可使摩擦系数 μ 减小,这样 $F_r = \mu P_N$ 中的 μ 和 P_N 减小后,F_r 就必然减小了。F_r 减小后,在体表所的热量也随之而减小。

根据公式

$$Q = A/J$$

式中 Q 为所产生的热量;A 为擦时对患者体表所做的功;J 是热功当量,为一常量。

而

$$A = F_r S$$

式中 F_r 表示摩擦力;S 是推动时的距离,为一常量。

因为 $A = \mu P_N S$;

所以 $Q = \mu P_N S/J$。

从这里可以看出:S 和 J 是一常量。我们若要使 Q 减小,则减小 P_N 和 μ 的数值是唯一可行的途径。

若推时压力过大,则体表很快就发烫,致使手法没有达到深透时就不能再推,因此不能达到手法治病的要求。若压力过轻,则又不易影响到组织深层。因此,既要有一定的压力,但又不可过大。

适当地使用一些润滑剂,可使在一定的压力情况下,减小摩擦力。若用润滑剂过多,则在体表由摩擦而产生的热量虽然可减少一些,但却要影响手法的操作,故也非所宜。

(二) 组织深层的热感

擦法不是单纯体表的摩擦生热现象。若是由于体表摩擦生热,然后再传导到组织内部去,那么体表的温度必然要比组织内部的温度高。但是,事实与此相反。实际感觉是,体表和组织内部的温度基本上相同,有时组织内部感到更热些。这是因为在用摩擦时,由于医者的手在患者体表作往返移动,因此影响到紧靠在体表的体液(包括组织液和血液)和"气"的循行速度,使其流速加快,这样在组织内各层间引起了内摩擦。

我们知道,从流速较大的一边迁移至流速较小的一面的动量是

$$\Delta K = -\eta \frac{\mathrm{d}u}{\mathrm{d}x} S$$

式中 $-\eta$ 为一比例系数,称"黏滞系数",这和液体以及气体的性质有关,在同一情况下为一常量;$\frac{\mathrm{d}u}{\mathrm{d}x}$ 是"速度梯度";S 是发生内摩擦的面积。

从这里可以看出,在推时,若推动距离大,也就是使发生内摩擦的面积大,则其动量 ΔK 也就愈大。

因为内摩擦力：$F = \left| \Delta K \right|$

所以，$F = \eta \dfrac{\mathrm{d}u}{\mathrm{d}x} S$

由于内摩擦力 F 的作用，使组织内部各层间的液体和气体的流速也逐渐增加，从而使组织深层产生温热感觉。

推动的速度是形成"速度梯度"的主要因素，推动速度快慢可直接影响体内体液和气体的流动速度。若推时速度过快，则因为其内摩擦的传导远不如体表热量的积聚来得快，因此在体表摩擦而产生的热量急骤增加，使体表有烫感，致使患者皮肤不能忍受，医者不能再推。推动速度过慢，则可使内摩擦减小，当推动速度低于或等于气血流动速度时，则就不可能产生内摩擦，从而也不可能达到治疗效果。因此医者必须根据不同的情况掌握和使用不同的速度来进行治疗。

手法的要求是"深透"，其实质就是使机体系统的内能发生变化。要使系统的内能发生变化，可以由外力对系统做功，或者由另一个物体对系统传递热量来完成。但必须注意，"做功"和"传递热量"，虽有其等效的一方面，但在本质上仍然存在着区别。"做功"是在物体作宏观位移时完成的，它所引起的作用是将物体的有规则运动转化为系统的分子宏观加速运动，从而改变其内能；"传递热量"是在微观分子的相互作用时来完成的，因此，它所起的作用是将分子无规则运动自一个物体转移到另一个物体。

由此可知，擦法的深透其实质是通过医者"作功"，从而使患者身体中的系统内能发生变化，也就是使人体组织内部产生内摩擦，这就是擦法（平推法）作用的特点。

三、擦法对人体的作用

擦法作用于人体，使人体组织内部产生内摩擦。这种作用，在较浅层组织时，可促进机体体液的回流，这对调整机体的体液平衡是有一定作用的。在临床上，例如对水肿等症的治疗，具有一定的退肿效果。同时对卫气的循行也有很大的帮助，因此能促进人体对外邪的抵抗能力；当在组织深层产生内摩擦时，可使血液和营气的流速发生变化，从而使气机通畅，起到通畅气血、疏通经络、增强各组织功能的作用；内摩擦还可促进和调整内脏的生理活动，增强内脏的功能，其中尤以对促进肠胃功能活动的作用更为明显。

在临床治疗时，手法对人体的具体治疗作用是和治疗部位有密切关系的。对不同的疾病，虽用同一种手法，但治疗的重点部位是有区别的。例如，在两侧胸大肌处进行横向擦法，有健肺肃肺、宽胸降气的作用；在左侧上腹部及背部第 10、11、12 胸椎两侧部位，有健脾和胃的作用；在腰部第 2 腰椎及其左右两侧部位，有温肾的作用；在背部两侧膀胱经，有祛风散寒的作用；在背部督脉则有温阳活血的作用；在腰骶部有清热降浊的作用……当然，在临床治疗中除了针对疾病进行治疗外，还必须顾及整体治疗。例如，肺虚，除了要注意健肺肃肺之外,还必须健脾和胃以培土生金。只有这样才能事半功倍,取得较好的疗效。

四、热敷的作用

热敷也是使机体系统内能发生变化的一种方法,但它是由外热对系统传递热量来完成的。因此,它所引起的作用是将分子无规则运动自一个物体转移到另一个物体。

由此可知,热敷的主要作用是使体内气血瘀结的分子,活动速度增大,从而使瘀结得到松解,这就为"消瘀"创造了有利条件。

在临床上热敷经常和擦法结合使用,这样就起了协同作用,加强了活血化瘀的治疗效果。

第三章 推拿手法与分部训练

第一节 推 拿 手 法

一、概述

(一) 什么是推拿手法

医生用：$\left.\begin{array}{c}\text{手}\\\text{肢体}\end{array}\right\}$ 运用各种技巧 → 作用于患者体表 → 来治疗的方法。

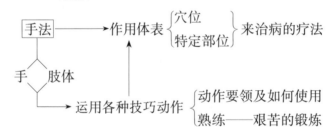

这些都是历史遗留下来的问题。

(二) 推拿手法的命名及分类

推拿手法种类很多,名称亦不统一
- 手法动作相似,名称不同。如按、压
- 手法名称相同,动作不同。如推 $\left\{\begin{array}{l}\text{一指禅推}\\\text{直推,旋推}\end{array}\right.$
- 两种手法组成——复合手法。如：按摩、按揉等
- 以手法外形命名——拿、按、摩等
- 以手法作用命名——顺、理、疏、和等
- 习惯用名——推(一指禅)、𢷬等

这些都是历史遗留下来的问题。

1. 命名

为了便于学术交流和对手法的研究,我们统一以手法的动作形态作为手法的命名原

则(但也要尊重历史遗留下来的名称)。

2. 分类

为了便于教学和应用,我们将各种手法根据其动作形态,归纳成 6 类 27 种。

(1) 摆动类手法。

以 {指/掌/腕} 关节——作连续摆动——称摆动类手法——简谐运动→产生疏密波

包括一指禅推法、缠法、㨰法、揉等手法。

(2) 摩擦类手法。

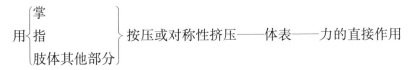

以 {掌/指} 体表——作 {直线(单程或往返)/环旋} 运动→称摩擦类手法→

→平动 {运动轴与物体平行/轴不旋转} 产生内外摩擦

包括推、摩、擦、搓、抹、运等手法。

(3) 振动类手法。

以较高频率的节律性的轻重交替,持续作用于人体——称振动类手法→横波,

包括振、抖等手法。

(4) 挤压类手法。

用 {掌/指/肢体其他部分} 按压或对称性挤压——体表——力的直接作用

包括按、压、点、拿、捏、捻、踩蹻等手法。

(5) 叩击类手法。

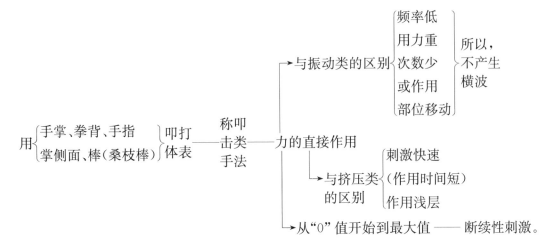

用 {手掌、拳背、手指/掌侧面、棒(桑枝棒)} {叩打/体表} 称叩击类手法——力的直接作用

与振动类的区别 {频率低/用力重/次数少/或作用/部位移动} 所以,不产生横波

与挤压类的区别 {刺激快速(作用时间短)/作用浅层}

从"0"值开始到最大值——断续性刺激。

包括拍、击、弹等手法。

（6）运动关节类手法。

对关节作被动性活动的手法——称为运动关节类手法。

包括摇、背、扳、拔伸、旋转等手法。

（三）推拿手法发展和演变

恩格斯在《自然辩证法》中说："人类应用摩擦方法使冷冻的肢体温暖，要比发现摩擦取火还要早。"

因此最早的是手法是：按摩（史前）。

从我国文献记载来看：周秦两汉时期——按、摩、蹻、弹等法。

魏晋隋唐：推拿发展的兴旺时期——掐、拈（niān，用手指搓捏）、捻、摇、捺（nà，用手按）、挼（ruó，揉搓）。

宋金元时期——揉搓。

明清时期（小儿推拿有很大发展）——推、拿、运、分、和、点、扳、扯、一指禅推法、缠法。

民国——搓、擦、抹、抖、压、拍、击、旋转等法。

目前：推拿内容丰富，流派众多，各具特色 ⎰ 手法特色
理论上的特色
适应范围不同

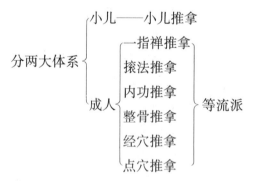

各派都有自己的一套手法，但基本上不出上述内容。

（四）推拿手法的要求

推拿手法的要求是：持久、有力、均匀、柔和→从而达到深透。

（1）持久——指手法能按要求持续运用。

（2）有力 $\left\{\begin{array}{l}\text{对病人体表的压力——尤其是一些"力的直接应用"手法；}\\ \text{指深透的力量——手法技巧动作使力所做的机械功转换成所需要的有效能}\\ \text{　　　　　　量（功夫）。}\end{array}\right.$

（3）均匀——指动作的节奏性 $\left\{\begin{array}{l}\text{速度}\\ \text{压力}\\ \text{幅度}\end{array}\right\}$ 均匀——等速、等幅、等压运动。

（4）柔和 $\left\{\begin{array}{l}\text{用力不可生硬、粗暴、用蛮力}\\ \text{变换动作要自然}\end{array}\right\}$ 轻而不浮，重而不滞。

（5）以上四点是有机地联系着的——从而达到深透——严格而刻苦的训练——才能由生而熟，熟而生巧，乃至得心应手，运用自如。《医宗金鉴》说："一旦临症，机触于外，巧生于内，手随心转，法从手出。"

（五）推拿手法的练习

所有手法都要经过刻苦练习才能熟练掌握，尤其对动作比较复杂、技巧要求较高的手法更是如此。

练习：两个阶段 $\left\{\begin{array}{l}\text{分为}\left\{\text{沙袋——摈、一指禅推、揉——掌握正确的动作要领和操作方法。}\right.\\ \text{人体}\left\{\begin{array}{l}\text{以上述三个手法为主，结合临床常用手法（按、拿、揉、扳、擦、}\\ \text{　搓、抖）。}\\ \text{掌握主要手法在人体各部位的操作。}\end{array}\right.\end{array}\right.$

要求：

（1）每天坚持 1 小时的训练。

（2）初练时一般右手学得快，要求从实际需要出发，左右手均练习。

（3）训练时要认真，思想高度集中，否则容易养成不良的动作习惯。

注意：练习前手指甲应修平。

二、摆动类手法

（一）一指禅推法（图 3-1）

$$\text{拇指}\left\{\begin{array}{l}\text{指端}\\ \text{螺纹面}\\ \text{偏锋}\end{array}\right.\text{着力于一定部位}\longrightarrow\begin{array}{c}\text{前臂做主动摆动}\\ \downarrow\text{带动}\\ \text{腕部放松}\\ \downarrow\\ \text{拇指关节做伸屈活动}\end{array}\left\{\begin{array}{l}\text{沉肩：上肢放松}\\ \text{垂肘：肘关节屈曲，自然下垂，略低于腕}\\ \text{腕关节自然悬屈，在前臂带动下，做左右摆动}\end{array}\right.$$

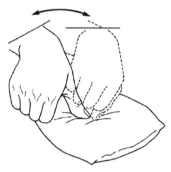

注意：练习时手握空拳，拇指端自然着力，操作时拇指盖住拳眼。

要求：压力、速度、幅度要均匀；动作灵活；频率：120~160 次/分。

特点：① 刺激量中等；② 接触面积小；③ 深透度大。

应用：可适用于全身各部穴位。

常用于：头面，胸腹，四肢关节。

图 3-1　一指禅推法

（二）缠法

拇指 $\begin{cases} 指端 \\ 偏锋 \end{cases}$ 着力于需要治疗部位（其他同一指禅推法）。

要求：频率：200~250 次/分。

因为频率高，所以摆动幅度较一指禅推法小。

特点：① 频率较高；② 摆幅小；③ 接触面小（俗称"小步子"）。

应用：同前。

作用：有较大的消肿散瘀作用（散结）。

（三）揉法（图 3-2，图 3-3，图 3-4）

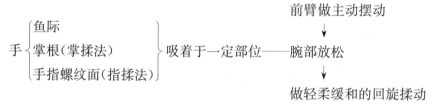

手 $\begin{cases} 鱼际 \\ 掌根（掌揉法） \\ 手指螺纹面（指揉法） \end{cases}$ 吸着于一定部位——腕部放松

前臂做主动摆动 ↓ 做轻柔缓和的回旋揉动

要求：频率：120~160 次/分。

特点：轻柔缓和，刺激强度小。

应用：适用于全身各部，常用于头面、胸腹、胁肋部。

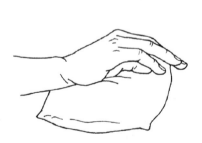

图 3-2　鱼际揉法

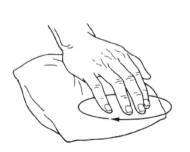

图 3-3　掌根揉法

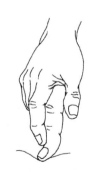

图 3-4　中指揉法

（四）擦法（图 3 - 5）

前臂主动
↓

手背——近小指侧——附着一定部位 { 伸屈腕关节 / 前臂外旋 } 复合 { 掌指关节 / 手背尺侧 } 交点→小指掌

指关节→接触面 { 手背尺侧 / 第3、4、5掌指关节 } 两线间手背，呈三角形。

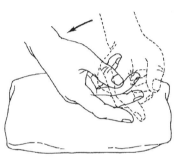

图 3 - 5　擦　法

注意：肩臂不要过分紧张，肘关节微屈（约 120°）。

要求：

（1）操作时"交点"要紧贴体表，不要跳动或摩擦（拖动）。

（2）压力、速度、幅度要均匀，频率：120～160 次/分。

特点：

（1）压力较大。

（2）接触面较广（与一指禅推法相比）。

（3）摆动幅度大（能量大）。

应用：适用于肢体肌肉丰厚的部位。

三、摩擦类手法

（一）推法（图 3 - 6，图 3 - 7，图 3 - 8）

用 { 指 / 掌 / 肘 } 着力于一定部位上——→进行单方向直线运动 { 指推 / 掌推 / 肘推 }

要求：① 压力、速度——均匀；② 着力部分要紧贴皮肤。

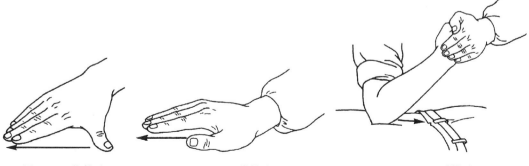

图 3 - 6　指推法　　　　图 3 - 7　掌推法　　　　图 3 - 8　肘推法

应用：可用在人体各部分(小儿推拿中应用尤广)。

作用：增高肌肉兴奋性,促进血液循环——舒筋活络。

      但结合具体治疗部位其作用远远不止于此。

(二) 摩法(图 3－9,图 3－10)

用 $\left\{\begin{array}{l}掌面\\示、中、环指面\end{array}\right\}$ 附着于一定部位上 $\left\{\begin{array}{l}以腕关节为中心,连同前臂做环旋运动\\以腕关节为中心,连同掌、指做环旋运动\end{array}\right.$

要求：(1) $\left\{\begin{array}{l}压力——手的重力\\速度——120 次/分(根据运动幅度而定速度)\\幅度——根据需要\end{array}\right\}$ 均匀

      (2) 以腕部为中心,整个上肢放松,指掌自然伸直。

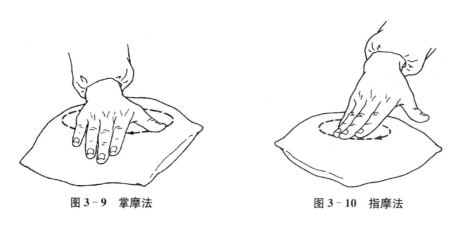

图 3－9　掌摩法　　　　　　　　图 3－10　指摩法

应用：胸腹、胁肋部常用手法。

特点：(1) 刺激轻柔缓和。

      (2) 对浅表组织有直接的治疗作用(活血、舒筋)。

      (3) 在柔软体腔部位治疗,可直接影响腔内脏器的活动,如有调节肠胃蠕动的
         功能。

(三) 擦法(图 3－11,图 3－12,图 3－13)

内功推拿又称平推法。

用手掌 $\left\{\begin{array}{l}鱼际\\掌根\\小鱼际\end{array}\right\}$ 附着于一定部位——进行直线来回摩擦——称为擦法。

注意：(1) 腕关节伸直,使前臂和手掌接近相平,手指自然伸开。

      (2) 整个手掌贴在患者体表治疗部位。

（3）以肩关节为支点，上臂为主动，带动手掌做均匀的前后或上下往返移动。

（4）操作时不可向掌下用太大的压力，而是用力向前及向后推行。

（5）推动幅度要大。

要求：压力适当，幅度、速度（100～120 次/分）要均匀。

特点：（1）内、外摩擦的作用——有较强的活血祛瘀作用（宏观的血流加快）。

（2）刺激柔和、温热。

应用：全身适用。

注意：

（1）治疗部位要暴露，可涂适量润滑油，防止破皮。

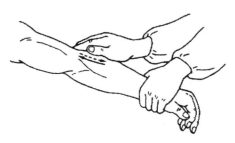

（2）擦法作用后一般不在该部位再用其他手法，否则易破皮——一般在治疗的最后使用。

图 3－11 鱼际擦法

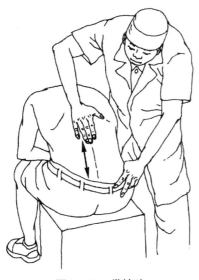

图 3－12 掌擦法

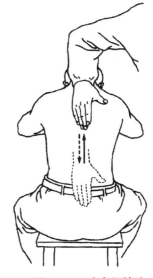

图 3－13 小鱼际擦法

（四）搓法（图 3－14，图 3－15）

用双手掌面——挟住一定部位——相对用力做快速搓揉——并同时做上下往返移动。

要求：（1）双手用力要对称。

（2）搓动要快，移动要慢。

特点：调和气血，舒松脉络，放松肌肉。

应用：适用于腰背、胁肋、四肢，上肢部最为常用。

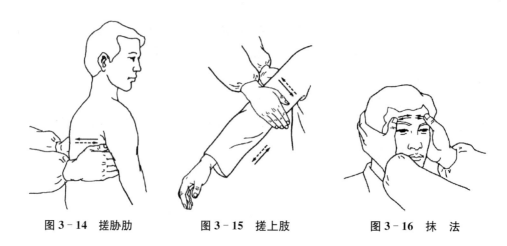

图 3－14　搓胁肋　　　　图 3－15　搓上肢　　　　图 3－16　抹　法

（五）抹法（图 3－16）

用单手或双手——拇指螺纹面——紧贴皮肤——作上下或往返移动——称为抹法。

要求：用力要轻而不浮，重而不滞。

应用：常用于头部、颈项部。

（六）运法（图 3－17）

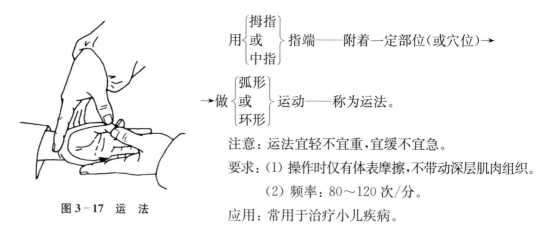

图 3－17　运　法

用 $\begin{cases}\text{拇指}\\\text{或}\\\text{中指}\end{cases}$ 指端——附着一定部位（或穴位）→

→做 $\begin{cases}\text{弧形}\\\text{或}\\\text{环形}\end{cases}$ 运动——称为运法。

注意：运法宜轻不宜重，宜缓不宜急。

要求：（1）操作时仅有体表摩擦，不带动深层肌肉组织。

　　　（2）频率：80～120 次/分。

应用：常用于治疗小儿疾病。

四、振动类手法

（一）振法（图 3－18，图 3－19）

用 $\begin{cases}\text{手指}\\\text{或}\\\text{手掌}\end{cases}$ 体表（穴位或部位）——用劲——产生振颤动作——称为振法

（静中有动）（较高频率）

注意：(1) 用劲——前臂和手部的肌肉,强力地静止性用力。

　　　(2) 一般常用单手操作。

要求：(1) 力量要集中于手指端或手掌上。

　　　(2) 振动频率要高。

应用：适用于全身各部位或各穴位。

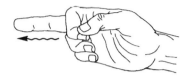

图 3‑18　指振法

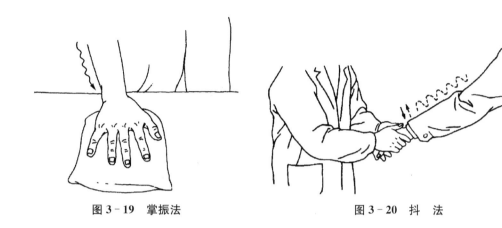

图 3‑19　掌振法　　　　　　　　　　图 3‑20　抖　法

(二) 抖法(图 3‑20)

用双手握住患者 $\left\{\begin{array}{l}上肢或\\下肢\end{array}\right\}$ 远端——微用力做 $\left\{\begin{array}{l}连续\\小幅度\end{array}\right\}$ 上下抖动——称为抖法

注意：操作时要患者肢体放松。

要求：抖动幅度要小,频率要快。

应用：(1) 用于四肢,以上肢为常用。

　　　(2) 常与搓法配合,作治疗的结束手法。

五、挤压类手法

(一) 按法(点法、压法)

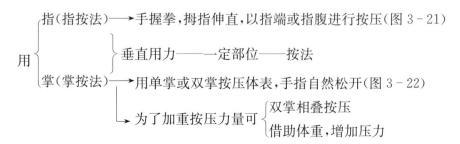

用 $\left\{\begin{array}{l}指(指按法)\longrightarrow 手握拳,拇指伸直,以指端或指腹进行按压(图 3‑21)\\\quad\;垂直用力——一定部位——按法\\掌(掌按法)\longrightarrow 用单掌或双掌按压体表,手指自然松开(图 3‑22)\\\quad\;为了加重按压力量可\left\{\begin{array}{l}双掌相叠按压\\借助体重,增加压力\end{array}\right.\end{array}\right.$

注意：按压用力要垂直,紧抵体表 $\begin{cases}$穴位\\部位$\end{cases}$

要求：用力要有轻有重,切忌突然用暴力按压。

应用：指按法全身各部均可应用;掌按法多用于腰背部,有时用于腹部。

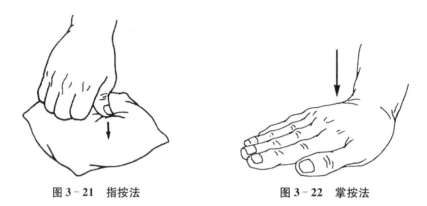

图 3-21　指按法　　　　　　　　　图 3-22　掌按法

附 1:点法(图 3-23,图 3-24,图 3-25)

点法 $\begin{cases}$拇指端点法：手握空拳,拇指 $\begin{cases}$指腹紧贴示指桡侧\\指端着力在一定穴位上$\end{cases}$\\ \\屈指点法 $\begin{cases}$屈拇指点(内侧)\\屈示指点\\屈中指点$\end{cases}$ 指近端关节→着力在一定穴位上$\end{cases}$

注意：(1) 点法压强大、刺激强,要根据病人 $\begin{cases}$体质强弱\\病情虚实\\操作部位$\end{cases}$ 酌量用之

(2) 操作时要防止医生指关节扭伤。

应用：适用腰背、臀部及四肢穴位。

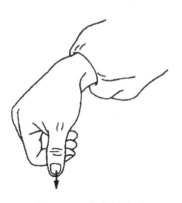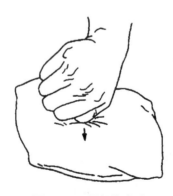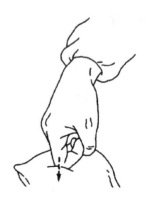

图 3-23　拇指端点法　　　图 3-24　屈拇指点法　　　图 3-25　屈示指点法

附2：肘压法(图3-26)

以肘尖(尺骨鹰嘴突)用力向下按压——称肘压法。

肘关节屈曲——用肘尖→压在患者一定部位(或穴位)→垂直用力向下按压。

注意：(1) 肘压力量大，在使用时可做间歇按压。

　　　　(2) 肘压力量大小，以患者能忍受为度。

应用：适用于脊柱两侧及臀部肌肉丰厚处。

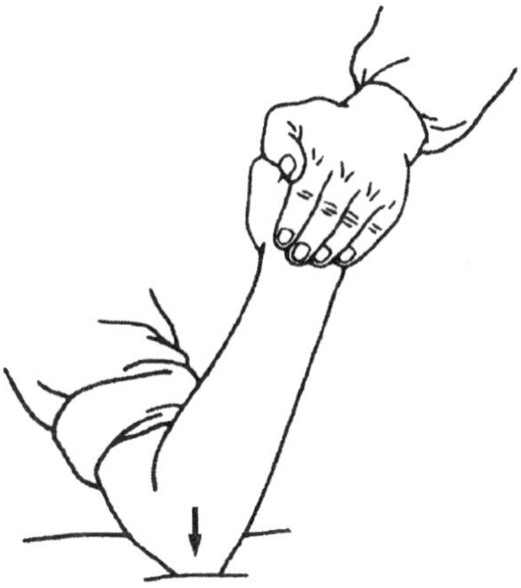

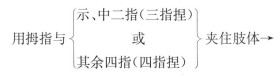

图3-26　肘压法

(二) 捏法(图3-27)

用拇指与 $\begin{cases} 示、中二指(三指捏) \\ 或 \\ 其余四指(四指捏) \end{cases}$ 夹住肢体→

→相对用力——称为捏法。

图3-27　三指捏法

要求：做节律性、循序的、均匀的捏动。

应用：头颈、项肩、背脊、四肢。

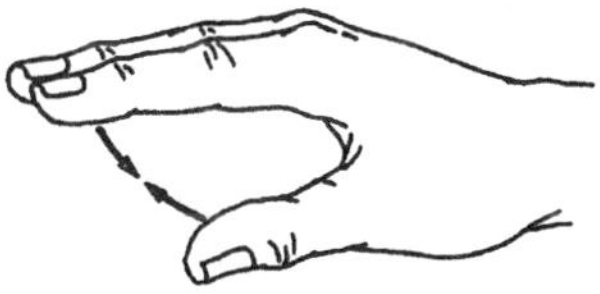

(三) 拿法(图3-28)

捏而提起谓之拿。

用拇指与 $\begin{cases} 示中二指 \\ 或 \\ 其余四指 \end{cases}$ 夹住肢体→相对用力→提起。

注意：用劲要由轻到重，不可突然用力。

要求：动作缓和而有连贯性。

应用：拿法刺激较强，常配合其他手法用于颈项、肩部、四肢。

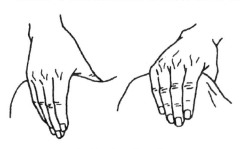

图3-28　拿　法

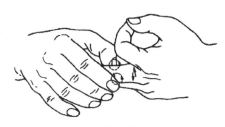

图3-29　捻　法

(四) 捻法(图3-29)

两指相对作搓揉动作。

要求：动作要灵活快速,用劲不可呆滞。

应用：一般适用于四肢小关节

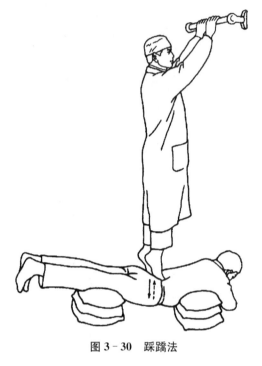

图 3 - 30　踩蹻法

（五）踩蹻法（图 3 - 30）

用单足或双足踩踏一定部位。

注意：

（1）患者俯卧,胸部和大腿部各垫 3～4 个枕头,使腰部腾空。

（2）医者双手扶在预设的横木上,以控制踩踏力量。

（3）踩踏时医者脚尖不要离开腰部。

（4）踩踏幅度由小到大,以病人能忍受为度。

（5）踩蹻时病人的呼吸与弹跳配合（松时——吸气,下压时——呼气）,切忌屏气。

要求：力量、速度均匀。

应用：腰部最常用。

六、叩击类手法

（一）拍法（图 3 - 31）

用虚掌拍打体表——称为拍法。

注意：手指自然并拢掌指关节微屈。

要求：平稳而有节奏地拍打患部。

应用：适用于肩背、腰臀及下肢部（感觉障碍、肌肉痉挛、风湿疼痛）。

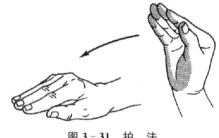

图 3 - 31　拍　法

（二）击法

用拳背、掌根、指尖、掌侧小鱼际、桑枝棒→叩击体表——称为击法。

要求：

（1）拳击法——手握空拳,腕伸直,用拳背平击患部（图 3 - 32）。

（2）掌根击法——手指微屈,腕伸直,用掌根击打患部（图 3 - 33）。

（3）侧击法——手指伸直,腕略背屈,用单手或双手小鱼际击打患部（图 3 - 34）。

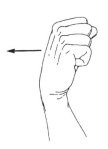
图 3 - 32　拳背击法

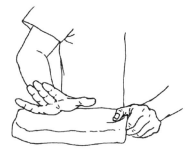
图 3 - 33　掌根击法

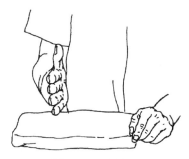
图 3 - 34　侧击法

（4）指尖击法——用指端轻叩患部,如雨点下落,手法较轻(图 3 - 35)。

（5）棒击法——用桑枝棒击打患部(图 3 - 36)。

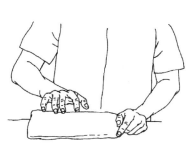
图 3 - 35　指尖击法

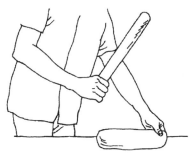
图 3 - 36　棒击法

应用:

拳击法——背腰部。

掌击法——头顶、腰臀,四肢部。

侧击法——腰背、四肢部。

指尖击法——头面、胸腹。

棒击法——头顶、腰背、四肢(有时用于胸部)。

作用:活气血,通经络——用于风湿麻痹、痠痛。

(三) 弹法(图 3 - 37)

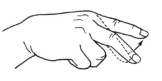
图 3 - 37　弹　法

　　一手指腹
　　　↓紧压住
　　另一手指指甲→用力弹击→连续弹击治疗部位——称为弹法

要求:弹击力}
　　　频率}均匀——160 次/分左右

应用:全身各部。

七、运动关节类手法

(一) 摇法

一手握住(或扶住)关节近端肢体 ⎫
另一手握住关节远端肢体　　　　⎬ 做缓和的回旋转动

1. 颈项部摇法(图 3 - 38)

一手扶住患者头顶 ⎫
另一手托住下颏　　⎬ 做左右旋转

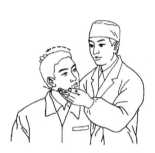 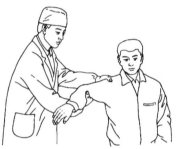 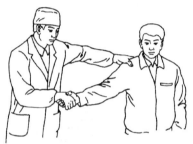

图 3 - 38　颈项部摇法　　　　图 3 - 39　托肘摇肩法　　　　图 3 - 40　握手摇肩法

2. 肩关节摇法

肩关节做环转活动 ⎧ 托肘摇法(图 3 - 39)
　　　　　　　　⎨ 握手摇法(图 3 - 40)
　　　　　　　　⎩ 大幅度摇法(图 3 - 41)

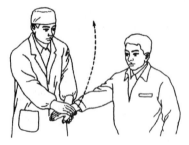 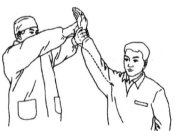

图 3 - 41　大幅度摇肩法

3. 腰部摇法

两腿挟住患者下肢 ⎧ 单腿挟法
　　　　　　　　⎨
　　　　　　　　⎩ 双腿挟法
　　　　↓
双手分别扶住两肩→用力向左右做旋转活动。

4. 髋关节摇法

一手托住患者足跟
另一手扶住膝部｝ 使膝关节屈曲→做环转活动。

5. 踝关节摇法

一手托住患者足跟
另一手握住足趾部｝ 做环转活动。

注意：活动幅度由小到大，由轻至重（要在病人能忍受的限度内）。

要求：动作缓和，用力要稳。

应用：适用于四肢关节及颈项、腰部等——运动功能障碍者。

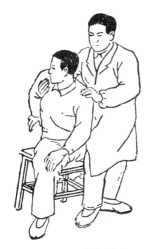 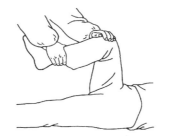 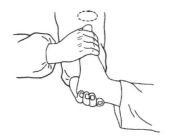

图 3-42 腰部摇法　　　　图 3-43 髋关节摇法　　　图 3-44 踝关节摇法

（二）背法

医者和患者背靠背站立
两肘挽住患者肘旁部｝ 然后弯腰屈膝挺臀→将患
者反背起做摆动或颤动（双脚离地）→使患者伸脊柱
（图 3-45）。

要求：动作协调。

应用：腰扭伤——使扭错之小关节复位，腰椎间盘还
纳、移位。

（三）扳法

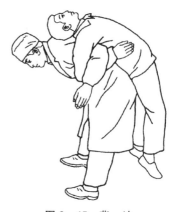

图 3-45 背　法

用双手做相反方向或同一方向用力扳动肢体。

（1）颈项部：配合其他手法做前屈、后伸、侧屈、旋转扳动（图3-46）。

（2）肩关节：配合其他手法做各功能位扳动（图3-47）。

（3）肘关节：配合其他手法做伸屈活动（图3-48）。

（4）腕关节：做伸屈、内收、外展扳动（图3-49）。

（5）胸部：扩胸活动（图3-50）。

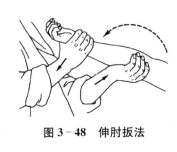

图3-48　伸肘扳法

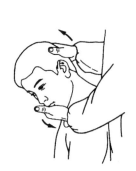

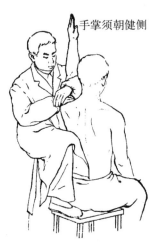

手掌须朝健侧

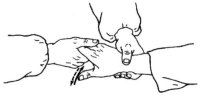

图3-46　颈椎斜扳法　　图3-47　肩关节前上举扳法　　图3-49　腕关节内收外展扳法

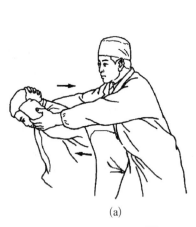

(a)　　　　　　　　　(b)

图3-50　扩　胸　扳　法

（6）腰部：斜扳法（图3-51），后伸法（图3-52）。

（7）膝关节：做伸、屈活动（图3-53）。

（8）髋部：屈膝屈髋直腿抬高（图3-54）。

内收外展
"4"字动作 ｝配合其他手法进行（图3-55）。

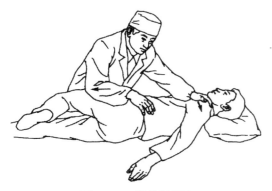

图 3‑51　腰椎斜扳法

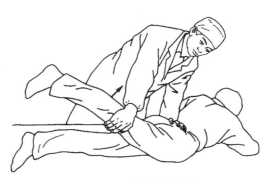

图 3‑52　腰椎后伸扳法

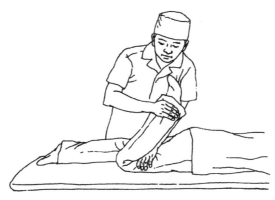

图 3‑53　屈 膝 扳 法

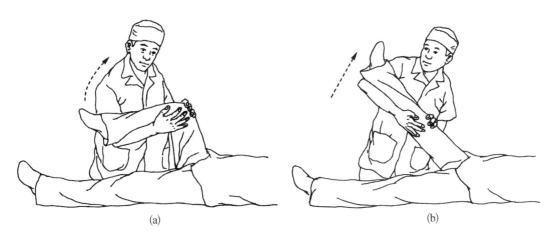

(a)　　　　　　　　　　　　　　(b)

图 3‑54　屈膝屈髋直腿抬高法

（9）踝关节：配合其他手法做伸屈，如图 3‑56a、b；内外翻，如图 3‑56c、d。

要求：用力均匀；动作缓和；两手动作配合得当。

应用：常和其他手法配合应用，用于四肢、颈、腰关节。

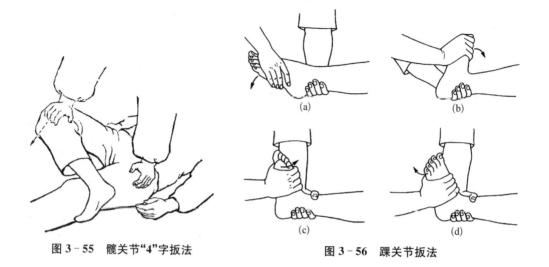

图 3-55 髋关节"4"字扳法   图 3-56 踝关节扳法

（四）拔伸法

即 $\left\{\begin{array}{l}牵拉\\牵引\end{array}\right\}$ 的意思。

固定肢体一端，用手牵拉另一端→沿骨或某一结构的纵轴方向拔伸。

要求：用力均匀持久。

应用：颈（图 3-57）、肩（图 3-58）、腰（图 3-59）、腕（图 3-60）、指间关节（图 3-61）——关节错位，伤筋。

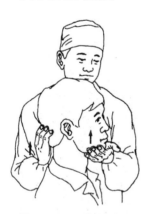

图 3-57 颈部拔伸法

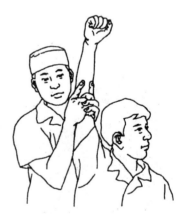

图 3-58 肩部拔伸法

（五）旋转法

用于颈椎及腰椎后关节错位者。

$\left.\begin{array}{l}颈或腰\\前屈到某一角度\end{array}\right\}$→被动 $\left\{\begin{array}{l}颈\\腰\end{array}\right\}$ 向患侧做旋转

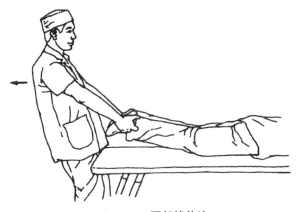

图 3-59　腰部拔伸法

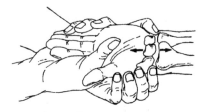

图 3-60　腕关节拔伸法

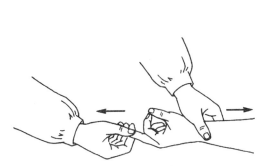

图 3-61　指间关节拔伸法

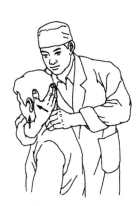

图 3-62　颈椎旋转法

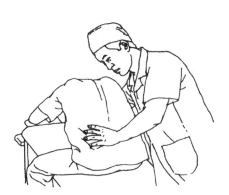

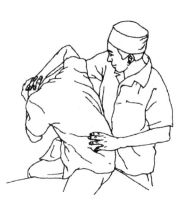

图 3-63　腰椎旋转法

第二节　人体分部训练

一、概述

人体分部训练,是推拿手法在人体各部位的操作练习,是为临床应用打好基础。所以,应尽可能结合临床治疗的一般操作常规,分部位进行训练。

操作训练要达到:① 单一手法操作熟练;② 各种手法配合运用——同时结合一些被动运动;③ 进行两手协调动作。

除了手法外还必须注意:① 正常人体的关节形态、功能;② 肌肉等软组织的弹性、张力;③ 病人与医生的体位。

通过操作要训练手:① 操作熟练;② 感觉灵敏。

对每一具体病例治疗时要根据:病人与疾病的具体情况,灵活运用。

二、项背部操作

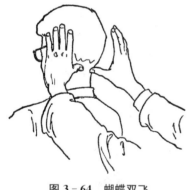

图 3 - 64　蝴蝶双飞

1. 一指禅推法

风池(蝴蝶双飞),操作 1 分钟(图 3 - 64)。

要求:吸定(可用偏锋)。

作用:祛风散寒。

适应:外感头痛、头胀。

2. 拇指推揉法

沿颈椎两侧及颈椎棘突(自上而下)操作 3～5 分钟。

要求:

(1) 拇指面着力;

(2) 推揉法是拇指揉法加上一指禅推法,关键在于拇指的揉动必须与腕关节的摆动相协调。

适应:外感发热,项强,失眠,高血压等症。

3. 拇指平推桥弓

肝阳上亢者加用,约 1 分钟(图 3 - 65)。

要求:单侧操作,压力不宜过大。

作用:平肝潜阳,降虚火。

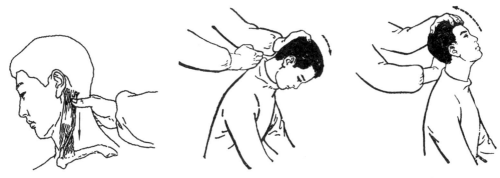

图 3 - 65　拇指平推桥弓　　　　图 3 - 66　滚项肩部配合颈部被动运动

4. 滚法

在肩及项部斜方肌上缘及项部正后方——配合颈部被动活动(图 3 - 66)。

要求：① 滚法和配合被动的两手动作必须协调一致；

　　　　② 动作要稳定而缓和(左侧用右手,右侧用左手)。

作用：缓解痉挛,滑利关节。

适应：颈椎病,落枕,颈项部软组织劳损等。

5. 按拿

风池、颈椎两侧、肩井、曲池、合谷。

6. 按搓

肩井、天宗。

※ 重点：颈部旋转法。

三、上肢部操作

1. 滚法(一)

肩关节前缘(三角肌前部)——配合肩部外展活动(图 3 - 67)

↓

沿肱二头肌至肘到桡骨粗隆——配合肘关节伸屈

2. 滚法(二)

肩关节外侧(肩峰下——重点在肱骨大结节处)——配合外展、后弯(后伸内旋)
(图 3 - 68)。

3. 滚法(三)

肩关节后缘(三角肌后缘)→肩袖部

　　　↑　　　　　　　　↑

配合肩部外展内收(图 3 - 69)配合肩部前屈上举

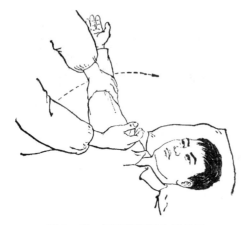

图 3-67　擦肩前部配合肩外展

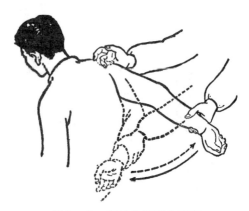

图 3-68　擦肩外侧配合后弯

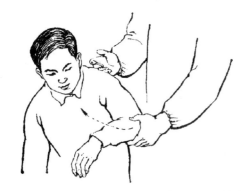

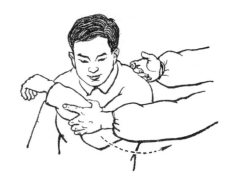

图 3-69　擦肩后部配合肩内收

4. 一指禅推法

双手推——在肩关节前、后部同时推（图 3-70），10 分钟。

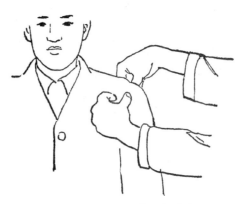

图 3-70　双手一指禅推肩部

5. 揉拿

肩内俞、肩贞、肩髎、肩髃、极泉→沿上臂内侧向下到肘部曲池。

6. 捻法

捻手指间关节(图 3－71)，捋十指。

7. 摇、运、搓、抖、肩关节、腕关节

要求：

(1) 注意患者和医生的体位正确，双手配合协调。

(2) 摇、运肩关节时幅度要从小到大。

(3) 搓肩时要两掌蓄力，松紧恰当。

(4) 抖动时振幅要小，频率要快。

作用：有行气活血、滑利关节、松解粘连等作用。

适应：肩关节痠痛、粘连或活动功能障碍等症。

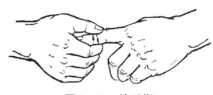

图 3－71　捻手指

四、腰背部操作

1. 脊柱两侧按、揉、擦

(1) 用拇指或掌根按揉脊柱两侧膀胱经及夹脊数遍。

(2) 在两侧竖脊肌用擦法——配合下肢后伸(图 3－72)。

要求：避免在棘突上用力。

作用：疏通经络，行气活血，温经止痛，缓解肌肉痉挛等。

适应：各种腰痛及脘腹疼痛。

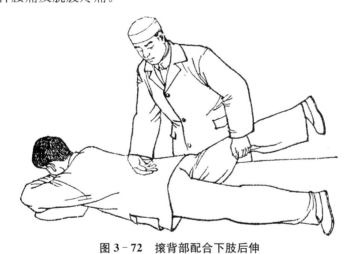

图 3－72　擦背部配合下肢后伸

2. 腰椎斜扳法(图 3－51)或腰椎旋转法(图 3－63)

要求：

(1) 作用力要达到病变部位；

(2) 注意动作的正确性和用力的强度。

适应：腰椎间盘突出症、腰椎后关节紊乱症等。

五、头面部操作

1. 一指禅推法

从印堂→
① 向上至神庭（发际）往返5～6次（图3-73）
② 向两侧沿眉弓→至太阳穴，往返5～6次
③ 沿眼眶周围，3～4次
④ 沿鼻两侧向下至迎香→沿颧骨→至两耳前，往返2～3次

要求：（1）可用螺纹或偏锋推。

（2）在推眼眶时要注意防止碰伤眼球。

作用：安神，醒脑，明目。

适应：失眠、头痛等症。

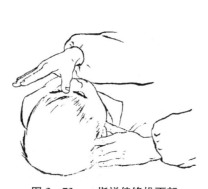 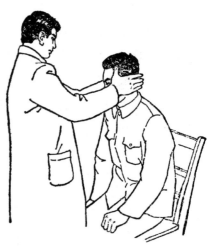

图3-73　一指禅偏锋推面部　　　　图3-74　扫散头侧面

2. 抹法（分合法）

用双手拇指螺纹面沿上述线路往返抹动5～6次——抹时配合按睛明、鱼腰、迎香、颊车等穴（图3-16）。

要求：抹中用按要自然柔和。

作用：醒脑明目，开窍镇静。

适应：头晕、目眩、面瘫、近视等病症。

3. 扫散法

在头侧（胆经）面→自头维→向后至耳后高骨处，30～50次（图3-74）。

要求：用拇指偏锋着力，方向单一向后下方，防止牵拉头发。

作用：平肝熄风，清脑止痛，活血通络，祛风散寒。

适应：外感头痛、肝阳头痛、偏头痛、眼疲劳等。

4. 拿法

头部用五指拿法（图 3-75），到枕骨下转用三指拿法（可转项背部操作），最后拿肩井（图 3-76）。

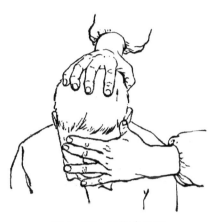

图 3-75　五指拿头顶

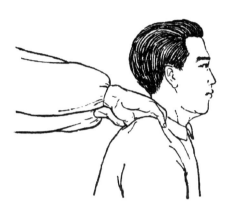

图 3-76　拿肩井

六、胸腹部操作

1. 肋间推摩法

病人仰卧，医生坐于右侧。

（1）拇指作一指禅偏锋推法 其余四指做摩法（图 3-77）}——循肋间 {由里向外 自上而下} 往返 2～3 次

（2）抹法——同上述路线梳理 2～3 次。

作用：宽胸理气。

要求：用劲柔和，推摩时往下方用劲。

适应：胸闷气急、肋间神经痛等症。

2. 腹部揉摩法

（1）掌揉或指揉——中脘、气海，各 3 分钟。

（2）摩腹——5～7 分钟，自转逆时针，公转顺时针。

作用：健脾和胃，调节肠胃功能。

适应：消化不良、胃下垂、便秘、泄泻等症。

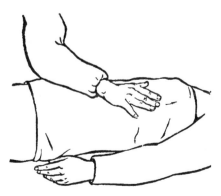

图 3-77　推摩肋间

七、下肢操作

1. 滚法（患者俯卧位）

自臀──→经大腿后侧，至小腿后侧。
　↑──配合下肢后伸外展

2. 揉法（以下患者仰卧位）

(1) 配合"4"字动作──在内收肌群操作（图3-78）。

(2) 膝部周围。

3. 按揉膝部（图3-79）

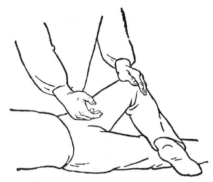

图3-78　揉股内收肌配合"4"字动作

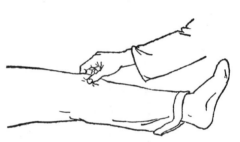

图3-79　按揉膝部

4. 髋关节摇法（图3-43）及屈髋伸膝抬腿（图3-80）

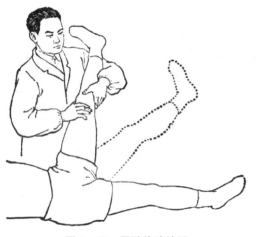

图3-80　屈髋伸膝抬腿

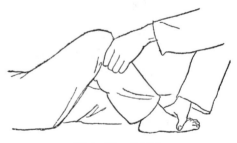

图3-81　拿委中

5. 拿委中（图3-81）、足三里及搓下肢

作用：活血止痛，松解粘连，解除痉挛，滑利关节。

适应：软组织劳损及损伤、膝关节痠痛、坐骨神经痛等症。

第四章 临床检查

病历记录要点：除了明确诊断和治疗外，最基本的是主诉、现病史、局部检查3项。

第一节 主 诉

主诉——是反映某个部位的主要症状和发病时间。

主诉＝部位＋症状＋时间。

① 畸形；② 运动障碍；③ 疼痛

要求：① 正确；② 最简要的概括。

注意：不要将病史写进去。

例：

① 腰扭伤5天

② 腰扭伤，疼痛5天 } 误

③ 腰痛5天——正确。

第二节 现 病 史

现病史——从发病到入院的整个病情，包括发病的时间、当时情况、有无可追寻的原因。各主要症状的发生、衍变，经何种治疗，疗效如何，与现病有关的过去史。

要把真正的外伤与真正的疾病区别开来——询问时有4个要点。

一、受伤当时的具体程度

1. 受伤程度

(1) 伤后自己回家，还是别人送回家。

(2) 在家休息还是住院治疗。

（3）休养日期长短。

（4）是否已经上班。

2. 具体分析

（1）伤后当时（天）能活动，若干时间后（第二天）起身关节肿胀或疼痛不能动——可能是软组织对损伤后的反应，而不可能是骨折或软组织断裂。

（2）在家休养时间短则轻，反之则重。

现症状——是外伤后遗症，还是外伤后继之而发展起来的疾病。

二、受伤与发病时间的间隔

外伤→发病：时间长，作用小。

三、伤后症状变化

（1）单纯外伤——局部无过度活动——症状即不继续加重——症状先重后轻。

（2）疾病（炎症、肿瘤等）——症状先轻后重——渐重或波状上升。

四、疼痛及其分析

1. 疼痛深浅 $\begin{cases} 浅——皮肤、皮下神经 \\ 深——韧带、骨膜 \end{cases}$

2. 疼痛与发病、肿胀的关系

（1）炎症——肿胀俱现。

（2）损伤——先痛后肿。

（3）肿瘤——先肿后痛。

3. 疼痛的部位

（1）类风湿——多发而对称（小关节）。

（2）风湿性——游走。

（3）下腰及腰椎间盘突出症——坐骨神经放射痛。

（4）肩周炎——牵涉项背上肢。

（5）髋关节痛——股内侧至膝（闭孔神经区）。

4. 疼痛性质

（1）锐痛——骨折、韧带急性捩伤。

（2）跳痛——发炎、化脓。

（3）刺痛、烧灼痛——神经根受刺激。

（4）下肢间歇痛——脉管闭塞，椎管狭窄。

（5）胀痛、钝痛——骨肿瘤，软组织肿物（血肿等）。

5. 发生疼痛的时间情况

（1）骨恶性肿瘤——夜间更重。

（2）脊髓、神经根受压——腹压↑→痛↑

（3）肌肉劳损——休息症减，活动症增；

（4）增生性关节炎——休息痛↑，活动痛↓，多活动痛↑

（5）风湿——与气候变化有关。

（6）儿童髋关节结核——常有"夜啼" { 夜间有数次不自觉的"啼哭" / 熟睡后局部保护性肌痉挛消失，引起痛——"夜啼" / 疼痛又引起痉挛，哭消失 }

除上述 5 点外，还须注意两点：① 经何种治疗；② 治疗后的反应。

※ 创伤——伴有皮肤、黏膜、器官表面组织破裂的一种损伤（割伤、刺伤、擦伤等）。

闭合 { 挫伤——身体因碰撞或突然挤压形成的伤，皮下青紫，疼痛，但不出血。 / 捩伤——捩（liè）：扭转——即扭伤。 }

损伤——身体某部受外力作用而使组织、器官的结构受破坏或功能发生障碍。

第三节 局部检查

对于伤骨科病人，应根据不同的情况，有重点地做局部检查。

例如 { 新鲜骨折——重点检查局部形态变化和疼痛的位置； / 陈旧性骨折、骨不连——必须检查邻近关节的活动范围； / 神经、肌肉疾病——检查对比肌肉收缩力量有无变化； / 畸形的病人——测量肢体长度、关节角度。 }

局部检查有形态检查、功能检查、疼痛检查和其他检查方法等四项要求。

一、形态检查

首先要记录体态：什么步态？是否需要辅助行走？有无跛行及跛行姿势？在记录体态时，要注意周身情况，如有无下肢骨折畸形愈合或关节屈曲挛缩，要注意脊柱有无倾斜或侧弯，描写顺序也应先周身、后局部。

1. 肢体长度测量

（1）躯干——颅顶至尾端。

（2）上肢长——① C₇ 棘突→桡骨茎突（或中指尖）；

② 肩峰→桡骨茎突（或中指尖）。

（3）上臂长——肩峰→肱骨外上髁。

（4）前臂长——① 肱骨外上髁→桡骨茎突；

② 尺骨鹰嘴→尺骨茎突。

（5）下肢长——① 髂前上棘至→踝尖（包括下肢与骨盆的关系）——间接长度；

② 脐（剑突）→内踝尖（髋骨骨折时用）——相对长度；

③ 股骨大粗隆→外踝尖——直接长度。

（6）大腿长——髂前上棘→膝关节内侧（股骨内上髁交点）。

（7）小腿长——① 腓骨头→外踝尖；

② 膝关节内侧→内踝尖。

注意：

（1）将肢体放在对称位置上测量。

（2）屈曲畸形者，应分段测量。

（3）测量前先定出测量标志，画上记号。

（4）测量时不要移动皮肤，以免造成误差。

2. 肢体周径测量

取两侧肢体相对应的同一水平测量，对比之。

（1）测肿胀时最肿处。

（2）测肌萎缩的肌腹部。

二、功能检查

（一）四肢关节功能检查

四肢关节
功能检查
① 一般四肢检查——只做被动活动，测其度数；
② 脊柱检查——只做自动活动；
③ 神经麻痹、肌肉疾病——自动、被动活动都做。

由于计算度数的方法和标志不同，容易造成理解上的混乱，所以，我们把它统一规定如下。

1. 上肢

（1）肩关节——活动度数以运动幅度为记录标准。

上臂下垂为中立位 0°；前屈 90°；外展 90°；内旋 80°（120°）；后伸 45°；内收 45°；外旋 30°。

肩上举——是肩肱关节、肩胛胸壁间结构的混合动作。

（2）肘关节——以形成的夹角计算。屈 30°～40°；伸 180°；携带角 10°～15°。

（3）尺桡关节——前臂之旋转是桡骨围绕尺骨运动。旋前 90°，旋后 90°～110°。

（4）腕关节——手与前臂在一直线上（掌心向下）为中立位 0。掌屈 50°～80°；背伸 30°～70°；内收（尺偏）30°～45°；外展（桡偏）15°～30°。

（5）掌指关节——掌指关节夹角 100°（屈曲 80°）。

（6）近节指间关节——近中节夹角 60°（屈曲 120°）。

（7）远节指间关节——中末节夹角 120°（屈曲 60°）。

（8）拇指各关节——以对掌和外展为最主要，屈曲与内收为次要。

对掌 42°；外展 38°；内收 49°。

内收与对掌之鉴别 $\begin{cases} 内收——掌面看不见指甲面 \\ 对掌——掌面只见其指甲面或接近正面 \end{cases}$

2. 下肢

（1）髋关节——以伸直位为 0。屈曲 145°；外展 35°；外旋 80°；后伸 40°；内收 30°；内旋 40°。

（2）膝关节——以形成的夹角计算。屈曲 30°；伸直 180°。

（3）踝关节——足与小腿成 90°为中立位。背屈 35°；跖屈 45°。

（4）距下关节——内翻 35°；外翻 10°～20°（15°）。

（5）跖趾关节——正常呈轻度背屈位。检查时与健侧对比。

（二）脊柱功能检查

1. 颈椎

（1）前屈——寰枕关节的活动（点头动作），下颈段为主——35°～45°（图 4 - 1a）。

（2）后伸——寰枕关节的活动（仰势），中颈段为主——35°～45°（图 4 - 1a）。

（3）侧屈——第 2 颈椎以下全部椎体的功能活动——45°（图 4 - 1b）。

（4）旋转——寰枢关节的活动——60°～80°（图 4 - 1c）。

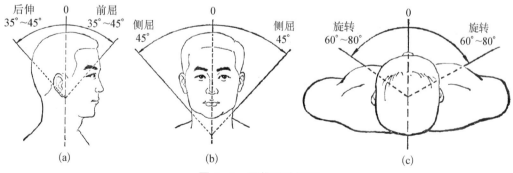

图 4 - 1　颈椎活动幅度

2. 腰椎

（1）前屈——90°（图 4 - 2a）。

（2）后伸——30°（图 4 - 2b）。

（3）侧屈——35°～45°（图 4 - 2c）。

（4）旋转——30°（图 4 - 2d）。

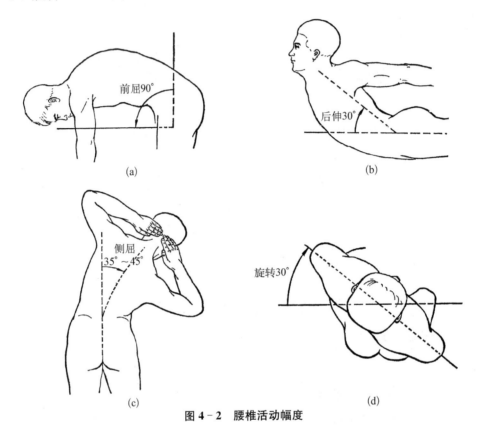

图 4 - 2 腰椎活动幅度

三、疼痛检查

1. 自发痛和活动痛

疼痛检查 { 自发痛——外伤初期,急性炎症,恶性肿瘤,神经疾病

活动痛——骨结核,外伤后遗症

注意：如排除急性炎症和末梢神经疾病后,对恶性肿瘤的诊断有帮助。

2. 疼痛性质

（1）与脉搏一致的搏动性疼痛——局部压力↑,神经末梢在密闭腔内,受脉压冲动刺激而产生。

原因：内出血、缝合过紧、石膏过紧、急性化脓等。

（2）电击样放射性疼痛——病变波及神经。

原因：椎间盘突出,马尾肿瘤。

（3）腹压↑时疼痛——胸、腹腔,脑脊液增高,冲击病灶或神经根。

原因：腰椎间盘突出症。

（4）痠痛——肌肉疲劳的自觉症状（若无器质性改变,动作之初不痛,只是不能持久,为功能性疾病）。

3. 疼痛与动作的关系

疼痛与动作的关系 { 挤压——引起骨病灶的疼痛

牵拉——引起软组织病灶的疼痛

例：

踝关节 { 内翻时内侧痛——内踝骨有病

内翻时外侧痛——外踝副韧带有病

脊柱 { 前屈时前方痛——椎体有病

前屈时后方痛——背部软组织有病

肌腱、腱鞘 { 自动收缩时痛——肌腱、腱鞘有病

被动牵拉时痛——肌腱有病

4. 压痛点

确定压痛点,是寻找病灶最直接有效的方法。

压痛点 { 病灶浅——轻压即得

病灶深——可用间接压法、叩击法、肘压法

四、其他检查方法

包括某些疾病的特有补充检查法,在本章第四节专门讲述。

有些检查法对某些疾病的诊断确有决定意义,但在应用这些检查方法时要真正理解检查动作的机制,不然会造成误诊,死记硬背亦无收益。

第四节　脊柱疾病与损伤的检查法

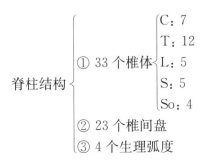

脊柱结构 { ① 33 个椎体 { C：7

T：12

L：5

S：5

So：4

② 23 个椎间盘

③ 4 个生理弧度

一、脊柱标志与定位

（一）棘突摸法

（1）以中、示指尖夹住棘突从上往下摸。

（2）以拇指逐个按压棘突，即可定出棘突与其位置。

（二）棘突定位（查顺序数）

（1）C_2——枕外隆凸向下能触到的第一个棘突。

（2）C_7——诸颈椎中最隆的一个，低头时显，能随头活动而左右转动，T_1 则不然。

（3）T_3——平肩胛冈内侧角。

（4）T_7——平肩胛骨下角（双臂上举则平 T_6）。

（5）L_4——与髂嵴最高点平。

（6）S_2——与髂后上棘平。

（三）椎体定位

常用棘突来定椎体位置。

（1）$C_2 \sim T_3$——同位椎体水平。

（2）$T_4 \sim T_8$——下位椎体下缘水平。

（3）$T_9 \sim T_{12}$——下位椎体中部水平。

（4）$L_1 \sim L_5$——同位椎体水平。

（四）脊髓节段定位

脊髓按脊神经根发出的部位，分 31 个节段，包括 C_8，T_{12}，L_5，S_5，So_1。

成人各部位定位如下。

（1）$C_2 \sim T_5$——比同数椎骨约高 1 个椎体。

（2）$T_6 \sim T_9$——比同数椎骨约高 2 个椎体。

（3）$T_{10} \sim T_{12}$——比同数椎骨约高 3 个椎体。

（4）$L_1 \sim L_5$——主要位于第 11、12 胸椎水平。

（5）$S_1 \sim S_5$、So_1——位于第 1 腰椎水平。

二、脊柱畸形

（一）脊柱前凸畸形

脊柱前凸畸形多在腰椎部分过度前凸。

1. 外形

呈腹部较前凸和臀部后凸的姿势。

2. 原因

（1）背肌无力（小儿麻痹症后遗症）。

（2）腹内重量增加（妊娠、腹水、肿瘤）。

（3）姿势不良或骶髂关节先天性后脱位。

（4）代偿性（胸椎后凸畸形）。

（二）脊柱后凸畸形

脊柱后凸畸形是指胸椎过度后凸,常称"驼背"。

1. 外形

站立检查时,可见病人胸椎（背部）明显后凸,腰椎代偿性前凸（胸塌腹凸）。

2. 原因

（1）小儿期——佝偻病,胸椎呈均匀性后凸,平卧消失。

（2）童年期——脊柱结核,下胸推后凸,成角畸形。

（3）青壮年期——脊椎骨软骨炎,胸椎中、下部分呈均匀的后凸畸形。

（4）老年人——脊柱退行性变,胸椎上段后凸畸形。

（5）类风湿性脊柱炎——整个脊柱强直固定,圆弧形后凸畸形,胸廓扁而狭。

（三）脊柱侧凸畸形

1. 脊柱侧凸类型

（1）一侧单纯性侧凸——脊柱仅向一侧弯曲;

（2）"S"形脊柱侧凸——常有 3 个弯曲;

居中者向右凸,则上下者向左凸,中为原发,上下为继发（代偿）。

2. 侧凸的部位

（1）腰椎侧凸,胸椎侧凸——一侧单纯性的。

（2）胸椎腰椎联合侧凸——"S"形的。

3. 检查方法

（1）两下肢有无长短,骨盆是否倾斜,两侧髂嵴是否等高。

（2）髂肋间隙（髂嵴与季肋下缘之距离）若不等,侧凸侧间隙距离较大。

（3）肩胛骨下角,侧凸侧较高。

（4）肩肱三角（两臂下垂,上臂与躯干之距离）侧凸侧缩小或消失。

（5）两肩不平,侧凸侧肩峰较高。

（6）具体方法：① 用手指沿棘突线,稍用力地自上而下划过,使皮肤发红,可看出此线是否弯曲;② 用一长线,下端系重物,上固定于 C_7 棘突,下端自然下垂对准臀裂,即可查出是否有侧凸,及其方向、部位、类型、程度。

注意:一般姿势性侧凸在弯腰、平卧或抓单杠时——消失(器质性则不然)。

4. 原因

(1) 姿势性、代偿性者——下肢长短(不等长),腰椎间盘突出症、痉挛、炎症。

炎症→突向患侧;痉挛→突向健侧。

(2) 器质性——慢性脊柱骨病变(佝偻病);慢性胸腔或胸廓病变(慢性化脓性、结核性胸膜炎等)。

三、脊柱疼痛检查

(一)压痛点的位置

对确定病变部位和诊断是很重要的。

1. 浅压痛

(1) 要自上而下、自下而上反复几次才能确定。

(2) 没有固定压痛点的病人往往病变不一定在脊柱上。

(3) 浅压痛代表浅部病变——皮肤、皮下组织、棘突、棘上韧带。

2. 深压痛

检查深压痛、间接压痛对脊椎本身病变有很大参考价值。

(1) 病人俯卧位(无浅压痛或不明显者),直接用于手掌强力压迫疼痛区,使脊柱产生颤动,这对小关节和椎体都有活动,如果这些部位有病变,则必然有深压痛和间接压痛。

(2) 若病人有明显浅压痛,则检查时手掌不要直接按压,可在痛点两旁、上下做间接压迫,也可起同样作用。

例:(1) 脊柱过敏症——只有强烈浅压痛,而没有间接压痛。

(2) 脊柱结核、增生性脊柱炎——浅压痛很轻或无,而深压痛全部存在。

(二)找准压痛点,再做各向活动检查,综合分析,就可大致确定疼痛部位

公式:压痛点位置+各方向活动检查=病变部位。

例:(1) 棘上韧带损伤——浅压痛(+),深压痛(-),腰背前屈痛↑,背伸(-)。

(2) 椎体前缘病变——浅压痛(-),深压痛(+),腰背前屈痛↑,背伸(-)。

注意:深浅压痛不可混淆。

例:浅压痛(+),背伸时疼痛加重——棘突间类关节形成症(棘突相撞)。

分析:此症棘突间距变小,检查时强力压迫局部,脊椎颤动时棘突也能互相撞击而见疼痛,此痛非深压痛。

第五节　特殊检查

一、颈部特殊检查

1. 颈椎间接叩击试验(叩顶试验)

方法：患者正坐位。

医生 $\left\{\begin{array}{l}\text{左手垫在病人头顶}\\\text{用右手叩击左手背}\end{array}\right\}$ 颈部有疼痛，或伴有上肢放射痛——阳性(图4-3)。

要点：

(1) 病人颈、胸、腰椎均要挺直。

(2) 患者牙齿咬紧。检查时不要与患者讲话。

意义：颈椎间盘、后关节病变，颈椎骨病变。

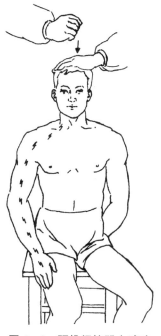

图4-3　颈椎间接叩击试验

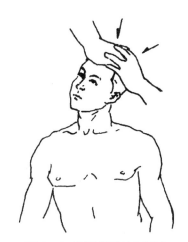

图4-4　颈椎间孔挤压试验

2. 颈椎间孔挤压试验(Spurling试验)

方法：患者坐位，头稍上仰，偏向患侧。医生在颅顶向下按压→颈部及上肢有放射性疼痛——阳性(图4-4)。

意义：颈椎间盘突出或颈椎病。

3. 深呼吸试验（Adson 试验）

方法：

患者坐位→两手放在膝上，深吸气后屏住呼吸，仰头并将下颌转至患侧（第一肋骨上升）。

医生→下压患侧肩部→桡动脉搏动减弱或消失（疼痛往往增加）→阳性（图 4-5）。

意义：前斜角肌综合征。

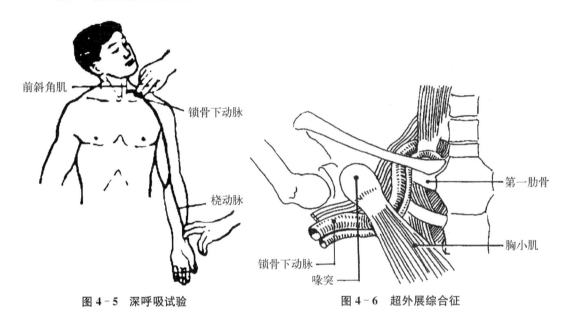

前斜角肌　　锁骨下动脉　　桡动脉

第一肋骨　　胸小肌　　锁骨下动脉　　喙突

图 4-5　深呼吸试验　　　　图 4-6　超外展综合征

4. 挺胸试验

方法：患者立定位→挺胸→两臂后伸→桡动脉搏动减弱、消失，臂及手部有麻木感或痛——阳性。

意义：肋锁综合征（锁骨下动脉、臂丛是否在第一肋骨、锁骨间受压）。

5. 超外展试验（喙突胸小肌综合征）

方法：患者坐位或立位→上肢从侧方被动外展高举过肩至头→桡动脉搏动减弱或消失——阳性。

要点：记录脉搏开始减弱及消失时上肢的部位，并对比两侧。

意义：超外展综合征（锁骨下动脉是否被喙突及胸小肌压迫（图 4-6）。

6. 臂丛神经牵拉试验

方法：患者坐位或立位，头向健侧侧弯。

医生 ｛ 一手抵住患者头侧
　　　 一手向下牵拉患肢 ｝ 颈项及患肢疼痛——阳性（图 4-7）。

意义：臂丛神经根受压。

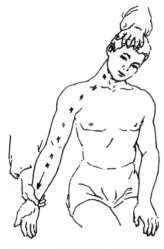

图 4-7 臂丛神经牵拉试验

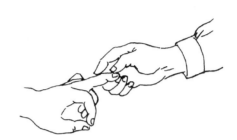

图 4-8 霍夫曼试验

7. 屈颈试验

方法：参阅本节腰臀部特殊检查中"5. 屈颈试验"。

8. 霍夫曼试验（Hoffmann 征）

方法：将病人前臂旋前,掌面向下——医生向掌侧弹拨中指远端指甲→拇指及其他各指快速屈曲——阳性(图 4-8)。

意义：锥体束在 $C_5 \sim C_6$ 以上受损。

注意：此症有时也可见于正常人。

二、腰臀部特殊检查

1. 直腿抬高试验（Lasegue 试验）

方法：患者仰卧,下肢伸直→患侧下肢伸直高举→测定高举时无痛范围(图 4-9)。

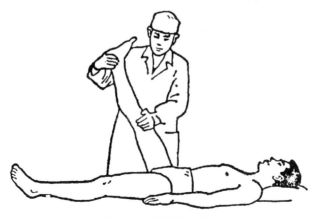

图 4-9 直腿抬高试验

要点：(1) 下肢伸直,不能屈膝,尤其高举的下肢更要注意。

(2) 应与健侧对比。

(3) 记录方法——如：直腿抬高试验左 90°,右 45°。

意义：坐骨神经根受压(根性坐骨神经痛)。

注意：(1) 因为直腿抬高时骶髂关节也产生旋转扭转,超过 90°,影响腰骶关节,所以骶髂部或腰骶关节病变时,也能有阳性症状;但 $\left\{\begin{array}{l}\text{高度比坐骨神经根受压高,}\\ \text{疼痛部位不同。}\end{array}\right.$

(2) 股后肌群紧张,也可出现假阳性。

(3) 能直腿抬高,但抬高下肢摇晃——注意耻骨骨折可能。

2. 直腿抬高加强试验(Braggard 附加试验)

方法：直腿抬高→出现腰腿痛的角度时→放低 5°～10°——背伸踝关节→腰腿痛者——阳性(图 4 - 10)。

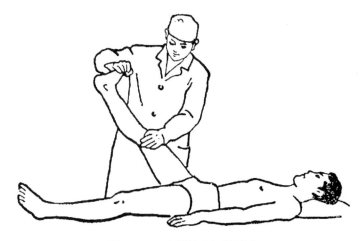

图 4 - 10　直腿抬高加强试验

要点：(1) 放低 5°～10°时已无症状。

(2) 背伸踝关节时,膝关节伸直。

(3) 记录方法：＋,＋＋,＋＋＋。

意义：进一步证明是腰骶部神经根受压,可排除 $\left\{\begin{array}{l}\text{股后肌群紧张}\\ \text{腰骶关节病变}\\ \text{骶髂关节病变}\end{array}\right.$

3. 蹲趾背伸试验

方法：

患者仰卧,下肢伸直 $\left\{\begin{array}{l}\text{嘱病人用力蹲趾背伸}\\ \text{检查者以手指下压两蹲趾甲}\end{array}\right\}$ 对抗 → 测试肌力大小并两侧对比 →

患侧蹞趾
背伸力↓ ——阳性(图 4 - 11)。

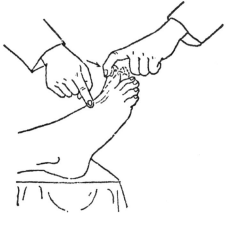

要点:

(1) 下压患者两蹞趾甲的力量要相等。

(2) 若症轻者第一次肌力对比相等,则可
做 2～3 次重复检查。

(3) 记录方法:＋,＋＋,＋＋＋。

意义:L_4～L_5 椎间神经根受压,因为伸蹞长
肌受 L_4 神经支配。

4. 蹞趾跖屈试验

图 4 - 11 蹞趾背伸试验

方法:

患者仰卧,下肢伸直,蹞趾向下 $\left\{\begin{array}{l}\text{嘱用力跖屈}\\\text{检查者以手指顶在两侧蹞趾掌侧}\end{array}\right.$ →对抗 $\left\{\begin{array}{l}\text{测试肌力大小}\\\text{并两侧对比}\end{array}\right.$

患侧跖屈力↓——→阳性

要点:同"3. 蹞趾背伸试验"。

意义:L_5～S_1 椎间神经根受压,因为蹞长屈肌受 L_5 神经支配。

注意:"背伸""跖屈"要进行比较,因为 L_4 神经根受压时,L_5 神经也受一定影响,但比
L_4 小;同样 L_5 神经根受压时,L_4 也受一定影响。

5. 屈颈试验

1) 仰卧屈颈试验(Soto-Hall 试验)

检查者一手压胸骨

方法:患者仰卧 ——————→ 持续 60 秒→发生腰腿痛——阳性

另一手托起病人头部

要点:

(1) 病人胸、腰脊柱不能前屈。

(2) 病人头部托起时要慢,头前屈使下颌部抵胸部。

(3) 两下肢要伸直。

(4) 记录方法:＋,＋＋,＋＋＋。

意义:

(1) 脊柱外伤:屈颈时项韧带及棘间韧带紧张,以致影响受伤椎骨。患者常能指出损
伤、疼痛部位(但无明显下肢放射痛)。

(2) 神经根受压:向前屈颈,可使脊髓上升 1 cm 左右,神经根也随之受到牵拉,神经
根受压时则该神经分布区域有放射痛。

（3）如出现两下肢髋、膝关节屈曲为脑膜刺激症状，见于脑膜炎症、蛛网膜下腔出血或颅内高压（图 4 - 12）。

注意：有颈椎外伤者禁用本法，以防脊髓受伤。

2）站立屈颈试验（Neri 征）（图 4 - 13）

方法：患者站立，下肢伸直——检查者将其头被动前屈→持续 60 秒→发生腰痛——阳性。

要点：同本法 1。

意义：同本法 1。

3）坐位屈颈试验（Lindner 试验）（图 4 - 14）

方法：病人坐位，两腿伸直（但坐骨神经处于一定紧张状态）→被动或自动前屈颈——脊髓稍牵动（增加神经根刺激）→腰腿痛——阳性。

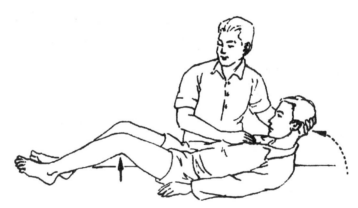

图 4 - 12　仰卧屈颈试验

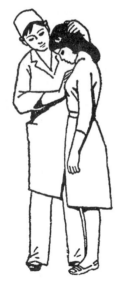

图 4 - 13　站立屈颈试验

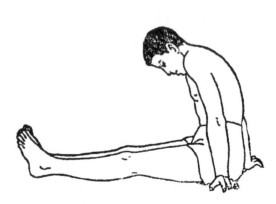

图 4 - 14　坐位屈颈试验

要点：

(1) 两膝不能屈起,腰胸脊柱要伸直。

(2) 若疼痛剧烈不能做,不要强迫做,可记录"无法完成"。

(3) 一般在能完成仰卧位、站立位屈颈试验时再做本试验。

意义：脊神经根受压。

6. 颈静脉压迫试验(Naffziger 试验)

方法：病人平卧——血压计包缠颈部→加压到 40 mmHg→持续 1 分钟→患侧腰腿痛——阳性。

因为加压到 40 mmHg 时静脉回流减慢

      └→颅压升高→脊髓内压升高 ↑←若受压增加(包括神经根)

                 ↓

            疼痛增加

要点：要持续 1 分钟。若在 1 分钟内已出现疼痛,则不要再持续下去。

意义：脊髓或脊神经根受压。

注意：对脑压较高、颈动脉窦过敏、高血压者,需特别谨慎,防止发生脑血管意外与呼吸心跳骤停。

7. "4"字试验(Patrick 试验)(图 4-15)

方法：患者仰卧——患侧下肢的髋、膝屈曲外旋——将其外踝置于伸直的另一下肢膝上部。

医生 { 一手压住对侧髂前上棘 / 一手在患侧膝部向下压, / 使骶髂关节扭转 } → { 能完成——形如"4"字者——阴性 / 不能完成——阳性(髋) / 疼痛(骶髂关节)——阳性 }

要点：

(1) 要固定髂前上棘,不使骨盆旋转。

(2) 疼痛在骶髂部者为阳性,在内收肌者无意义。

(3) 记录方法："不能完成""＋、＋＋、＋＋＋"。

意义：

(1) 不能完成"4"字者,为髋关节病变。

(2) 完成而阳性者,骶髂关节病变。

注意：

(1) 本试验受个体因素(年老、肥胖)的影响大,故应两侧进行对比。

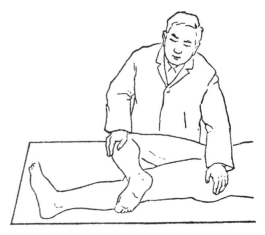

图 4-15 "4"字试验

（2）外踝搁放的位置必须相同。

8. 双髋双膝屈曲试验

方法：

病人仰卧——医生将双髋双膝尽量屈曲，腰脊柱前屈，使其紧贴腹壁→压力集中在腰骶关节→发生腰痛者——阳性（图4-16）。

要点：大腿要紧贴腹壁。

意义：腰骶关节或椎间关节病变。

注意：在双髋屈曲90°以下发生疼痛，病变在髋部；90°以上，120°以下发生疼痛，则病变在骶髂关节。

附：骨盆旋转试验（又称双腿屈曲扭腰试验）——上述试验的加强。

方法：

医生$\left\{\begin{array}{l}\text{一手扶住患者屈曲之膝部}\\\text{一手推动两足}\end{array}\right.$ 使腰部和骨盆发生左右旋转→疼痛——阳性（图4-17）。

意义：同8。

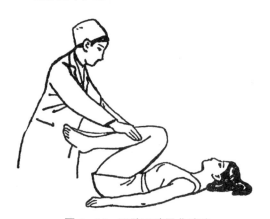

图4-16 双髋双膝屈曲试验

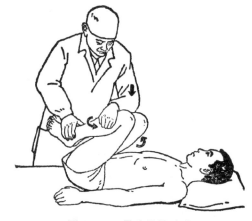

图4-17 骨盆旋转试验

9. 骨盆挤压试验

方法：

（1）病人仰卧——医生用两手掌挤压两侧髂嵴→疼痛——阳性（图4-18）。

由外向内、向前、向后

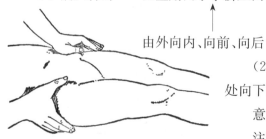

图4-18 骨盆挤压试验

（2）病人仰卧——医生用手掌在两侧髂前上棘处向下挤压→疼痛——阳性。

意义：骨盆骨折。

注意：轻症不易出现阳性。

10. 床边试验(Gaenslen 试验)

方法:

患者仰卧于床边,患侧下肢悬垂于床边,使之后伸;另一下肢髋、膝屈曲,并用双手抱住膝部。

医生 $\left\{\begin{array}{l}\text{一手按住屈曲的膝部}\\\text{另一手按压悬于床边的大腿下端}\end{array}\right\}$ 骶髂部疼痛——阳性(图 4 - 19) (骶髂关节受扭转力作用)

要点:

(1) 患者健侧髋膝要尽量屈曲,以固定脊柱。

(2) 医生紧贴病人躯干站立,以防病
　　人跌下床。

(3) 疼痛发生在骶髂关节部为阳性,
　　若在大腿前侧则无意义。

(4) 记录: +,++,+++。

意义: 骶髂关节病变。

注意: 在排除髋关节病变的基础上进行才有效。

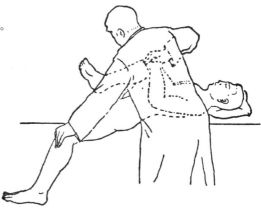

图 4 - 19　床边试验

11. 唧筒柄试验(pump handle 试验,又称斜扳试验)

患者仰卧(或侧卧,患侧向上)。

医生 $\left\{\begin{array}{l}\text{一手扶住患侧肩部,稳定上身不动}\\\text{另一手握扶患腿使之屈曲(髋、膝)}\end{array}\right\}$ 强使该侧髋关节屈曲内收 (由于臀肌牵引和大腿向内侧挤压骨盆→ 使骨盆纵轴产生旋转压力), 骶髂关节疼痛——阳性(图 4 - 20)。

要求:

(1) 上身要稳定,不能转动(避免代偿)。

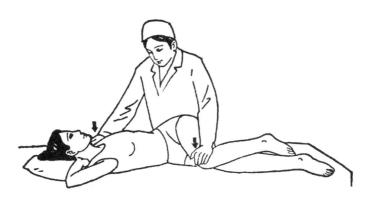

图 4 - 20　唧筒柄试验

（2）髋膝尽量屈曲。

意义：骶髂关节病变。

12. 仰卧挺腹试验

方法：患者仰卧，双足跟用力 {腹部挺起 / 腰部离开床面} {同时用力咳嗽（使腹压升高）} → {引起腰腿痛} —— 阳性（图 4 - 21）

意义：腰神经根受压。

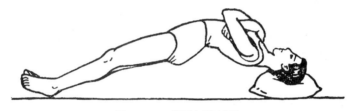

图 4 - 21　仰卧挺腹试验

13. 抬腿腰痛试验（Goldthwait 试验）

方法：病人仰卧，两腿伸直。

医生 {一手放在病人下腰脊柱部做触诊 / 另一手做直腿抬高 {腘绳肌逐渐被拉紧 / 随之骨盆和腰脊柱相继发生运动}} → 疼痛 —— 阳性

意义：

（1）直腿抬高，腰脊柱未动前已痛 —— 骶髂关节病变；

（2）直腿抬高，腰脊柱动后痛 {腰骶关节病变（可能性大）/ 骶髂关节病变}

鉴别：两侧对比 {腰骶关节病变 —— 在直腿抬高，同等高度时痛（脊柱动）/ 骶髂关节病变 —— 健侧可抬较高}

14. 跟臀试验（Ely 试验）

方法：病人俯卧，两下肢伸直。

医生握住其足踝屈膝 → 使足跟接触到臀部 → 腰骶疼痛或骨盆随之抬起 → 阳性（图 4 - 22）。

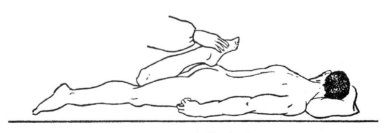

图 4 - 22　跟 臀 试 验

因为大腿前群肌肉牵拉骨盆,使之前倾

└→腰骶部产生旋转扭力

意义:鉴别腰骶关节病变。

注意:股神经病变、股四头肌挛缩者本试验不能完成。

15. 掌跟试验(图4-23)

方法:患者仰卧,下肢伸直——足跟放在医生手掌上→

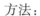足直立在掌面上——正常

足向外出呈外旋位(因髋关节松弛)——阳性

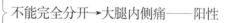

图4-23　掌跟试验

意义:鉴别股骨颈骨折,髋关节脱位,截瘫。

16. 屈膝屈髋分腿试验(图4-24)

方法:

患者仰卧 {两下肢屈曲外旋 / 两足底相抵} 两下肢 {自动外展外旋 / 被动外展外旋} 不能完全分开→大腿内侧痛——阳性

意义:鉴别股内收肌痉挛。

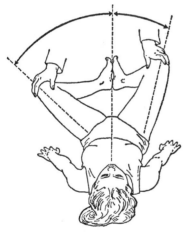

图4-24　屈膝屈髋分腿试验

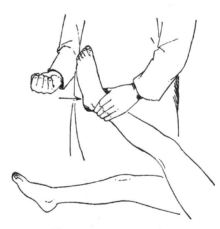

图4-25　足跟叩击试验

17. 足跟叩击试验

方法:患者仰卧,两下肢伸直。

医生 {一手将患肢抬起30°左右 / 另一手拳击其足跟}→髋部疼痛——阳性(图4-25)

要点:膝关节要伸直。

意义:鉴别髋关节病变(股骨颈可能骨折)。

18. 髋关节过伸试验[下肢后伸试验;瓦塞曼(Wasserman)试验;沃曼(Yeoman)试验]

方法:患者俯卧,下肢伸直。

医生 { 一手托住患肢膝部 / 一手按压髋、骶髂部、腰骶、腰部 } 上提→疼痛——阳性（图 4 - 26）。

要点：

（1）每一按压部位要"对牢"（对准）。

（2）记录：阳性要写明当时按压部位。

意义：髋关节；骶髂关节；腰骶关节；腰椎间关节病变。

注意：儿童髋关节阳性，需要特别注意是否患有骨结核。

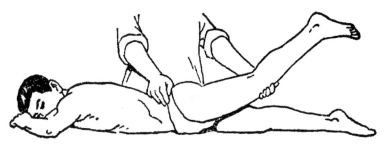

图 4 - 26　髋关节过伸试验

19. 屈髋挛缩试验（Thomas 试验）（图 4 - 27）

方法：

患者仰卧 { 尽量屈曲健侧大腿到腹壁——腰椎紧贴床面 / 医生固定患者骨盆 } 患髋不能伸直——阳性。

意义：髋关节有屈曲挛缩畸形（髋关节结核，类风湿等）。

鉴别：类风湿关节炎，两侧阳性；骨结核，单侧阳性。

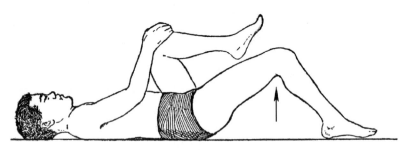

图 4 - 27　屈髋挛缩试验

20. 梨状肌紧张试验

方法：

（1）病人仰卧，两下肢伸直。

医生将患肢做髋内旋 / 患者做对抗外旋 } 臀部疼痛（牵拉梨状肌）——阳性（图 4 - 28a）。

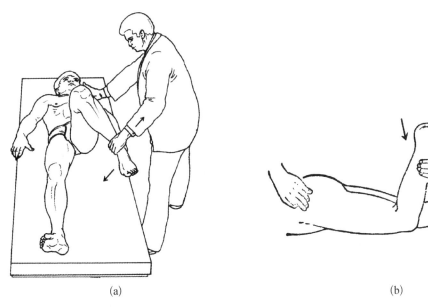

(a)　　　　　　　　　(b)

图 4 - 28　梨状肌紧张试验

（2）病人俯卧。

医生 { 一手使患侧屈膝，并下压使髋内旋 } 局部痛——阳性（图 4 - 28b）。
{ 另一手拇指按住梨状肌部位 }

（髂后上棘与大转子连线的中点）

意义：鉴别梨状肌病变。

21. 弓弦试验（Bowstring 试验）

方法：患者坐床边——上身挺直——小腿自然下垂悬空。

医生 { 一手将患侧小腿逐步抬高—— }
{ 到下肢有放射痛时停止 }
{ 另一手挤压腘窝正中（胫神经部位） }

→放射痛加剧，并向腰部放射——阳性（图
4 - 29）。

要点：患者上身挺直。

意义：

（1）坐骨神经根受压。

（2）两侧均阳性者脊髓受压可能。

22. 髂胫束挛缩试验（Ober 征）

方法：

患者侧卧，患侧在上，下面大腿屈曲——使腰椎前凸消失。

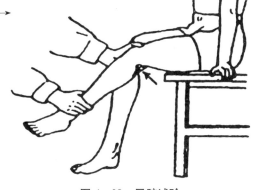

图 4 - 29　弓弦试验

医生托起上面大腿→极度外展(保持和躯干在一直线上)

↓

放手,让它自然下落

落在健侧大腿后面 —— 正常(图4-30a)。   下落不能超过躯干中轴(落在健侧大腿前面),或不能触及床面 —— 阳性(图4-30b)。

意义:髂胫束挛缩。

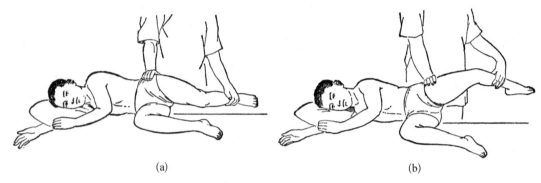

(a)   (b)

图4-30　髂胫束挛缩试验

23.单腿独立试验(Trendelenburg征,屈登伯征)

方法:

患者直立,背向医生→

① 单侧腿站立→臀中肌、臀小肌收缩→对侧腿抬起→对侧骨盆上拉—— 阴性(图4-31a)。

② 患侧腿站立→臀中肌、臀小肌松弛→健侧腿抬起→健侧骨盆下降—— 阳性(图4-31b)。

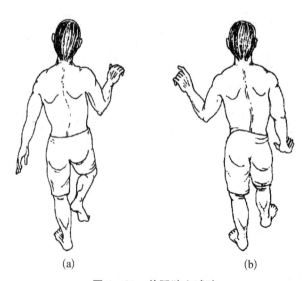

(a)   (b)

图4-31　单腿独立试验

意义：髋关节、臀中肌、臀小肌功能障碍。

24. 髂、坐骨结节联线（Nelaton 线，内拉通线）

方法：患者侧卧，患侧在上——屈髋至 90°～120°→

→ 将髂前上棘与坐骨结节连成一线（图 4 - 32）。

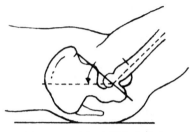

图 4 - 32　髂、坐骨结节联线

正常：大转子尖端在此线以下，最多也不高过此线 1 cm　　异常：超过正常位置，大转子向上移位

记录：超过（即检查所得数字）cm。

意义：鉴别股骨颈骨折或髋关节脱位。

三、四肢关节特殊检查

（一）肩部

（1）左肩痛要排除心脏疾患。

（2）右肩痛要排除肝胆疾患。

（3）颈部疾病可能引起肩痛。

1. 肩关节外展试验（图 4 - 33）

方法：

患者作主动肩外展
① 外展开始时不痛，越近水平位肩越痛——可能为肩粘连
② 外展过程中疼痛，上举反而不痛——可能为三角肌下滑囊炎、肩峰下滑囊炎
③ 外展到上举 60°～120°范围内痛增加，过后痛减小——冈上肌肌腱病变　　a. 冈上肌不完全断裂　b. 冈上肌肌腱炎　c. 冈上肌肌腱钙化
④ 外展到上举过程痛——肩周炎。

2. 搭肩试验（Dugas 征）

方法：患侧手搭在对侧肩上
肘部能贴胸——正常（阴性）
手搭不到肩部（图 4 - 34a）
或肘不能贴胸（图 4 - 34b）
或两者均不能——阳性。

意义：鉴别肩肱关节脱位。

3. 直尺试验（图 4 - 35）

方法：

将直尺置于患肩肩峰与肱骨外上髁之间 $\begin{cases} \text{阴性——不能同时接触肩峰及肱骨外上髁} \\ \quad \text{（因为其间有肱骨大结节）} \\ \text{阳性——直尺同时接触肩峰及肱骨外上髁} \\ \quad \text{（证明肱骨上端向内位移）} \end{cases}$

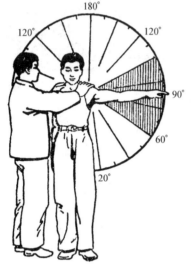

图 4‐33　肩关节外展试验

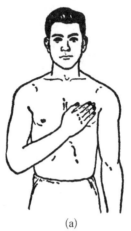

(a)　　　　　　(b)

图 4‐34　搭肩试验

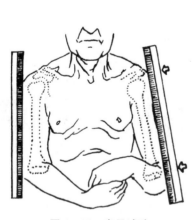

图 4‐35　直尺试验

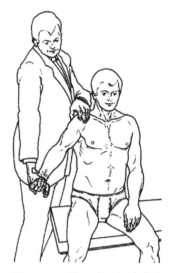

图 4‐36　肱二头肌长腱试验

意义：肩关节脱位；肩胛骨颈部骨折。

4. 肱二头肌长腱试验（Yergason 征）（图 4‐26）

方法：

患者屈肘 90° $\begin{cases} \text{医生用力前旋病人前臂} \\ \text{病人抗阻力后旋前臂} \end{cases}$ →肱骨结节间沟部疼痛——阳性（图 4‐36）

意义：鉴别肱二头肌长腱 { 腱鞘炎 肌腱炎

5. 上臂外展外旋试验

方法：患者主动作上臂外展外旋→肱骨结节间沟部疼痛——阳性。

意义：同 4。

6. 上臂外展后伸试验

方法：患者主动作上臂外展后伸→肩前部（喙突）痛↑——阳性。

意义：鉴别肱二头肌短头肌腱损伤。

（二）肘部

1. 网球肘试验（Mill 征）

也称为屈腕屈肘前臂旋前伸肘试验。

方法：

患者手臂旋前位（屈肘）。

医生将患者作被动 { 屈腕 前臂旋前 伸肘 } →肱骨外上髁痛↑—— 阳性（图 4 - 37）

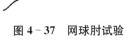

图 4 - 37 网球肘试验

意义：鉴别肱骨外上髁炎 { 伸腕肌腱起点撕裂伤 肌肉间血管神经束挤压 环状韧带松弛——近端尺桡关节松弛

2. 抗阻力屈腕试验

方法：

医生用力被动患肢伸腕（背伸） 患者主动用力屈腕 } →肱骨内上髁痛↑——阳性

意义：鉴别肱骨内上髁炎（学生肘）。

3. 伸肘试验

方法：患者将患侧手放在头顶上→令病人主动伸直肘关节→不能伸直——阳性（图 4 - 39）。

意义：鉴别尺骨鹰嘴骨折。

（三）腕部

1. 握拳试验（Finklestein 试验，芬克斯坦试验）

方法：病人患侧握拳（拇指在拳内）→自动或被动尺侧屈腕→桡骨茎突处疼痛——阳性（图 4 - 40）。

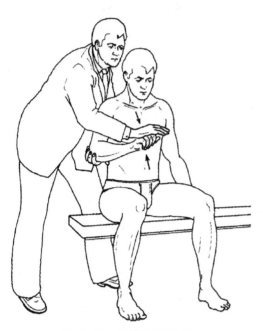

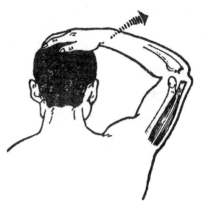

图 4 - 39　伸肘试验

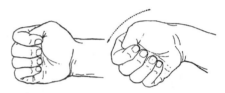

图 4 - 38　抗阻力屈腕试验

图 4 - 40　握拳试验

意义：桡骨茎突部狭窄性腱鞘炎。

2. 桡侧腕伸肌腱摩擦试验

方法：

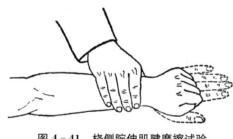

图 4 - 41　桡侧腕伸肌腱摩擦试验

医生——握住患者前臂腕上部
　　　　手掌置于桡侧背部 ⎱ 医生→
病人——做主动握拳及放松的
　　　　连续动作

→掌下有明显摩擦感——阳性（图 4 - 41）

因为：拇长展肌 ⎱ 与桡侧腕 ⎱长⎰ 伸肌交叉→
　　　拇短伸肌 ⎰　　　　　⎱短⎰

→磨损→炎症（无菌性）

意义：鉴别桡侧腕伸肌腱周围炎。

3. 腕管综合征

方法：医生按压患肢"大陵"穴→疼痛、手指发麻——阳性。

意义：鉴别腕管综合征。

腕横韧带下的腕管，通过 9 根肌腱和正中神经 ⎱ 指浅屈肌腱 4
　　　　　　　　　　　　　　　　　　　　　　　 指深屈肌腱 4
　　　　　　　　　　　　　　　　　　　　　　　 拇长屈肌腱 1。

(四) 膝部

1. 刮髌试验

方法：医生用拇指甲背面——在患肢髌骨表面从上而下划过→触及微小骨折间隙→痛↑——阳性(图 4 - 42)。

意义：鉴别髌骨骨折。

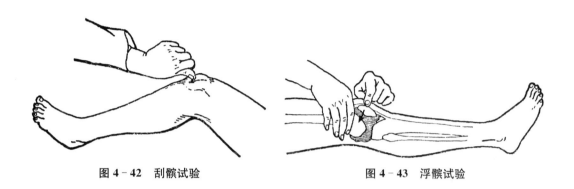

图 4 - 42　刮髌试验　　　　　　　　图 4 - 43　浮髌试验

2. 浮髌试验

方法：

患者——平卧，患肢伸直放松。

医生 { 一手将髌骨上方髌上囊内液体挤入关节腔，
另一手示指按压髌骨——一压一放，反复数次(图 4 - 43)。

意义：

(1) 关节腔有积液——示指可感到髌骨叩击于股骨的冲击感；

(2) 关节腔内多量积液——按压髌骨时有明显的浮动感；

(3) 膝关节结核，因为 { 关节软骨破坏
滑膜肉芽增生 } 所以有将髌骨压在平线绒上的柔软感。

3. 半蹲试验

方法：病人患足站立，并逐渐下蹲→膝痛、膝"软"的感觉——阳性(图 4 - 44)。

意义：鉴别髌骨软骨病。

4. 侧向运动试验

方法：

(1) 大腿固定→小腿向外用力扳动→膝内侧痛增加——阳性。

(2) 大腿固定→小腿向内用力扳动→膝外侧痛增加——阳性(图 4 - 45)。

意义：鉴别膝关节侧副韧带损伤。

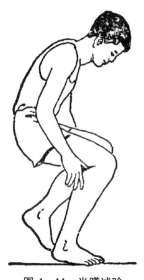

图 4‑44　半蹲试验

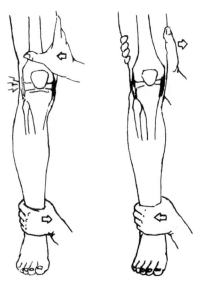

图 4‑45　侧向运动试验

5. 研磨试验（Appley 试验）

方法：

患者俯卧位，患膝屈 90°。

医生固定其大腿不使转动，两手握住患足，按顺序做下列 3 个试验。

试验
- ① 旋转试验 { 副韧带损伤 / 半月板破裂 } 均痛
- ② 研磨试验：将小腿向下压 { 副韧带松弛 / 半月板挤压 } 然后旋转 { 副韧带损伤→不痛 / 半月板损伤→痛↑ }（图 4‑46a）
- ③ 提腿旋转试验
  将小腿提起 { 副韧带紧张 / 关节间隙增大，半月板挤压减轻 } 然后旋转 { 副韧带损伤→痛 / 半月板损伤→不痛 }（图 4‑46b）

意义：鉴别侧副韧带损伤与半月板破裂的方法。

6. 麦克茂来试验（Mc Murray 试验）（图 4‑47）

方法：

（1）患者仰卧，患肢屈膝屈髋。

（2）医生 { ① 将小腿内收外旋→然后伸膝→痛、"格"声——阳性 / ② 将小腿外展内旋→然后伸膝→痛、"格"声——阳性 }

意义：

（1）内侧半月板损伤。

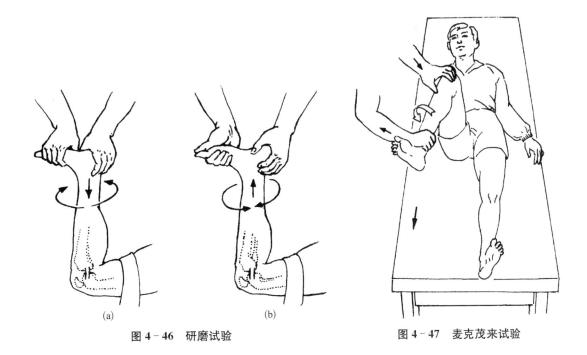

图 4-46 研磨试验

图 4-47 麦克茂来试验

（2）外侧半月板损伤。

7.抽屉试验（Drawer 征）

方法：

（1）患者——仰卧，屈膝 90°。

（2）医生——固定患者足部 {① 前拉小腿→活动而痛——阳性（图 4-48a）
② 后推小腿→活动而痛——阳性（图 4-48b）

意义：

（1）前交叉韧带损伤（断裂）。

（2）后交叉韧带损伤（断裂）。

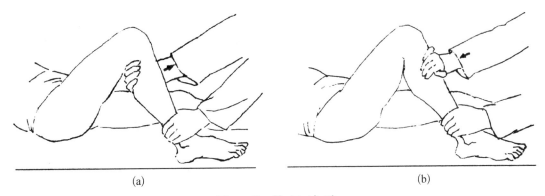

图 4-48 抽屉试验

第五章 伤骨科疾病的推拿治疗

第一节 颈项部软组织损伤及疾病

一、解剖生理

$$颈项部\begin{cases}颈部脊柱\\肌肉\\神经血管\end{cases}组成$$

(一) 颈部脊柱(前凸)

$$组成\begin{cases}7个颈椎——除C_1～C_2外,都与典型椎骨一致\\6个椎间盘\\韧带\end{cases}$$

1. **典型椎骨**

$$椎骨\begin{cases}① 椎体——前方,圆柱状\\② 椎弓\begin{cases}椎弓根——椎体两侧,后上,上部\begin{cases}上切迹\\下切迹\end{cases}椎间孔(成对)\\椎板——椎弓后部,两侧与根相连\end{cases}椎孔→椎管\\③ 突起——椎弓上有7个突起\begin{cases}棘突——椎板中部\\关节突4个——根与板相连接处\\横突2个——上、下关节突之间\end{cases}\end{cases}$$

2. **颈椎特点**

$$椎体\begin{cases}上面两侧,偏后方,有嵴状突起——钩突\\下面两侧,呈斜坡状——斜坡\end{cases}\begin{cases}上一颈椎斜坡\\下一颈椎钩突\end{cases}\begin{cases}① 钩椎关节\\② 椎体侧方关节\\③ 弓体关节\\④ Luschka关节\end{cases}$$

能防止椎间盘向后方突出

增生 { 侧方→椎动脉的血液循环
后方→脊神经根

椎弓——椎弓根较短→椎间孔前后径较小→所以颈脊髓容易前后挤压。

突起 { 关节突(滑膜囊关节)——水平,额状径→不稳定——脊神经根位于
　　　　　　　　　　　　　　　　　　　　　　　　　　此关节的前方
横突——横突孔(C₇ 横突孔较小,其余均有椎动脉通过)——肋突
棘突——分歧(C₂～C₆)

C_1——呈环状——称寰椎——侧块上面后缘——椎动脉沟→椎动脉跨过此沟→→通过寰枕后膜→经枕骨大孔→颅腔。

C_2——称枢椎——齿状突(相当于第 1 颈椎的椎体)。

3. 颈椎连结

颈椎连结 {
关节 {
椎间盘——椎体间——负重
钩椎关节(Luschka 关节)
后关节——滑膜关节——关节囊韧带较松——关节可以滑动,对脊柱稳定
　　　　　　　　　　　　　　　　　　　　　　　　　性作用不大
}
韧带 {
前纵韧带——椎体前方——枕骨、C_1→向下
后纵韧带——椎体后方——C_2→向下
弓间韧带(黄韧带)——椎板之间
棘间韧带——棘突间
项韧带——棘突上
侧纵韧带——前纵韧带侧部、椎体侧方,跨过 1～2 个椎体
}
}

颈脊神经与颈椎关系 { ① 脊神经在同位椎骨上缘出来
② 颈脊神经根在椎间孔上 1/3 出来

(二) 颈项部肌肉(有关的主要肌肉 10 块)

1. 颈部肌肉

颈部 {
浅——胸锁乳突肌 { 起:胸骨体及锁骨胸骨端
止:乳突及枕骨上项线 } { 副神经
颈丛前支(C_2～C_3)

深 {
前斜角肌 { 起:C_3～C_6 横突前结节
止:第一肋骨上缘 } 颈神经前支(C_2～C_3)
中、后斜角肌 { 起:C_2～C_6 横突后结节
止 { 中斜角肌:第一肋骨上面前斜角肌止点外后面
后斜角肌:第二肋 }
颈长肌——颈椎前面
}
}

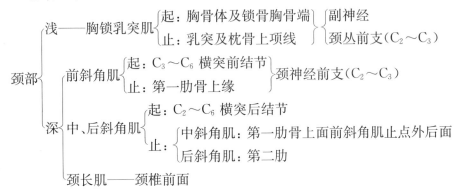

2. 项部肌肉

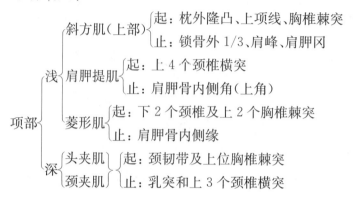

项部
- 浅
  - 斜方肌（上部）
    - 起：枕外隆凸、上项线、胸椎棘突
    - 止：锁骨外 1/3、肩峰、肩胛冈
  - 肩胛提肌
    - 起：上 4 个颈椎横突
    - 止：肩胛骨内侧角（上角）
  - 菱形肌
    - 起：下 2 个颈椎及上 2 个胸椎棘突
    - 止：肩胛骨内侧缘
- 深
  - 头夹肌
  - 颈夹肌
    - 起：颈韧带及上位胸椎棘突
    - 止：乳突和上 3 个颈椎横突

（三）颈部神经与血管

1. 颈周围神经

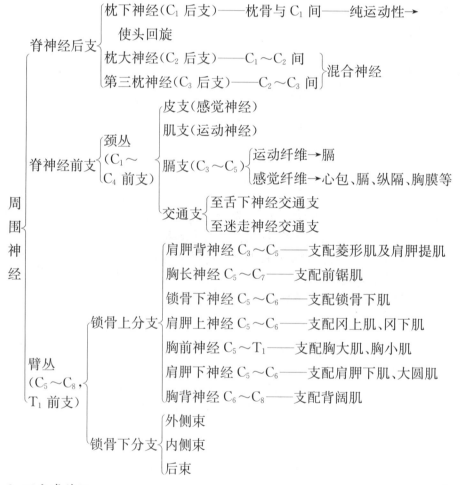

周围神经
- 脊神经后支
  - 枕下神经（C_1 后支）——枕骨与 C_1 间——纯运动性→使头回旋
  - 枕大神经（C_2 后支）——$C_1 \sim C_2$ 间 ⎤ 混合神经
  - 第三枕神经（C_3 后支）——$C_2 \sim C_3$ 间 ⎦
- 脊神经前支
  - 颈丛（$C_1 \sim C_4$ 前支）
    - 皮支（感觉神经）
    - 肌支（运动神经）
    - 膈支（$C_3 \sim C_5$）
      - 运动纤维→膈
      - 感觉纤维→心包、膈、纵隔、胸膜等
    - 交通支
      - 至舌下神经交通支
      - 至迷走神经交通支
  - 臂丛（$C_5 \sim C_8$，T_1 前支）
    - 锁骨上分支
      - 肩胛背神经 $C_3 \sim C_5$——支配菱形肌及肩胛提肌
      - 胸长神经 $C_5 \sim C_7$——支配前锯肌
      - 锁骨下神经 $C_5 \sim C_6$——支配锁骨下肌
      - 肩胛上神经 $C_5 \sim C_6$——支配冈上肌、冈下肌
      - 胸前神经 $C_5 \sim T_1$——支配胸大肌、胸小肌
      - 肩胛下神经 $C_5 \sim C_6$——支配肩胛下肌、大圆肌
      - 胸背神经 $C_6 \sim C_8$——支配背阔肌
    - 锁骨下分支
      - 外侧束
      - 内侧束
      - 后束

2. 颈交感神经

颈交感神经干：位于颈部脊柱的前外方，左右各一条。颈交感神经有三个神经节：称

颈上、中、下神经节。

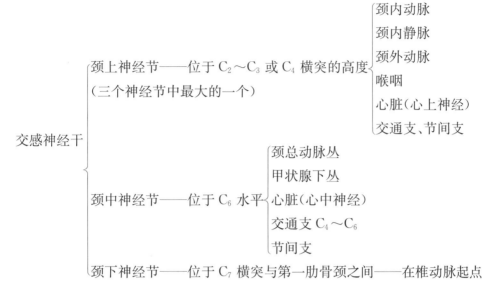

3. 血管——椎动脉

起源：左、右锁骨下动脉最内侧的上壁，向上分为 4 部分。

（1）颈部——C_7 横突前方。

前斜角肌 ⎫
颈长肌　⎭ 裂隙内上行，进入 C_6 横突孔

前方——颈内静脉、椎静脉

后方 ⎧ 颈下神经节
　　　⎩ 颈交感神经干→发出纤维与椎动脉伴行→形成椎动脉神经丛

（2）脊椎部——位于钩椎关节的前外方。

尸体观察：C_5 横突孔距椎体较近，所以 C_5 钩椎关节（Luschka 关节）增生时椎动脉更易受到压迫。

（3）头下部——C_1 横突孔穿出→向后绕过椎动脉沟→转向前方→穿过寰枕后膜→进入椎管→再贯穿脊膜→向上行过枕骨大孔。

因为曲度较大，所以头颅转动时→牵张而狭窄→影响通过的血液流量。

（4）颅内部：枕骨大孔上方→绕至延髓前方偏内侧，上行→在脑桥下缘→两侧椎动脉汇合形成基底动脉→内听动脉（迷路动脉）→供应内耳血运。

所以椎动脉供血不足时，可影响内耳的血运。

4. 临床诊断

在临床上遇到颈项部为主症的患者，我们应考虑到以下 10 种病变的可能。

$$
颈项部10种病变
\begin{cases}
(1) 颈椎病 \\
(2) 颈椎间盘突出 \\
(3) 颈椎半脱位 \\
(4) 前斜角肌综合征 \\
(5) 落枕 \\
(6) 斜颈 \\
(7) 颈椎后关节紊乱 \\
(8) 颈肋综合征 \\
(9) 超外展综合征(锁骨下动脉为喙突及胸小肌压迫) \\
(10) 肋锁综合征(锁骨下动脉及臂丛在第一肋骨、锁骨间受压)
\end{cases}
$$

以上10种病是颈项部症状的常见病,其他还有肿瘤(椎和髓)、骨折等。

二、颈椎病

定义:颈椎退行性改变,产生症状时称为颈椎病或颈椎综合征。

非正规讲法:(1) 颈项痛牵及上肢疼痛者。

(2) 颈项痛X摄片有颈椎增生者。

【病因病理】

头颅通过颈椎与缺少活动的胸椎相连。

颈项部要承担较大活动度和支持头部,保持平衡。

$$
\begin{array}{l}
头颅 \\
颈椎 \mid 活动度大 \quad 支持头部,保持平衡 \\
缺少活动的胸椎
\end{array}
$$

所以容易发生劳损(尤以 $C_5\sim C_6$、$C_6\sim C_7$ 为甚),占85%~90%。

也容易因外伤而病,占10%~15%。

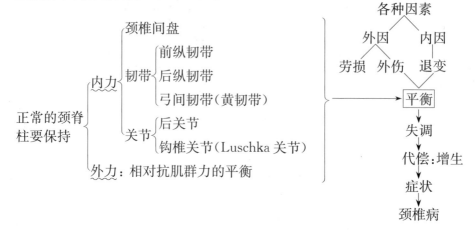

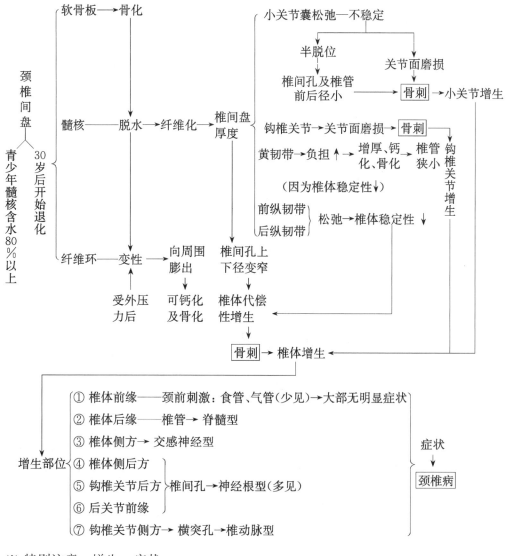

这些"外因"如通过及时治疗则不会发生本病，但如果有内因则极易发生本病。

内因：椎间盘退变是常见的内因（先天性畸形是特殊内因）。

※ 特别注意　增生→症状

$$有两种情况\begin{cases}增生直接压迫神经、血管\\增生\to 无菌性炎症\to 水肿\to 压迫神经、血管（这类占 90\% 以上）\end{cases}$$

【临床表现、检查及鉴别诊断】

1. 神经根型

$C_1 \sim C_4$ 颈丛，$C_5 \sim T_1$ 臂丛。

临床表现：

$$颈项疼痛\begin{cases}向枕部放射痛（C_4 以上）\\向肩及上肢放射痛（C_4 以下）\end{cases}伴有麻感——感觉障碍，肌力减弱，腱反射 改变——应考虑本病$$

痛增└─颈部活动，腹压 ↑

$C_3 \sim C_4$ 椎间隙以上：颈部痛，后枕部疼痛，枕大神经部有压痛，枕部感觉障碍（木感）。

$C_4 \sim C_5$ 椎间隙：颈根部痛，经肩顶前至上臂前外侧和前臂桡侧前部至腕部有放射痛及麻木。

$C_5 \sim C_6$ 椎间隙：项背部痛，上臂外侧、前臂桡侧到拇指、示指有放射痛及麻木。

前臂桡侧及拇指有感觉障碍。

肱二头肌肌力减弱；肌腱反射改变。

肩胛内缘有压痛；$C_5 \sim C_6$ 棘突有压痛。

$C_6 \sim C_7$ 椎间隙：项背部痛，沿上臂及前臂后侧中央到示、中指有放射痛及麻木。

肱三头肌肌力减弱；腱反射迟钝。

偶有伸腕及伸指肌力减弱。

肩胛内缘中部压痛。

$C_7 \sim T_1$ 椎间隙：痛麻沿上臂内侧和前臂尺侧至环指及小指。

（C_8 神经）　　　　无腱反射障碍。

肩胛内下端有压痛。

以上为单个脊神经根受压的临床现象。在实际工作中，往往遇到多节颈椎病变，其症状就较为复杂。而且即使一个间隙的病变，也可引起其他有关症状，如 $C_5 \sim C_6$ 或 $C_6 \sim C_7$ 病变，可引起前斜角肌痉挛。

检查：① 颈部肌肉紧张，生理前凸减少。

② 压痛——在病变节段棘突边。

③ 臂丛神经牵拉试验（图 4-7）——患肢放射疼痛和麻木感，即为阳性。

④ 椎间孔挤压试验（图 4-4）——患肢出现放射性疼痛为阳性。

$$⑤ 感觉改变\begin{cases}神经根受刺激较轻或时间较短\to 感觉过敏。\\神经根受刺激较重或时间较久\to 感觉减退。\end{cases}$$

要点：① X 摄片所见必须与临床表现一致。

　　　② 应以临床表现为主要根据来确定病变的位置。

鉴别诊断：

特别要与以下两病鉴别。

（1）肩臂风湿症

　　　　　　　① 有多发部位疼痛史；

鉴别要点 ② 没有放射性疼痛；

　　　　　　　③ 没有反射改变；

　　　　　　　④ 麻木区不按神经根节段分布。

（2）前斜角肌综合征

鉴别要点 ① 肩部下垂则症状加重，上举症减；

　　　　　　　② 有血管症状。如手部发凉、发白或发紫，桡动脉搏动减弱或消失。

其他还要与"颈肋综合征"（C_7 横突较长或有颈肋）及"锁骨上肿物"（锁骨上可触及肿物）相鉴别。

2. 椎动脉型

　　　　　　　① C_5 横突孔最靠近钩椎关节，所以 $C_4 \sim C_5$、$C_5 \sim C_6$ 钩椎关节增生，

（1）结构特点 易得本病；

　　　　　　　② 两侧椎动脉的粗细不一致，经常左侧较右侧粗（左＞右）。

（2）椎动脉型的颈肩痛或颈枕痛与神经根型大体相同。

① 脑部缺血症状：头部转动到某一方位时——眩晕、恶心、呕吐、耳鸣、耳聋、视物不清等（头部脱离该方位时——症状明显好转或消失）；

② 反射性脑血管痉挛引起头痛、头晕（椎动脉神经丛）；

③ 脊髓束症状：肢体突然麻木，感觉异常，持物落地，或因本体感觉障碍而猝倒——猝倒时并不一定伴随有意识障碍。

（3）少数病例——一侧瞳孔散大或"假性心绞痛"。

（4）本体感觉障碍——自体在空间的位置。

检查：① 在头部活动到某一方位时可即出现症状，脱离该方位，症即缓解；

　　　② X 片　正位——钩椎关节侧方有骨刺；

　　　　　　　斜位——椎间孔变小。

特殊检查：椎动脉造影。

鉴别诊断：

（1）梅尼埃病（美尼尔综合征）发作不是由于颈部活动，而与大脑机能失调有关（过度疲劳睡眠不足，情绪波动等）。

（2）内听动脉栓塞。突然发生耳鸣、耳聋及眩晕，症状严重，而且持续不减。

3. 交感神经型

因 {
颈椎关节、韧带、神经根等无菌性炎症水肿——刺激颈部交感神经
各种原因刺激椎动脉→同时刺激颈交感神经干发出的纤维组成的椎动脉神经丛
} →症状。

（1）眼部症状：眼睑无力，视物模糊，眼窝部胀痛，流泪，视野内冒金星等。

（2）头部症状：头痛或偏头痛，头沉或头晕，枕部痛或颈后痛（转动头部与症状无明显关系）。

（3）心脏症状：心跳加速（交感神经兴奋，副交感神经抑制）；

或心动徐缓（交感神经抑制，副交感神经兴奋）；

心前区疼痛（副交感神经兴奋→冠状动脉收缩）。

（4）周围血管症状：

① 交感神经兴奋→血管收缩；

② 副交感神经兴奋→血管扩张→

{
由于血管痉挛： {
肢体发凉，局部皮温降低；
皮肤冷→刺痒感→继而出现红肿
或疼痛加重；
}
由于血管扩张：指端发红、发热、疼痛或痛觉过敏；
肢体、头、颈、面部发木感。
}

（5）发汗障碍：

{
① 交感神经阻滞
② 副交感神经兴奋
} 发汗少
③ 交感神经兴奋→发汗多
} 多汗或少汗（限于局部肢体或半侧身体）

（6）其他症状：耳鸣、耳聋、舌麻等。

检查：无特殊检查。

鉴别诊断：

冠状动脉供血不全 {
① 心音减弱，在心尖部能听到舒张期奔马律；
② 在饱食、劳累、激动后，突然出现心前区疼痛；
③ 发作时心电图大多数不正常，S-T 段下移，T 波低平。
}

4. 脊髓型

上运动神经元——皮层中央前回的锥体细胞，及其发出的锥体束。

下运动神经元——脊髓前角运动细胞、脑干的运动神经核及其发出的纤维。

中年以上，有肢体或躯干麻木无力，及上运动神经元损害体征，时好时坏，呈波浪式进行性加重者，即应怀疑本病。

若先有神经根型颈椎病，后出现上述体征，更应想到本病。

因脊髓受压的程度及位置不同分 $\begin{cases} 单侧 \\ 双侧 \end{cases}$

单侧:布朗-塞卡综合征(Brown-Sequard Syndrome,脊髓半侧损害综合征)——病变脊髓水平以下同侧肢体肌张力增加,肌力减弱,腱反射亢进,浅反射减弱,出现病理反射(霍夫曼征,巴宾斯基征)。

重者出现:髌阵挛或踝阵挛,对侧肢体痛、温度感觉障碍。

双侧: $\begin{cases} 早期——感觉或运动障碍 \\ 晚期——不同程度痉挛性瘫痪(活动不灵,步态笨拙,走路不稳,直至卧床不起,\\ \qquad\qquad 甚至呼吸障碍) \end{cases}$

① 四肢肌张力增高,肌力减弱,腱反射亢进,浅反射减弱。

② 病理反射阳性,髌阵挛、踝阵挛阳性。

③ 感觉障碍(障碍平面与病变水平往往不相符合)。

④ 病人往往有束带感。

⑤ 严重者可有括约肌功能障碍。

⑥ 颈前区刺激反应:食管不通畅,咳嗽,声嘶等——极少见。

注意:与神经根型不同之处:颈部疼痛、活动受限等征象可以很轻微,甚至根本没有颈部不适的感觉。

特殊检查:脊髓造影——蛛网膜下腔造影(编者按:现在已通用 CT 或磁共振检查)。

鉴别诊断:

本型的症状主要是颈髓受压后出现,但脊髓压迫症可有很多原因引起,要小心鉴别。

(1)颈椎(结核,骨折,肿瘤转移)。

(2)枕骨大孔区肿瘤。

(3)脊髓粘连性蛛网膜炎。

(4)脊髓硬膜外脓肿、黄韧带肥厚——硬脊膜外病变。

(5)神经纤维瘤——硬膜内病变。

(6)脊髓:脊髓肿瘤,脊髓空洞症。

※ 在临床上经常可见混合型。

【治疗】

(一)治则和原理

由于颈椎间盘退变 $\Big\}$ 造成脊柱稳定性↓→代偿:增生 $\begin{cases} 直接 \\ 水肿 \end{cases}$ 压迫神经、血管→症状。
或其他急慢性损伤

因此推拿对本症的治疗原理是:

(1)纠正颈脊柱的力学平衡,以解除对神经、血管的刺激或压迫,为消除产生增生的因素创造有利条件。

（2）促进局部气血循行以消除由于增生而引起的局部损伤性炎症。

（二）推拿方法

1. 解除肌肉痉挛

由于颈部神经或血管受压→颈、肩部肌肉产生不同程度的痉挛→产生恶性循环→其他手法很难应用，所以应首先解除痉挛。

用轻柔的推、按、揉、搓、拿等手法→颈椎两侧及肩部治疗→

→使肌肉放松 { 纠正颈脊柱外力平衡； 为下一步手法治疗创造条件。

2. 拉宽椎间隙

适用于神经根型。

用手法或器械作颈椎牵引，使颈椎间隙增宽 { 可扩大椎间孔； 为纠正颈脊柱内力平衡创造条件。

注意：

（1）脊髓型、椎动脉型慎用（一般不宜做）器械牵引。

（2）器械牵引 { 2～3 千克：4～6 小时 5～8 千克：20～30 分钟 } 实验证明可拉长 0.5 cm 左右。

3. 后关节复位

纠正力学平衡失调——内力。

方法：

（1）患者坐位，头部前屈至适当的角度。

医生 { 一手按住患椎棘突 一手用肘部托住患者颏部 } → { 作向前上方牵引 同时向患侧旋转 } 使偏歪的棘突复位。

（2）患者仰卧，肩后用枕垫高。

医生坐于床头 { 右手紧托患者枕部 左手拉住颏部 } 将头自枕上拉起——继续牵引（1～2 分钟）→（使颈与床面呈 45°角）

然后：轻轻将头向左右旋转和前后摆动→复位。

4. 促进因增生而引起的局部损伤性炎症的吸收

方法：沿颈椎两侧用按、揉、搓、拿、擦等手法治疗，可配合颈部热敷。

【注意】

（1）高血压或血管硬化的患者在后关节复位时要特别谨慎。

（2）颈椎病的推拿治疗手法宜轻柔，切忌暴力。

推拿治疗本症除骨性直接压迫外，其他均有一定效果（占 90%以上）。其中尤以对神经根型、椎动脉型、交感神经型疗效更为显著。目前对颈椎病的治疗,推拿是首选的治疗方法。

三、前斜角肌综合征

定义:臂丛及锁骨下动脉受前斜角肌压迫而出现神经血管压迫症状者,称前斜角肌综合征。

【结构特点】

前斜角肌起于 C_3~C_6 横突前结节——止于第一肋,受 C_2~C_3 神经前支支配。

前斜角肌——可防止神经、血管束向前滑脱。

臂丛由 C_5~T_1 组成。

(1)神经根自椎间孔发出后→沿颈椎横突前侧的浅沟呈斜位向下行走。所以在每个颈椎横突的前侧(即前斜角肌起始点的后侧)均有神经根经过。如第4颈神经根自椎间孔发出后,位于起始于第3颈椎横突的前斜角肌后侧,第4颈椎横突的前侧。可明显看到神经根在前斜角肌与横突之间易遭受压迫。

(2)在锁骨上窝部——为臂丛神经干经过的部位;

锁骨中1/3的后侧——为臂丛神经束经过的部位;

锁骨下动脉跨过第一肋骨上缘——位于臂丛与前斜角肌之间。

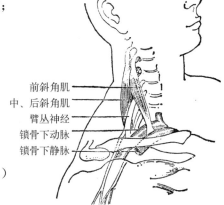

前斜角肌
中、后斜角肌
臂丛神经
锁骨下动脉
锁骨下静脉

$$
\text{该部位的神经、血管} \atop (\text{在 } C_7 \text{ 水平})
\begin{cases}
\text{前——前斜角肌} \\
\text{内、后——} C_7 \text{ 横突} \\
\text{后——中斜角肌} \\
\text{下——第一肋骨上缘(图 5-1)}
\end{cases}
$$

【病因病理】

按神经受压的部位,分为上型、下型两类。

图 5-1　胸廓出口处的解剖

(一)上型

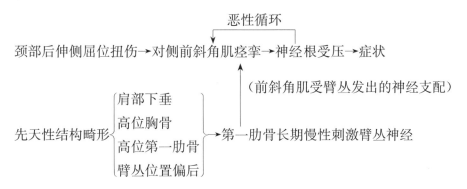

恶性循环

颈部后伸侧屈位扭伤→对侧前斜角肌痉挛→神经根受压→症状

(前斜角肌受臂丛发出的神经支配)

第一肋骨长期慢性刺激臂丛神经

先天性结构畸形 { 肩部下垂　高位胸骨　高位第一肋骨　臂丛位置偏后 }

（二）下型

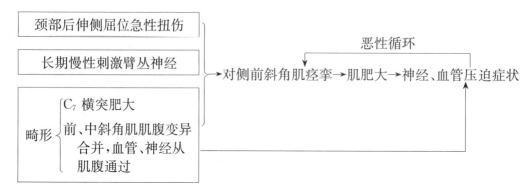

【临床表现】

局部疼痛，患者多有搬抬重物或牵拉性外伤史。好发于 30 岁以上，女多于男。

1. 神经症状

（1）患肢有放射性疼痛和麻木触电感，以前臂尺侧、小指及环指为最明显。

$$\begin{cases} 高举患肢（减少上肢下垂的重力）\rightarrow 症状明显减轻 \\ 用力向下牵拉患肢\rightarrow 症状加重 \end{cases}$$

（2）有时有交感神经刺激症状 $\begin{cases} 面部出汗 \\ 瞳孔扩大 \\ 患肢发凉 \end{cases}$ 交感兴奋

有时：交感神经的星状神经节由于受锁骨下动脉附近的粘连牵拉

↓交感瘫痪

霍纳征——面部潮红，无汗，眼球凹陷，上睑下垂，眼裂变窄，瞳孔缩小，

肢体温度升高——要特别小心！

2. 血管症状

早期——血管神经症状——前斜角肌压迫锁骨下动脉和神经→血管痉挛→动脉血流不足→患肢冰冷。

晚期——血管阻塞症状——患肢冰冷、苍白→手指发生溃疡坏死。

3. 肌肉症状

长期神经受压（病程长者）——患肢肌萎缩，以手部最为明显，故手握力降低，以致丧失持物功能。

【检查】

（1）在颈前部可摸到紧张肥大而硬韧的前斜角肌肌腹，局部有明显压痛，并向患肢放射。

（2）深呼吸试验（Adson 试验，图 4-5）：阳性。

（3）臂丛神经牵拉试验（图 4-7）：阳性。

（4）高举患肢——症状减轻；提拉重物——症状加重。

【鉴别诊断】

（1）颈椎病（神经根型）：略。

（2）颈肋综合征：与前斜角肌综合征下型症状相同。

① X 片显示"颈肋"，且为双侧性。

② 好发于女性。

（3）肋锁综合征。

锁骨与第一肋骨间隙变窄→锁骨下动脉、臂丛在第一肋骨、锁骨间受压。

症状与前斜角肌综合征下型相同，但挺胸试验阳性。

（4）超外展综合征（喙突胸小肌综合征）（图 4 - 6）。

$$上肢外展 90°以上\left\{\begin{array}{l}喙突上升\\胸小肌拉紧\end{array}\right.\rightarrow\begin{array}{l}锁骨下动脉及神经在喙突与胸小肌之间受压→症\\状（同前斜角肌综合征）\end{array}$$

① 上肢超外展时才出现症状。

② 超外展试验阳性。

（5）锁骨上窝部肿瘤（原发性支气管癌、转移癌均可）。

　　锁骨上窝部肿块；全身症状——霍纳征（交感瘫痪症）。

【治疗】

（一）治疗原则

（1）由于前斜角肌痉挛肥大→压迫臂丛神经和锁骨下动脉→症状

　　　　　　　　↑

　　　　此乃是关键性因素

（2）推拿治疗本症的关键在于解除前斜角肌痉挛，打破肌痉挛与症状的恶性循环。

（二）治疗方法

（1）先用㨰、按、揉、拿患侧项部，手法不宜重——放松项部肌肉。

（2）推患侧"桥弓"（图 3 - 65），再沿胸锁乳突肌后缘用按、拿、揉等手法，在"天鼎"穴向后按压弹拨，手法要求轻柔而有节律，同时配合头部向健侧侧弯被动活动。

天鼎穴位于第 6 颈椎横突前，相当前斜角肌与臂丛交叉部位。

（3）用拇指在锁骨中 1/3 后缘（"缺盆"穴）向后下方（对准第一胸椎前方）按揉弹拨。

患者感觉：拇、示、中三指有麻木感；当手指放松后，患者上肢发热。

（4）再用㨰、按、揉在患侧项部治疗（重点在前斜角肌投影区），最后可用擦法，沿肌纤维方向治疗，以透热为度。还可配合热敷。

【注意】

(1) 本症治疗以每日一次为佳,直至症状解除为止。

(2) 在治疗期间用三角巾悬吊患侧上肢。

(3) 注意颈项部保暖。

(4) 本症经推拿治疗大部分均能解除症状(有效率可达 85%～92%),少数无效者可做手术治疗。

[附] 颈肋综合征、超外展综合征(喙突胸小肌综合征)、肋锁综合征

1. 颈肋综合征

先天性畸形
① C$_7$ 横突肥大,以纤维束与第一肋骨相连
② 不完整的肋骨 { 与第 7 颈椎相连 / 并以纤维束与第一肋骨相连 }
③ 完整肋骨——以关节面与第一肋骨相连
④ 完整肋骨——以软骨与第一肋骨或胸骨相连

※

(1) 少数与 C$_6$ 横突相连。

(2) 好发于女性。

症状:与前斜角肌综合征完全一致。

鉴别:X 片显示颈肋。

2. 超外展综合征(喙突胸小肌综合征)

上肢外展 90°以上 { 喙突上升 / 胸小肌拉紧 } →血管神经束在喙突胸小肌之间受压→症状(同前斜角肌综合征)

鉴别:上肢超外展时才出现症状。

3. 肋锁综合征

锁骨与第一肋骨间隙变窄→神经、血管受压迫→症状同前斜角肌综合征。

鉴别:颈椎间盘突出,颈椎后关节紊乱——在其他章节中讲述。

4. 治疗方法

(1) 颈肋综合征:通过推拿手法治疗,使前斜角肌的痉挛缓解,症状即可减轻或消失。

(2) 超外展综合征:治疗以舒筋通络为原则。用按、揉、拿、弹拨、擦等手法,在胸小肌部治疗,使痉挛的胸小肌松弛,症状即可缓解或消除。

(3) 肋锁综合征:本病可通过手法解除前斜角肌的痉挛,缓解症状。

四、颈椎半脱位($C_1 \sim C_2$)

颈椎半脱位好发于 $C_1 \sim C_2$,其他部位相对较少见。本节主要介绍 $C_1 \sim C_2$ 半脱位,其他部位在"脊椎骨错位"介绍。

【病因病理】

（1）头部外伤 { 直接暴力 / 扭伤 } 翼状韧带（横韧带）损伤→齿状突侧方半脱位。

（2）{ 上呼吸道感染 / 颈部感染 / 扁桃体炎 / 中耳炎 / 鼻咽炎 } → { 炎症影响后关节滑膜→滑膜炎症反应→滑液分泌↑→关节囊压力↑ / 患侧保护性肌紧张→两侧牵拉力平衡失调→半脱位（自发性半脱位）。 }

（3）$C_1 \sim C_2$ 椎发育不全→稳定性↓→半脱位。

（尤以 C_2 齿状突发育不全为多见）

【临床表现】

外伤史——颈项部疼痛强硬,颈部活动困难,动则痛,呈强迫体位,好发于青壮年。

自发性半脱位——局部炎症及全身体征;好发于儿童;可发生在上颈段,但以 $C_1 \sim C_2$ 最多见。

【检查】

X 片——齿状突与两侧块间隙不对称。

检查时必须结合伤力、压痛点、功能障碍及神经症状等进行判断分析。

【鉴别诊断】

落枕 { ① 只有软组织疼痛症状; / ② 项部虽活动困难,但在若干位置仍能活动; / ③ X 摄片无异常。 }

【治疗】

（一）治疗原则

舒筋活血(松),整复关节(顺)。

（二）治疗方法

（1）在颈椎棘突两侧用按、揉或轻柔的擦法治疗,重点在压痛点部位,以舒筋活血,放松紧张的肌肉。

（2）牵引复位：$\left.\begin{array}{l}\text{患者低坐位}\\\text{医生用双手}\end{array}\right\}$→头颈前屈 $10°\sim15°$→轻轻提起（作手法牵引）→

→将头颈做左右 $30°\sim40°$旋转活动各一次。

（3）理筋：局部按、揉、擦。

（4）由于炎症引起的自发性半脱位，则首要治疗炎症（内服清热解毒和外敷三色敷药或金黄膏），在急性炎症消退后，可结合轻柔的手法治疗，可起到缩短病程，提高疗效的作用。

【注意】

（1）对本病必须高度重视，不可滥用手法，如处理不当，后果严重。

（2）复位时不可强求有复位的弹响声。

（3）对脊髓和脊椎的肿瘤，要有高度的警惕性。

五、斜颈（痉挛性斜颈）

有关本症的病理研究极少。20 世纪 60 年代前很多学者认为本病的病因与精神变态有关。目前西医认为多数病例为锥体外系的器质性疾病。

（1）西医 $\left\{\begin{array}{l}①\text{ 用抗震颤麻痹药及镇静剂治疗}——\text{效果不理想。}\\②\text{ 手术治疗方面}——\text{几乎都采用造成大批颈项部肌肉麻痹来治疗的破坏}\\\text{性手术}——\text{ 疗效不甚确实。近年}——\text{切除一块肌肉（头夹肌），切断一}\\\text{根周围神经（副神经）。}\end{array}\right.$

（2）自 1971 年到目前，采用中医推拿为主，结合针灸、火罐、水针等取得较满意的疗效。

【病因病理】

痉挛性斜颈中医称为"虎项风"。按其临床特征把它归属于"风"和"痰"。

（1）《素问·至真要大论》"病机十九条"中提到："诸风掉眩，皆属于肝"。

"皆属于肝"——意为从脏腑的归属来说属于"肝"，因为肝主筋。

精神因素——情绪被动，情志郁结→肝气郁结

→肝阴血不足 $\left\{\begin{array}{l}\text{肝阳上扰}——\text{表现为掉、眩之类的风症}\\\text{营卫气血不能荣于肢体}\left\{\begin{array}{l}\text{血不养筋}\\\text{筋失滋养}\end{array}\right\}\text{强硬}\end{array}\right.$

（2）"病机十九条"中又说："诸痉项强，皆属于湿。"指出了项强痉挛的另一个原因是"湿"。

湿痰同源——痰湿阻于太阳经经络→ 气血流通受阻→ 可致项强而痉。

【临床表现】

颈项部肌肉痉挛为主要症状——有 $1\sim2$ 组肌肉发生痉挛；头部出现不自主地旋转、倾斜、后仰。

主要痉挛肌肉——使下颏旋向同侧的头夹肌是起主导作用的。

【检查】

患侧头夹肌增粗僵硬。

【治疗】

(一) 治疗原则

化痰湿,通络脉,平肝风,养气血。

(二) 治疗方法

(1) 按点(或揉):完骨穴——乳突后缘——头夹肌止点

风池穴——枕外隆突直下凹陷处与乳突之间——深层为头夹肌

天柱穴——斜方肌起部——深层为半棘肌

天窗穴——喉结旁开 3.5 寸——胸锁乳突肌后缘

(2) 擦:两侧——胸锁乳突肌;头夹肌;颈椎旁。

(3) 刀扎火罐(先以小眉刀扎刺病变部位出血,再拨火罐)——患侧头夹肌肌腹。

(4) 肌肉附着点压痛明显者——1%利多卡因 2~4 ml 局部封闭,痛点消失即停止封闭。

(5) 中药:牛蒡子汤加减。

牛蒡子 9 g,白蒺藜 12 g,僵蚕 6 g,白芷 5 g,秦艽 3 g,制半夏 6 g,桑枝 12 g,络石藤 12 g。

加减:抽搐严重＋石决明 15 g,羚羊角粉(吞)1 g。

软组织僵硬＋制南星 5 g,白芥子 10 g。

根据我们临床观察,30 次左右可痊愈。

【注意】

(1) 治疗方法上用强刺激,效果不佳;用轻柔的方法,效果较好。

(2) 治疗次数不宜太频繁(每周治疗 1~2 次)。

(3) 在治疗过程中要注意精神因素,使患者保持愉快的心情。

六、落枕(项强)

落枕——颈项疼痛、转动不利的一种疾患。

轻者——数日自愈;重者——拖延数周不愈。

【病因病理】

(1) 在肌肉松弛时,不协调的活动——肌肉扭伤——痉挛

(2) 在不恰当的姿势下 $\begin{cases}长时间工作\\突然用力\end{cases}$ 肌肉过度伸展——痉挛 ⎫→落枕

(3) 颈项着凉受寒——气血失调,经络受阻——拘急

落枕的特点:主要是胸锁乳突肌、斜方肌及肩胛提肌痉挛(浅层)。

【临床表现】

（1）颈项部一侧肌肉紧张、痉挛、强硬，头部转动不利，动则疼痛加剧（尤以向患侧旋转更为困难），严重者痠痛牵及肩背部。

（2）头向患侧偏斜。

【检查】

（1）胸锁乳突肌、斜方肌上缘常有明显压痛，且有粗硬感。

（2）颈项功能活动障碍。

（3）叩顶试验（图4-3）——无颈椎疼痛感。

【鉴别诊断】

（1）要与反射性颈肌痉挛的疾病加以区别：如颈部淋巴腺炎、扁桃腺炎、腮腺炎等——局部及全身炎症反应。

（2）与颈椎病鉴别：因颈椎增生而引起对神经、血管的压迫症状。

（3）与斜颈鉴别：

① 头部倾斜抽搐；

② 深部头夹肌痉挛，睡眠时症减；

③ X摄片阴性。

（4）与颈椎后关节病鉴别：

① 颈椎棘突偏歪；

② 棘突一侧压痛；

③ 肌肉无明显压痛；

④ X摄片阴性。

【治疗】

（一）治疗原则

本症是由于急慢性扭伤或因受寒引起颈项部肌肉痉挛而疼痛。治疗当以舒筋活血为原则，使颈项部气血通畅，肌肉放松，则症亦随之而解除。

（二）治疗方法

（1）用轻柔的擦、一指禅推患侧颈项及肩部，配合轻缓的头部前屈、后伸及左右旋转活动——加强局部气血循环，提高局部痛阈，促使肌肉放松。

（2）摇头颈：

在患者主动放松颈项部的情况下

↓

颈项做轻缓的旋转（颈部微向前屈）

↓

迅速向患侧加大旋转幅度

（3）按拿：风池、风府、风门、肩井、天宗等穴及颈椎棘突两侧肌肉。可在患侧加用擦法和热敷，以活血止痛。

【注意】

（1）摇颈时不可强求有"格"声。

（2）疼痛甚者（颈项不敢转动者）可先按揉患者痛侧天宗穴 2～3 分钟，并嘱患者轻缓转动头颈，当痛稍减后再用以上手法治疗。

（3）颈项部不宜受风湿。

第二节　腰　腿　痛

腰腿痛是临床常见的一个症候群，可由多种原因引起。在两千多年前我们祖先就对本症有较深刻的认识。《素问·脉要精微论》认为："腰者肾之府"。《诸病源候论》指出风湿、肾虚、外伤等是引起腰痛的主要因素。《古今图书集成医部全录·腰痛》说："腰脊者，身之大关节也，故机关不利而腰不可以转也。"一般腰痛皆与肾有关。

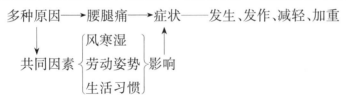

多种原因──→腰腿痛──→症状──发生、发作、减轻、加重

共同因素 {风寒湿 / 劳动姿势 / 生活习惯} 影响

病理：各种原因──腰腿痛 {病理改变各有其特殊性 / 共性：各种腰腿痛→都可引起腰肌痉挛→造成局部缺血→促使腰肌纤维变性→继发其他组织改变→腰痛为久治不愈的慢性病}

一、解剖生理

（一）脊柱及其连结

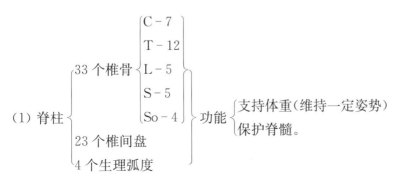

（1）脊柱 {33 个椎骨 {C-7 / T-12 / L-5 / S-5 / So-4} 功能 {支持体重（维持一定姿势）/ 保护脊髓。} / 23 个椎间盘 / 4 个生理弧度}

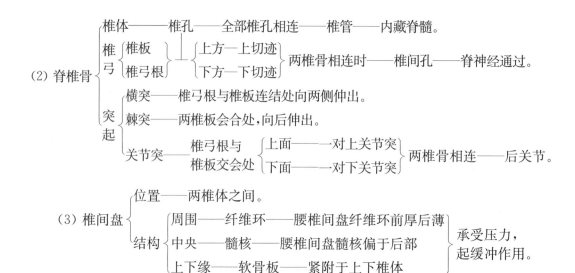

（2）脊椎骨
椎体——椎孔——全部椎孔相连——椎管——内藏脊髓。

椎弓 { 椎板 / 椎弓根 } { 上方—上切迹 / 下方—下切迹 } 两椎骨相连时——椎间孔——脊神经通过。

突起 {
横突——椎弓根与椎板连结处向两侧伸出。
棘突——两椎板会合处，向后伸出。
关节突——椎弓根与椎板交会处 { 上面——一对上关节突 / 下面——一对下关节突 } 两椎骨相连——后关节。
}

（3）椎间盘 {
位置——两椎体之间。
结构 {
周围——纤维环——腰椎间盘纤维环前厚后薄
中央——髓核——腰椎间盘髓核偏于后部
上下缘——软骨板——紧附于上下椎体
} 承受压力，起缓冲作用。
}

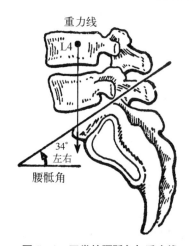

重力线
L4
34°左右
腰骶角

图 5-2　正常的腰骶角与重力线

（4）韧带 {
前纵韧带——宽大坚强。
后纵韧带——较窄。
黄韧带——椎弓之间。
棘间韧带——棘突之间。
棘上韧带——棘突顶端。
}

（5）腰骶椎连结（L$_5$～S$_1$） {
{ 腰骶椎间盘 / 腰骶关节 } 腰骶角，平均为 34°（30°～42.5°）
重力线落于骶骨者为脊柱稳定（图 5-2）。
}

（6）骶骨与髋骨连结

骶髂关节 { 结构坚强 / 运动范围小 } 关节腔有随年龄增加而逐渐闭锁的趋势。

（7）髂腰韧带——在髂骨和 L$_5$ 之间——加强脊柱与骨盆的连结。

（二）肌肉和筋膜

1. 腰部

（1）背阔肌——受胸背神经支配。

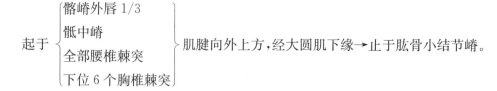

起于 {
髂嵴外唇 1/3
骶中嵴
全部腰椎棘突
下位 6 个胸椎棘突
} 肌腱向外上方，经大圆肌下缘→止于肱骨小结节嵴。

（2）骶棘肌——受脊神经后支支配。

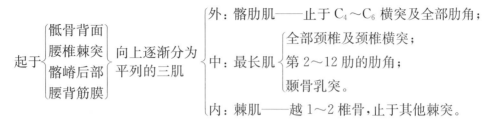

（3）腰背筋膜——是包绕骶棘肌下部的腱性膜。

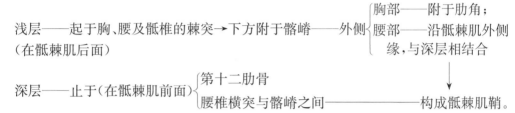

2. 臀部

（1）臀大肌——臀部最大的肌肉。

起于 {髂翼之臀后线以后的骨面 / 骶骨和尾骨的后面} →止于股骨的臀肌粗隆。

（2）臀中肌——在臀大肌深面。

起于髂翼之臀前线与臀后线之间的骨面→止于股骨大转子。

（3）梨状肌——在臀中肌的下方。

起于骶骨前面→经坐骨大孔离盆腔→止于股骨大转子的顶端。

（4）臀小肌——在臀中肌的深面。

起于髂翼臀前线与臀下线之间的骨面→止于大股骨大转子。

（5）臀筋膜。

起于髂嵴及骶骨→前上部覆盖臀中肌→向下在臀大肌处分为两层 {深 / 浅} 臀大肌鞘（筋膜较薄弱）

↑↓　　　（这部分较发达）

与腰背筋膜相续　　　　　　　　　　　　　外下方与阔筋膜相连。

（三）神经

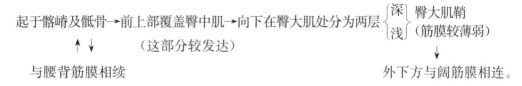

脊神经共 31 对 {C-8 对 / T-12 对 / L-5 对 / S-5 对 / So-1 对} 腰腿痛与此有密切关系

腰脊神经→出椎间孔 $\begin{cases} 后支——较细,分布于腰、骶部的肌肉皮肤; \\ 前支——粗大,向外前方,组成腰丛、骶丛。 \end{cases}$

(1) L_1、L_2、L_3 后支、外侧支——在越过髂嵴后——称"臀上皮神经"——分布在臀上部皮肤到股骨大转子平面。

(2) S_1、S_2、S_3 后支、皮支——名"臀中皮神经"——分布在臀中部皮肤。

(3) 腰丛——由 $L_1\sim L_4$ 腰神经前支组成。其分支:

① 髂腹下神经——$T_{12}\sim L_1$→分布在耻骨上皮肤及大腿上外侧面皮肤;

② 髂腹股沟神经——L_1→分布区较髂腹下神经低;

③ 闭孔神经——$L_2\sim L_3$→分布在大腿内侧;

④ 股神经——$L_3\sim L_4$→分布在大腿前内侧。

(4) 骶丛——由 $L_4\sim L_5$、$S_1\sim S_5$ 组成。

① $S_1\sim S_2$ 肌支——支配梨状肌;

② $L_4\sim S_1$——臀上神经——支配臀中、小肌;

③ $L_5\sim S_1$——臀下神经——支配臀大肌;

④ $L_4\sim S_3$——坐骨神经→经梨状肌下缘出坐骨大孔→在股骨大转子与坐骨结节之间下行→腘 $\begin{cases} 胫神经 \\ 腓总神经 \end{cases}$ 支配小腿和足的肌肉及皮肤。

(四) 分类

腰腿痛的分类方法较多,从不同的角度有不同的分类法。

目前常用的分类如下。

1. 非脊柱组织病变的腰腿痛

(1) 盆腔内生殖器病变:如——子宫后倾、盆腔炎——主要症状:白带增多,小腹胀痛,还兼有腰腿痛。妇女怀孕 4~5 月或产前可出现腰腿痛——产后腰腿痛大多自行消失。

(2) 泌尿系统病变:如,尿路感染、结石、肾炎、肾结核等——主要特点:排尿功能障碍,如尿频、尿急、尿痛、尿中有红白细胞、全身发热等症状,兼有腰腿痛。

(3) 循环系统病变:如,腹主动脉瘤——除有腰腿痛外,还可见下肢循环障碍。

(4) 神经系统病变:如 $\begin{cases} ① 脊髓肿瘤:马尾肿瘤——马鞍区感觉↓; \\ ② 脊髓炎、坐骨神经炎——发热,肌肉萎缩快; \\ ③ 进行性肌营养不良——乏力。 \end{cases}$

(5) 内脏疾患:如,胃溃疡、胃下垂、胆囊炎等都可引起牵涉性腰背痛。

2. 脊柱组织病变引起的腰腿痛

（1）外伤性 $\begin{cases} 骨与关节——骨折、脱位; \\ 韧带、筋膜、肌肉——急性损伤或慢性劳损; \\ 椎间盘——椎间盘突出症。 \end{cases}$

（2）先天畸形：如——隐形脊柱裂，腰椎骶化，骶椎腰化，脊椎滑脱，先天性脊柱侧弯等，容易损伤出现疼痛。

（3）退行性病变：如——脊椎或骶髂增生性关节炎。

（4）姿势性：包括非脊柱性侧弯及脊柱性侧弯两类。

（5）感染或与感染有关的病变

$\begin{cases} 特异性感染——结核——脊椎结核多见于下胸椎，有成角畸形; \\ 非特异性感染——化脓性脊柱炎——起病急骤，发高热，白细胞升高等; \\ 病灶型——类风湿性脊柱炎——起病缓慢，从腰骶或骶髂部开始，整个脊柱形成均匀性弯曲强直畸形。 \end{cases}$

（6）新陈代谢性 $\begin{cases} 软骨病——缺乏维生素 D; \\ 糖尿病——内分泌紊乱。 \end{cases}$

（7）内分泌性

$\begin{cases} 甲状旁腺功能亢进——多见于青壮年 \\ 或睾丸素缺乏——多见于老年人（肝肾不足） \end{cases}$ 可使骨骼脱钙——重者腰椎成楔形变。

（8）肿瘤 $\begin{cases} 原发性脊柱肿瘤——大部分属良性，如脊柱血管瘤等; \\ 继发性脊柱肿瘤——绝大部分是癌症的转移——多见于老年人。 \end{cases}$

（9）精神性或原因不明性。

① 本节主要讨论——外伤性或与外伤有关的腰腿痛;

② 要注意鉴别——腰椎骨本身的病变——如： $\begin{cases} 腰椎结核 \\ 化脓性脊柱炎 \\ 肿瘤 \end{cases}$ 不宜推拿治疗。

二、腰椎间盘突出症

【概述】

（1）名称：腰椎间盘纤维环破裂症或腰椎间盘髓核突出症。

（2）本病易发生于 20～40 岁之间 $\begin{cases} 少年儿童极少发生本病; \\ 老年人不发生典型的髓核突出症状。 \end{cases}$

（3）临床上以 $L_4 \sim L_5$、$L_5 \sim S_1$ 的椎间盘最易发生。

【病因病理】

（1）形态及力学特点。

① 因为腰脊柱是前凸的，所以髓核偏在后部（因为腰脊柱部人体重心偏于椎体后部）；

② 纤维环前厚后薄；

③ 前纵韧带宽大，后纵韧带较窄——后纵韧带在脊柱全身中都无间断——加强了纤维环的后面，但自 L_1 以下，后纵韧带变窄——到 $L_5 \sim S_1$ 宽度只有原宽度的一半；

④ 腰的活动度大（以腰骶为最大）。生活及劳动时均前弯腰→髓核向后压力增加，根据力学第三定律可知：髓核反抗性弹力与负重压力大小成正比→如果盘内压力大于纤维

环张力 $\begin{cases} 盘内压力过大 \\ 纤维环张力\downarrow \\ 发育缺陷 \end{cases} \rightarrow$ 变性 $\begin{cases} \\ \\ \end{cases} \rightarrow$ 纤维环破裂→髓核突出→侧后部（最多见，因为该部

薄弱）。

（2）生理病理学特点。

椎间盘缺少血管供应，其营养供应来自渗透→软骨板的通透性 $\begin{cases} 压力大\rightarrow水分出去 \\ 压力小\rightarrow水分进入 \end{cases}$ 20

岁后纤维环开始变性→

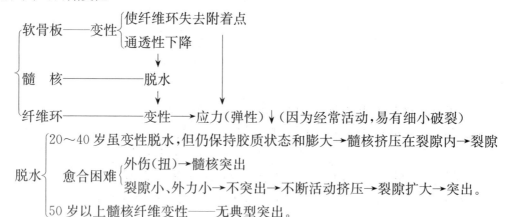

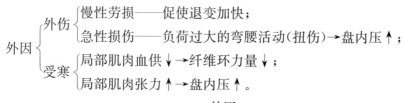

（3）病因病理特点。

外因 $\begin{cases} 外伤 \begin{cases} 慢性劳损——促使退变加快； \\ 急性损伤——负荷过大的弯腰活动（扭伤）→盘内压\uparrow； \end{cases} \\ 受寒 \begin{cases} 局部肌肉血供\downarrow\rightarrow纤维环力量\downarrow； \\ 局部肌肉张力\uparrow\rightarrow盘内压\uparrow。 \end{cases} \end{cases}$

外因

↓

内因→20岁以后椎间盘退变→纤维环力量↓,或有细小破裂→盘内压大于纤维环张力→破裂→髓核突出。

【分类】

1. 根据髓核突出方向分

（1）后突出——最多见。

（2）前突出——不引起特殊症状→无临床意义（少见）。

（3）椎体内突出——多发于青年期（许氏结节），时间较久缺口边缘可硬化。

2. 后突出,根据突出部位分

（1）单侧型——一侧神经根受压（多见）。

（2）双侧型——二侧神经根受压（少见）——交替发作。

（3）中央型→向椎管内突出 $\begin{cases} \text{突出物大——兼有单侧或双侧坐骨神经痛症状。} \\ \text{突出物小——不压迫两侧神经根,压迫马尾神经——} \\ \text{因此不论是 } L_3 \sim L_4 \text{、} L_4 \sim L_5 \text{、} L_5 \sim S_1 \text{ 突出,受压均为} \\ S_1 \sim S_3 \text{→大小便功能障碍,鞍区麻痹。} \end{cases}$

与马尾肿瘤鉴别 $\begin{cases} \text{中央型突出——症状出现快,休息后可有减轻。} \\ \text{马尾肿瘤——症状持续增加。} \end{cases}$

3. 后突出,根据突出程度分

（1）幼弱型（隐藏型）——纤维环不完全破裂→自内向外形成破裂,外壳保持完整。

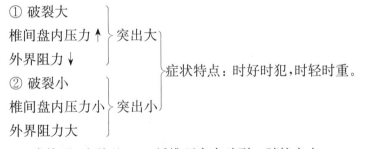

① 破裂大
椎间盘内压力↑　突出大
外界阻力↓
症状特点：时好时犯,时轻时重。
② 破裂小
椎间盘内压力小　突出小
外界阻力大

（2）成熟型（破裂型）——纤维环完全破裂→髓核突出。

① 突出物上有薄膜——不发生粘连;

② 突出物上无薄膜——易发生粘连;

③ 突出物与破裂纤维以蒂相连——游离于椎管内——造成对神经根压迫位置的变化——脊柱侧弯忽左忽右;

④ 大块突出——可压迫马尾神经——表现为中央型突出。

（3）移行型（突出型）——介于幼弱型与成熟型之间 $\begin{cases} \text{纤维环接近完全破裂,髓核突出较大;} \\ \text{可转变为成熟型完全突出;} \\ \text{或缩回椎间隙而消失。} \end{cases}$

【临床表现】

(1) 腰痛 { ① 有数周或数月腰痛史或反复腰痛发作史；
② 腹压↑→痛↑；
③ 休息后腰痛可减轻。

(2) 下肢放射痛——常在腰痛消失或减轻时出现。

① $L_1 \sim L_2$、$L_2 \sim L_3$——股神经和闭孔神经区放射痛；

② $L_4 \sim L_5$、$L_5 \sim S_1$——坐骨神经放射痛；

③ 中央型——马尾神经症状；

④ 双侧突出——放射可能为双侧交替性。

(3) 腰部活动障碍：各方面活动均受影响。尤以后伸障碍为明显(少数患者在前屈时明显受限)。

(4) 脊柱侧弯(大多数有侧弯)：侧凸的方向反映了突出物的位置和神经根的关系。

① 突出物位于神经根腋部(腋下型,图 5 - 3a)——脊柱凸向健侧。

② 突出物位于神经根肩部(肩上型,图 5 - 3b)——脊柱凸向患侧。

③ 突出物在较外侧——压迫同一平面的神经根。

④ 突出物在较内侧——可压迫下 1~2 个神经根。

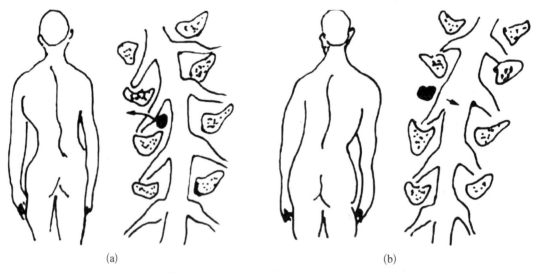

(a)　　　　　　　　　　　　　　(b)

图 5 - 3　突出物的位置与神经根的关系

(5) 主观麻木感——病程较久则可出现本症。

麻木感 { ① 大部局限在——小腿外侧、足背、足跟、足掌。
② 中央型——鞍状麻痹。

(6) 患者温度下降。

温度下降 $\left\{\begin{array}{l}① 主观感觉——患肢感觉发凉；\\② 客观检查\left\{\begin{array}{l}患肢温度↓\\足背动脉搏动较弱\end{array}\right.\end{array}\right.$ 因交感神经受刺激所致,须与栓塞性动脉炎相鉴别。

【检查】

(1) 腰脊柱姿势 $\left\{\begin{array}{l}生理前凸减小或消失,甚至后凸；\\80\%～90\%有脊柱侧弯。\end{array}\right.$

(2) 压痛点 $\left\{\begin{array}{l}病变部棘突旁有明显压痛——按压可引起放射性疼痛；\\在居髎、环跳、委中、阳陵、承山、绝骨也常有压痛。\end{array}\right.$

(3) 神经根受压情况。

　① 直腿抬高试验(图4-9)；

　② 直腿抬高加强试验(图4-10)；

　③ 踇趾背伸(跖屈)试验(图4-11)；

　④ 弓弦试验(图4-29)；

　⑤ 坐位屈颈试验(图4-14)；

　⑥ 颈静脉压迫试验；

　⑦ 仰卧挺腹试验(图4-21)；

　⑧ 下肢后伸试验(图4-26)；

　⑨ 分腿试验(闭孔神经)(图4-24)；

　⑩ 跟臀试验(股神经)(图4-22)。

(4) 腱反射——以跟腱反射↓多见。

(5) X片检查

目的 $\left\{\begin{array}{l}① 排除其他疾病(结核、肿瘤、骨折等)；\\② 有利发现本症线索\left\{\begin{array}{l}椎间隙变窄；\\生理前凸减小或消失。\end{array}\right.\end{array}\right.$

【鉴别诊断】

(1) 腰椎与骶髂关节结核 $\left\{\begin{array}{l}① 可能有结核史；\\② 患部怕叩击；\\③ 低热；\\④ 红细胞沉降率升高。\end{array}\right.$

※ X摄片可明显鉴别。

(2) 马尾肿瘤 $\left\{\begin{array}{l}① 鞍区麻痹；\\② 慢性进行性加重,无间隙自愈现象；\\③ 脊柱活动无明显限制。\end{array}\right.$

【治疗】

（一）治疗原则

(1) 腰椎间盘纤维环 { 完全破裂——髓核突出——直接 / 不完全破裂——纤维环膨凸——间接 } 压迫 { 神经根 / 脊髓 } →症状。

(2) 治则 { ① 突出物（膨凸）——回纳复位——为纤维环修复创造有利条件；
② 突出物（髓核）——移位→解除或减轻对神经根和脊髓的压迫；
③ 扩大椎间孔，减小神经根管的压迫——整复后关节的错位→减轻对神经根的压迫。

(3) 治疗要求 { 盘内压力（或间隙压力）降低；
盘外压力增加；
松解神经根粘连；
解除神经根压迫。

(4) 治愈机制 { ① 幼弱型——回纳——修复纤维环→痊愈；
② 成熟型——髓核水分吸收——固体物质移位——纤维固定→痊愈；
③ 移行型 { 回纳——修复→痊愈；
破裂——水分吸收——移位——固定→痊愈。

颈椎间盘突出原理相同。

（二）治疗方法

因为神经根受压→所以腰臀及下肢肌肉痉挛 { ① 盘内压↑；
② 不松则无法进行治疗。

1. 放松肌肉

轻柔的擦、按等手法→ 腰臀及下肢（主要在腰臀部） { 加强血循——加快水的吸收→痛↓；
放松肌肉——为进一步治疗创造条件。

2. 拉宽椎间隙

{ 手法 / 机械 } 牵引→使椎间隙增宽，作用 { ① 降低盘内压；促使突出物回纳；
② 可扩大椎间孔和神经根管（20～30 千克×20 分钟）。

3. 增加盘外压力

① 按压腰部→使腰椎振动
② 双下肢后伸扳法→使腰部向后过伸 } 作用 { ① 促使突出物回纳；
② 改变突出物与神经根的位置。

4. 调整后关节，松解粘连

① 腰斜扳法 {调整后关节紊乱——相对扩大神经根管；
腰椎旋转扭力 {改变突出物与神经根的位置；
反复多次进行——可使粘连松解(图 3 - 51)。

② 仰卧，强制直腿抬高(图 3 - 54)→牵拉腘绳肌及坐骨神经——对松解粘连可起一定作用。

【注意】

(1) 治疗期间患者要卧硬板床休息，且要注意腰部保暖。

(2) 中央型突出者不宜进行推拿治疗(疗效不好)。

(3) 推拿治疗前要排除骨质病变。

三、腰椎后关节紊乱症

最早是在 1927 年由 Putti 提出。

腰椎骨错位——我国早在一千多年前就有记载。

腰椎后关节为矢状位，$L_5 \sim S_1$ 为冠状位——可做屈、伸、旋转、侧屈。

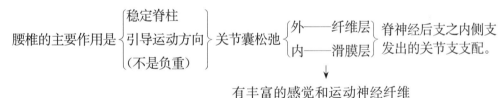

腰椎的主要作用是 {稳定脊柱 引导运动方向 (不是负重)} 关节囊松弛 {外——纤维层 内——滑膜层} 脊神经后支之内侧支发出的关节支支配。

↓

有丰富的感觉和运动神经纤维

↓

对刺激或炎症反应敏感。

【病因病理】

新医正骨疗法的冯天有认为 {半脱位——多；滑膜嵌顿——少。

葛宝丰认为——都属滑膜嵌顿。

我们认为——半脱位 {单纯性半脱位(多)；滑膜嵌顿性半脱位(少)。

1. 急性

(1) 脊柱前屈(略前屈)→突然旋转→两侧后关节之关节面解剖位置破坏→

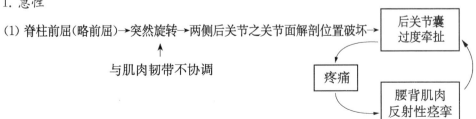

所以单纯性半脱位——常见于 $\left\{\begin{array}{l}\text{熟睡后醒来翻身}\\\text{刷牙}\\\text{咳嗽，打喷嚏}\end{array}\right\}$ 等动作后。

(2) 脊柱过度前弯→小关节后缘间隙张开 $\left\{\begin{array}{l}\text{滑膜紧贴关节间隙}\\\text{关节腔内造成负压}\end{array}\right\}$ 滑膜进入间隙→急剧的

腰脊柱后伸→滑膜可能夹在关节面之间 $\left\{\begin{array}{l}\text{滑膜损伤}\longrightarrow\text{剧烈疼痛}\longrightarrow\text{腰背肌肉反射性痉挛。}\\\text{上下关节面正常位置破坏}\rightarrow\text{半脱位}\end{array}\right.$
（更紧）

临床多发于腰骶部 $\left\{\begin{array}{l}\text{活动范围大；}\\L_5\sim S_1\text{ 为冠状位；}\\\text{先天性变异多。}\end{array}\right.$

2. 慢性

(1) 先天性缺陷(尤其是 $L_5\sim S_1$ 两侧不对称)→平衡失调→创伤性炎症→后关节炎。

(2) 椎间盘损害 $\left\{\begin{array}{l}\text{椎间盘退变}\\\text{椎间盘突出}\end{array}\right\}$ $L_4\sim L_5$、$L_5\sim S_1$ 间隙狭窄→小关节面磨损→软骨破

坏 $\left\{\begin{array}{l}\text{骨刺形成}\\\text{滑膜变厚}\end{array}\right\}$ 后关节炎→严重者 $\left\{\begin{array}{l}\text{滑膜囊积液}\\\text{关节鼠形成}\rightarrow\text{嵌入关节面之间}\rightarrow\text{急性疼痛。}\end{array}\right.$

(3) 长期用力过度屈伸($L_4\sim L_5$) $\left\{\begin{array}{l}\text{关节囊牵拉损伤}\\\text{关节面碰撞而磨损}\end{array}\right\}$ 小关节退变↑→增生→后关节炎。

(4) 急性 $\left\{\begin{array}{l}\text{半脱位→不及时整复→关节面损伤→创伤性关节炎}\\\text{滑膜嵌顿→不及时整复→滑膜损伤→滑膜增厚→创伤性滑膜炎}\end{array}\right\}$ 后关节炎。

后关节紊乱 $\left\{\begin{array}{l}\text{急性——半脱位}\left\{\begin{array}{l}\text{单纯性半脱位；}\\\text{滑膜嵌顿性半脱位。}\end{array}\right.\\\text{慢性——后关节炎。}\end{array}\right.$

【临床表现】

1. 单纯性半脱位

(1) 在腰部不协调的动作后发生(并不一定在腰部过度屈曲和旋转下发生)。

(2) 疼痛程度较滑膜嵌顿轻,一般可缓慢活动。

(3) 棘突偏歪,棘旁压痛。

2. 滑膜嵌顿性半脱位

(1) 多发于腰骶关节,在腰部充分屈曲和旋转时发生。

(2) 疼痛剧烈,不能活动,动则痛更剧烈。

(3) 棘突偏歪,压痛剧烈。

3. 后关节炎

（1）发病缓慢。

（2）疼痛时重时轻（疲劳后重），压痛不明显。

（3）活动一般正常。

（4）棘突偏歪，压痛轻微。

※ 疼痛局限在腰部或到尾骶部，无下肢放射痛。

【治疗】

（一）治疗原则

$$本病\begin{cases}后关节囊的牵扯\\滑膜嵌顿\\后关节损伤性炎症\end{cases}刺激→脊神经后支内侧支→症状。$$

治疗机理——整复后关节，消除损伤性炎症反应——解除刺激因素→痊愈。

（二）治疗方法

1. 复位方法

（1）侧卧斜扳整复。

（2）坐位旋转整复。

2. 常规治疗顺序

（1）放松腰臀部肌肉——轻柔的揉、按配合下肢后伸活动。

（2）复位。

（3）理筋——按、揉、弹拨局部；擦——以透热为度。

3. 后关节炎治疗方法

（1）旋转复位。

（2）活血化瘀——局部手法，加热敷。

（3）后关节封闭——1％利多卡因 1 ml，肾上腺皮质激素 0.5 ml。

附：

※ 胸椎后关节整复法

1. 对抗复位法（图 5-4）

患者坐位，双手扣拢于颈后，肘关节朝前方，医生站于背后，双手由患者的腋部伸入，握住患者的腕部，再用膝关节顶住患侧胸椎棘突，然后做快速的向上向后方向的拔伸牵引，将患者由凳子上拉起。

2. 按压复位法（图 5-5）

患者俯卧，胸部垫枕，医生用掌向前上方做瞬间按压。

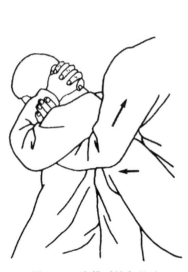 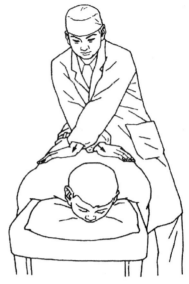

图 5 - 4　胸椎对抗复位法　　　　　　　图 5 - 5　胸椎按压复位法

【注意】

（1）在施行整复手法时往往能听到弹响声，但不可强求一定要有弹响声。

（2）整复时力点一定要在所需脊柱节段。

（3）整复成功后，症状即可消失或显著减轻，但患者在 1 周内不可做脊柱旋转活动。

四、臀上皮神经损伤

臀上皮神经损伤是临床常见的病症。

【病因病理】

臀上皮神经起源→L_1～L_3（L_4）后支的外侧皮支→向外下方→在骶棘肌分裂为最长肌和髂肋肌的平面下（L_3）→穿出骶棘肌，行于浅层腰背筋膜下面→

$\left\{\begin{array}{l}\text{若骶棘肌痉挛（L_3 以上）→可影响臀上皮神经→疼痛。}\\\text{在 L_4 棘突与髂嵴最高点外 1/3 处→穿出浅层腰背筋膜→向下 1 cm→越髂嵴→}\end{array}\right.$

$\left\{\begin{array}{l}\text{穿出臀筋膜→到表层，分布在臀上部皮肤。}\\\text{与动脉、静脉伴行→纤维鞘（约 1 cm 长，由腰背筋膜与臀筋膜移行而成。由内往外为：}\\\text{　神经、静脉、动脉）。}\end{array}\right.$

髂嵴部 $\left\{\begin{array}{l}\text{腰背筋膜}\\\text{臀筋膜}\end{array}\right\}$ 交接点的纤维方向不一致——突然旋转→易损伤神经纤维→疼痛→局部肌肉软组织张力更高→纤维鞘内压↑→静脉回流障碍→刺激臀上皮神经→疼

痛→不及时治疗→静脉淤血→纤维鞘内压↑→影响同行的动脉血供→臀上皮神经出现变性等病理变化。

臀上神经由 $L_4 \sim S_1$ 的脊神经前支构成——属肌支→属骶丛分支→反射性疼痛常达小腿外后侧。

【临床表现】

（1）绝大部分有腰臀部"闪""扭"史。

（2）单侧发病，呈刺痛、疲痛或撕裂样疼痛（急性期症剧烈），可有下肢牵扯样痛，但多不过膝——因为属腰上段神经。

（3）弯腰受限，坐后起立或直立下坐均感困难。

【检查】

（1）在髂嵴最高点内侧 2～3 cm 处有明显触痛。

（2）有"条索"样硬物。

【治疗】

（一）治疗原则

$$
\left.\begin{array}{r}\text{腰背筋膜}\\\text{臀筋膜}\end{array}\right\}\text{扭伤}\rightarrow\text{刺激臀上皮神经}\rightarrow\text{痛}\rightarrow\left\{\begin{array}{l}\text{软组织痉挛}\\\text{纤维鞘内压增高}\end{array}\right\}\rightarrow\text{静脉淤血}
$$

治则——舒筋通络，活血化瘀。

（二）治疗方法

（1）与"条索样"硬物成垂直方向弹拨。

（2）局部——搽、按、揉。

（3）擦——沿神经血管方向擦，以透热为度。

（4）热敷（不宜过烫），或刀扎火罐。

【注意】

若因骶棘肌痉挛而引起的疼痛，则在腰部有疼痛和压痛，骶棘肌张力增高。治疗则在腰部用揉、按、擦，配合下肢后伸被动活动，再加热敷。在腰部压痛点可用刀扎火罐。

五、髂腹下神经损伤

临床表现虽不是以腰腿痛为主症，但因 $\left\{\begin{array}{l}\text{① 本病常发生在腰部活动时}\\\text{② 髂腹下神经起源于上腰部}\end{array}\right\}$ 所以列入腰腿痛。

【病因病理】

$$腹部的三层肌肉\begin{cases}内——腹横肌;\\中——腹内斜肌;\\外——腹外斜肌。\end{cases}$$

髂腹下神经起源：T_{12}～L_1→腰方肌前向下斜行→到腰方肌外侧缘→穿过腹横肌腱膜→向前下方行于腹内斜肌和腹横肌之间→在髂前上棘内方 2.5 cm 处穿过腹内斜肌

$$\begin{cases}行于腹外斜肌腱膜与腹内斜肌之间→腹股沟管皮下环上 1～3 cm 处出来→支配耻骨\\\quad 区皮肤。\\皮支：分布到臀侧部及大腿上段外侧面。\end{cases}$$

一侧弯腰及旋转活动→腹内斜肌与腹外斜肌张力改变→肌痉挛→压迫髂腹下神经→分布区疼痛。

【临床表现】

(1) 因为一侧弯腰易发生张力改变，所以，一侧下腹部呈撕裂样疼痛。

(2) 因为本神经 $\begin{cases}肌支分布到腹壁肌肉\\皮支分布到耻骨部及下肢\end{cases}$ 所以下肢不能伸直 $\begin{cases}伸直则更痛;\\蜷曲则缓解。\end{cases}$

(3) 因为腹壁肌肉痉挛，而且刺激在 T_2～L_1，所以可能出现 $\begin{cases}尿频\\尿急\end{cases}$ 但尿量不多。

因为耻骨部痛，所以可能出现近似于尿痛的症状——要注意与"尿路感染"鉴别。

【检查】

(1) 患侧髂前上棘内(前)方及耻骨部有明显触痛。

(2) 若腹部肌肉张力改变引起者——触诊可能局部有条索状感觉。

(3) 若 T_{12}～L_1 后关节错位者，则该棘突偏歪有压痛。

【治疗】

(一) 治疗原则

治则——整复错位，活血舒筋

(二) 治疗方法

1. T_{12}～L_1 后关节错位

(1) 复位 $\begin{cases}旋转法;\\或斜扳。\end{cases}$

(2) 活血通络——局部按、揉、搓、擦、热敷。

2. 腹部肌张力改变引起者

(1) 解除腹肌痉挛(舒筋通络)—— $\begin{cases}摩腹;\\弹拨——\begin{cases}与神经方向\\或条索物\end{cases}成垂直方向。\end{cases}$

（2）活血化瘀——局部按揉，擦热。

　　　　　　　　可加用热敷，不宜过烫。

（3）刀扎火罐——压痛点。

六、棘上韧带损伤

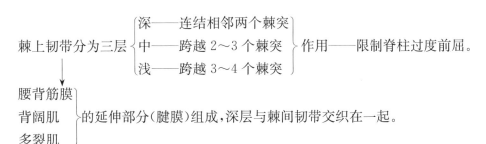

棘上韧带分为三层 { 深——连结相邻两个棘突 / 中——跨越 2～3 个棘突 / 浅——跨越 3～4 个棘突 } 作用——限制脊柱过度前屈。

腰背筋膜 / 背阔肌 / 多裂肌 } 的延伸部分（腱膜）组成，深层与棘间韧带交织在一起。

一般描述：起自：C_7——止于骶中嵴。

颈部的棘上韧带特别增厚，发育为项韧带。

近年发现，棘上韧带止于 { L_3——22%； / L_4——73%； / L_5——5%。 }

在骶椎上，从未发现有棘上韧带。

棘上韧带随年龄增加而纤维自深层开始逐渐发展至骨化。

【病因病理】

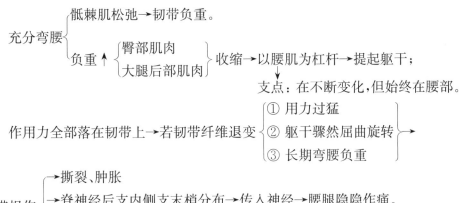

充分弯腰 { 骶棘肌松弛→韧带负重。 / 负重↑ { 臀部肌肉 / 大腿后部肌肉 } 收缩→以腰肌为杠杆→提起躯干； }

　　　　　　　　　　　　　　　　支点：在不断变化，但始终在腰部。

作用力全部落在韧带上→若韧带纤维退变 { ① 用力过猛 / ② 躯干骤然屈曲旋转 / ③ 长期弯腰负重 } →

韧带损伤 { →撕裂、肿胀 / →脊神经后支内侧支末梢分布→传入神经→腰腿隐隐作痛。 / →延伸部 { 背阔肌 / 多裂肌 } 相应区疼痛。 }

【临床表现】

（1）急性常在弯腰负重下突然发病，慢性则有弯腰劳损史。

（2）脊柱中线部位疼痛 { 棘突顶点 / 及其两侧 } 痛点常固定在 1～2 个棘突，弯腰时痛增。

（3）偶伴放射痛和腰背部深层疫痛。

（4）$\begin{cases}劳累后→症↑\\休息后→症↓\end{cases}$

少数$\begin{cases}休息后→症↑\\稍活动→症↓\\劳累后→症↑\end{cases}$

【检查】

（1）压痛——损伤棘突顶点及其两侧。

（2）急性——棘上韧带有 1 cm 左右浮起——水肿（宽度 0.1～0.3 cm）；

慢性——棘上韧带有 1～4 cm 浮起——水肿（宽度 0.2～0.5 cm）。

【治疗】

（一）治疗原则

治则——理筋通络。

（二）治疗方法

（1）弹拨——在患部，与脊柱垂直方向弹拨。

（2）按揉——沿脊柱纵轴方向。

（3）擦法——沿脊柱纵轴方向。可加热敷。

七、髂腰韧带损伤

髂腰韧带——起于髂嵴后部内侧面→止于第 5 腰椎横突尖及下缘。

因为其方向是从外上方→内上方，所以对第 5 腰椎有牵拉作用，限制 L_5 前屈的功能——保护 L_5～S_1 椎间盘。

【病因病理】

（1）$\begin{cases}经常长时间腰部全部前屈\\或长时间腰部全部前屈，突然旋转\end{cases}$髂腰韧带损伤。

因为腰全部前屈→骶棘肌张力下降（放松）——韧带负重（髂腰韧带紧张）。

（2）$\begin{cases}髂腰韧带与\\骶棘肌止点\end{cases}$相连结→所以，骶棘肌止点的损伤→可引起髂腰韧带继发性损伤症状。

（3）腰骶部畸形$\begin{cases}单侧腰椎骶化\\单侧骶椎腰化\end{cases}$髂腰韧带位置失常→两侧力平衡失调→易损伤。

【临床表现】

（1）一侧或两侧髂腰角（即髂嵴与腰骶椎所形成的夹角）疼痛。

（2）前屈或向健侧屈曲腰部，可加重疼痛。疼痛可扩散到腰部——因为韧带和骶棘肌相连。

（3）部分患者可伴有下肢痛（大腿后外侧，或小腿后侧痛）（L_5）。

【检查】

（1）髂腰角有明显压痛，腰前屈受限。

（2）伴有同侧下肢放射痛时，按压痛点，可引起下肢痛加剧。

（3）直腿抬高受限，但无神经受压症状。

【治疗】

（一）治疗原则

理筋通络——通过理筋，使损伤的韧带各安其位。

活血止痛——通过活血，使局部损伤得以加快修复。

（二）治疗方法

（1）放松局部软组织——㨰、按等，配合下肢后伸。

（2）在压痛点作按、揉、弹拨。

（3）顺韧带纤维方向擦热后加热敷。

八、骶髂关节扭伤（半脱位）

骶髂关节 $\left\{\begin{array}{l}骶骨\\髂骨\end{array}\right.$ 耳状关节面——关节囊紧张——周围有韧带加强。

作用 $\left\{\begin{array}{l}微动——沿骶骨横轴做一定范围的旋转→对调整脊柱重心有一定作用。\\传重力——躯干重力经过骶髂关节传达到两下肢。\end{array}\right.$

因为骶髂关节构造坚强稳定，所以直接暴力一般不会导致单纯的半脱位。

【病因病理】

（1）负重弯腰（搬重物时）——姿势不正 $\left\{\begin{array}{l}骶骨上的肌肉——臀肌、腰肌\\髂骨上的肌肉——臀肌\end{array}\right\}$

突然扭转腰部→平衡失调→使骶骨与髂骨之间发生扭错→使骶髂关节面排列紊乱→半脱位→关节间隙相应加宽→严重者：在关节腔负压的作用下，滑膜吸入间隙→滑膜嵌顿。

（2）在骶髂关节面附近肌肉韧带松弛的情况下（睡眠等）→ $\left\{\begin{array}{l}髋部无意间的伸屈\\躯干扭转\\局部受寒\end{array}\right\}$ 发生骶髂关节扭错移位。

半脱位
- 向前半脱位——是在髋关节伸直膝关节屈曲位置 } 股四头肌紧张(附着于髂前上棘下方)→向前下方牵拉髂骨→使髂骨关节面在骶骨关节面上向前扭转(超过一定界限)→髂骨上部向前移位→向前半脱位。
- 向后半脱位——是在髋关节屈曲膝关节伸直位置 } 腘绳肌紧张(附着于坐骨结节)→向后下方牵拉髂骨→使髂骨关节面在骶骨关节面上向后扭转(超过一定界限)→髂骨下部向前移位→向后半脱位。

【临床表现】

(1) 一侧臀部剧烈疼痛,严重者,疼痛向足跟和腹股沟处放射。

(2) 患侧下肢不能站立负重,行走抬腿困难,尤其不能弯腰。

(3) 平卧痛增,坐时用健侧坐骨负重。

【检查】

(1) 患侧骶髂关节有明显压痛,严重者可见腰骶部脊柱侧弯。

(2) 两侧髂后上棘不等高 { 患侧髂后上棘在健侧髂后上棘水平线上者——向前半脱位; 患侧髂后上棘在健侧髂后上棘水平线下者——向后半脱位。

(3) 特殊检查。

① "4"字试验(图 4-15)——阳性。

② 床边试验(图 4-19)——阳性。

③ 唧筒柄试验(图 4-20)——阳性。

④ 髋膝屈曲试验(图 4-16) } 患侧阳性。
⑤ 下肢后伸试验(图 4-26)

【治疗】

(一) 治疗原则

推拿是目前最有效的治疗措施。

顺序:

(1) 使患者病侧腰臀部肌肉放松。

(2) 根据不同的脱位情况进行复位。

(3) 复位成功后在患部理筋通络——促使损伤的软组织修复。

(二) 治疗方法

1. 放松腰臀部肌肉

(1) 患者俯卧位 医者站于患侧 } 在骶髂及腰臀部用㨰法治疗 →配合 { 按揉:八髎、环跳、大肠俞、关元俞等; 下肢后伸被动活动。

注意手法不宜过重。

（2）骶髂牵引（以右侧为例）

$$
\left.\begin{array}{l}\text{患者仰卧位}\\\text{医者立于患侧}\end{array}\right\}\text{以右腋夹住患者右}
$$

足踝部→右肘屈曲位，以前臂背侧托住患者小腿后面→左手搭于患肢膝关节前侧→右手搭于左侧前臂中1/3处→用力夹住患肢→向下牵引1～2分钟（图5-6）。

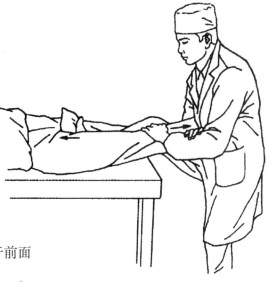

图5-6　骶髂关节牵引法

2. 复位

（1）向前半脱位。

① 健侧卧位 $\left\{\begin{array}{l}\text{健侧下肢伸直}\\\text{患侧屈膝屈髋}\end{array}\right\}$ 医生立于前面

→ $\left\{\begin{array}{l}\text{一手按住患者肩前部，向后固定其身体}\\\text{另一手按住患侧臀部，向前推动至最大限度}\end{array}\right\}$

→两手同时做相反方向对称用力。

② 患者仰卧位→骶髂部牵引→患侧强制屈髋屈膝→在屈髋位做强制的伸膝活动。

（2）向后半脱位。

① $\left\{\begin{array}{l}\text{患者健侧卧位}\\\text{医者立于后}\end{array}\right\}$ $\left\{\begin{array}{l}\text{一手抵住患侧骶髂部}\\\text{一手握住患侧踝部向后拉至最大限度}\end{array}\right\}$ 在伸髋屈膝位→两手

做相反方向骤然用力拉动。

② $\left\{\begin{array}{l}\text{患者俯卧位}\\\text{医者立于侧}\end{array}\right\}$ $\left\{\begin{array}{l}\text{一手按住患侧骶髂部}\\\text{一手托住患侧膝前部，使髋后伸至最大限度}\end{array}\right\}$ →两手做相反方向

用力扳动（可做弹性扳动数次）（参见图3-52）。

注意：在复位时往往可听到复位关节的弹响声。

3. 理筋通络

$\left\{\begin{array}{l}\text{患者俯卧位}\\\text{医者立于健侧}\end{array}\right\}$ 在患部用按、揉、弹拨等手法理筋→在骶髂部擦热→可加用热敷。

【注意】

治后症状基本可立即解除，但必须嘱患者在2周内腰及下肢不能做大幅度活动。

最好在仰卧、双髋、膝屈曲位，休息2周。

九、耻骨联合分离症

【概述】

（1）指的是妇女产后耻骨联合分离症。

（2）产妇发病率目前约为 2 000∶1。

（3）长期来如妇产科、伤骨科均无有效方法治疗。1979 年 4～5 月第一次在理论上和方法上获得了解决。

【病因病理】

骨盆由骶骨、尾骨和两块髋骨构成。

有 3 个连结点 { 后面——两侧骶髂关节；前面——耻骨联合——纤维软骨板相连及韧带保护 } 可承受张力 230 千克。

但：怀孕期——尤其在分娩前→由于黄体酮分泌的影响 { 纤维软骨及韧带；骶髂关节的韧带 } 松弛→分娩时，3 个连接点轻度分离→骨盆发生短暂性扩大→有利于胎儿娩出→娩后→黄体酮恢复正常→松弛的韧带及软骨也恢复正常→一般情况下：3 个连接点的位置也逐渐恢复正常。

如黄体酮分泌过多→韧带、软骨过度松弛→分娩时 3 个连结点→较易分离→造成骶髂关节错位→使耻骨联合面不能恢复正常位置→本症。

① 产程过长
② 胎儿过大
③ 产时用力不当，姿势不正
④ 腰骶受寒等各种原因
} →产时或产后骨盆收缩力平衡失调——骶髂关节面粗糙（易发生错位）↓——骶髂关节错位。

我们在临床中发现，产后耻骨联合分离者——骶髂关节都发生错位。

为什么其他各种外力引起的骶髂关节错位，不易发生耻骨联合分离？

因为一般情况下，耻骨联合的强度大于骶髂关节的强度，所以，外力引起的骶髂关节错位，通常由骨盆倾斜来代偿。

【临床表现】

同骶髂关节半脱位症状外，还存在两种状况。

（1）耻骨联合部疼痛压痛。

（2）内收肌症状 { 内收肌疼痛，压痛明显；分腿试验（图 4 - 24）阳性。

【检查】

骶髂关节半脱位检查及内收肌痉挛检查。

【治疗】

关键在于解除骶髂关节的错位→骶髂关节及位置恢复正常→损伤的韧带逐渐得到修复。

治疗原则与方法同骶髂关节半脱位。

十、退行性脊柱炎(腰脊柱)

【概述】

退行性脊柱炎(腰脊柱),又称为肥大性脊柱炎,增生性脊柱炎,脊柱骨性关节炎。是中年以后发生的一种慢性退行性病变——一般无明显症状。临床上以颈、腰椎发病为多见,因为 $\begin{cases}负重大\\活动大\end{cases}$→尸检中发现 50 岁以上人群中发病率几乎为 100%。

【病因病理】

内因 $\begin{cases}椎间盘退变\\压力:劳动及体重\end{cases}$ 间隙窄 $\begin{cases}后关节囊松弛→稳定性↓→易磨损\\后关节间隙小→关节面易撞击\\韧带松弛→脊柱稳定性↓→椎体牵拉\end{cases}$ →增

生——是骨组织对压力、牵拉力所产生的代偿性产物→使脊柱保护性加强

外因——后关节紊乱→内力平衡失调 $\begin{cases}小关节\\椎体\end{cases}$ 保护性加强→增生 $\Big\}$ 内、外因结合则易出现症状。

分类 $\begin{cases}椎体前缘增生——无临床意义。\\椎骨内增生——椎管狭窄症。\\椎间孔增生——神经根症状。\end{cases}$

祖国医学:

肝肾不足——肾阳不振

风寒外邪侵入——邪留滞经络 $\Big\}$ 血脉凝涩→症状

【临床表现】

(1) 40 岁以上,男多于女。

(2) 腰部僵硬,不能久坐,久坐则腰疼痛。

(3) 症状晨起重,稍活动后症减,疲劳后症加重。

【检查】

(1) 腰脊柱生理前凸减少或消失,弯腰受限。

(2) 下肢后伸试验(图 4 - 26)——阳性。

(3) 直腿抬高 $\begin{cases}急性发作——阳性,但被动可抬高;\\一般情况——阴性。\end{cases}$

(4) 局部压痛,肌肉张力增高。

【治疗】

(一) 治疗原则

治则——同颈椎病神经根型。

（二）治疗方法

（1）拉开椎间隙——牵引。骨盆牵引同"腰椎间盘突出症"。

（2）松解粘连，吸收水肿 $\begin{cases} 局部：按、揉、拿、搓、擦，加热敷； \\ 斜扳。 \end{cases}$

十一、梨状肌综合征

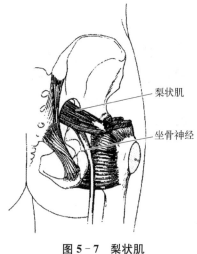

图 5-7 梨状肌

梨状肌起于 S_2、S_3、S_4 前面→通过坐骨大孔→止于股骨大转子顶部（图 5-7）。受 S_1～S_2 神经支配，形态细长。作用：大腿外旋（下肢外旋时紧张）。

在梨状肌的 $\begin{cases} 上方—— \\ 梨状肌上 \\ 孔，有 \end{cases} \begin{cases} 臀上神经及 \\ 臀上动脉和静脉 \end{cases}$

$\begin{cases} 下方—— \\ 梨状肌下 \\ 孔，有 \end{cases} \begin{cases} 阴部神经 \\ 股后皮神经 \\ 坐骨神经 \\ 臀下神经 \\ 臀下动脉和静脉 \end{cases}$ 通过

【病因病理】

1. 变异

正常——61.6%——坐骨神经在梨状肌下方出来（图5-8a）。

变异——38.4% $\begin{cases} 坐骨神经从梨状肌中穿出（图5-8b）。 \\ 腓总神经高位分支——从梨状肌腹穿出（图5-8c）。 \end{cases}$

$\begin{array}{c} 一般活动（大腿外旋、内收） \\ 受寒 \end{array}\Big\}$ 梨状肌收缩→增粗 $\begin{cases} 对坐骨神经一般无影响； \\ 变异——由于肌束幅度改变，两束； \\ 间隙减小→压迫坐骨神经→症状。 \end{cases}$

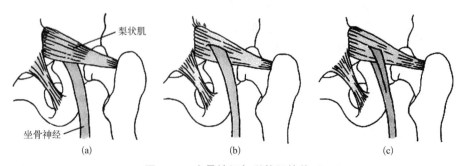

图 5-8 坐骨神经与梨状肌的关系

2. 损伤

① 下肢突然外展外旋或蹲位起立——梨状肌过度收缩

② 下肢负重内收——梨状肌过度牵拉

损伤→肌膜破裂→肌肉保护性痉挛→影响梨状肌上、下的神经、血管,尤其是坐骨神经。

【临床表现】

（1）大部分病人有扛重物或蹲、站时下肢"闪""扭"的外伤史,部分病人仅有受寒史。

（2）臀部疼痛,且有神经压迫症状(尤以坐骨神经为多见),不能行走或跛行。

（3）腹压增高→压力经小骨盆腔→波及损伤的梨状肌 臀痛 加剧神经压痛→疼痛沿坐骨神经放射。

【检查】

（1）梨状肌体表投影区压痛——髂后上棘与尾骨尖作一连线,在此线距髂后上棘 2 cm 处取点,再作与大转子的连线——此线即为梨状肌的体表投影线——若将此线分为三等分,则内、中 1/3 交接处是梨状肌的出口点(主要压痛点)。

（2）直腿抬高 60°以前——痛↑ / 60°以后——痛↓

【治疗】

（一）治疗原则

治则——舒筋通络,活血化瘀。

（二）治疗方法

（1）在梨状肌体表投影区——顺梨状肌方向:擦、按、揉——配合下肢后伸 内收 / 外展 →

→手法不宜过重,被动动作不宜过猛。

（2）与肌纤维垂直方向弹拨。

（3）顺肌纤维方向擦热加热敷。

（4）慢性或病程较长者——局封 1% 普鲁卡因(现用利多卡因)10 ml。

十二、股内收肌损伤（股内收肌综合征）

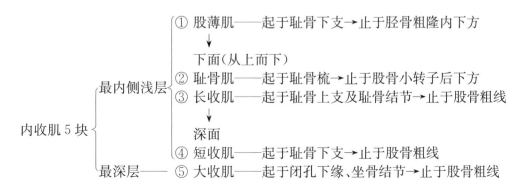

内收肌 5 块

最内侧浅层
① 股薄肌——起于耻骨下支→止于胫骨粗隆内下方
↓
下面(从上而下)
② 耻骨肌——起于耻骨梳→止于股骨小转子后下方
③ 长收肌——起于耻骨上支及耻骨结节→止于股骨粗线
↓
深面
④ 短收肌——起于耻骨下支→止于股骨粗线

最深层——⑤ 大收肌——起于闭孔下缘、坐骨结节→止于股骨粗线

【病因病理】

1. 急性

大腿强力外展 $\left\{\begin{array}{l}\text{内收肌的肌纤维发生部分断裂} \\ \text{或肌肉附着点拉伤出血}\end{array}\right\}$ 未妥善治疗→日久→

→ $\left\{\begin{array}{l}\text{一般——肌纤维机化→损伤部粘连→刺激闭孔神经→反射性肌痉挛} \\ \text{严重者——出血多→血肿→肌纤维骨化→骨化性肌炎→严重影响功能活动}\end{array}\right.$

2. 慢性

长期用力内收大腿→内收肌劳损→刺激闭孔神经→内收肌痉挛。

【临床表现】

（1）大腿内侧痛，立正站立或屈膝、髋外旋外展时痛增。

（2）大腿主动内收、外展，患部感觉僵硬疼痛。

【检查】

（1）内收肌张力增大。

（2）屈髋屈膝分腿试验（图 4-24）——阳性。

（3）局部有明显压痛。

【治疗】

（一）治疗原则

治则——舒筋通络，活血化瘀。

（二）治疗方法

（1）在大腿内侧，用按、揉、拿等手法作重深的刺激，重点在内收肌的附着点。

（2）顺肌纤维方向用擦法，可加用热敷。

（3）配以压痛点封闭 $\left\{\begin{array}{l}\text{肾上腺皮质激素 0.5 ml} \\ \text{1\% 利多卡因 1～2 ml}\end{array}\right\}$ 封闭。

十三、第三腰椎横突综合征

【病因病理】

腰椎 $\left\{\begin{array}{l}L_1 、L_2 \text{椎体前窄后宽} \\ L_3 \text{腰椎位于腰椎生理前凸的顶点→椎体前后接近一致} \\ L_4 、L_5 \text{椎体前宽后窄}\end{array}\right.$

$$腰椎横突上附着大小不等的肌肉 \rightarrow \begin{cases} 前：腰大肌、腰方肌 \\ 尖：横突棘肌 \\ 横突间：横突间肌 \\ 后：骶棘肌及腹肌 \end{cases} \begin{cases} 两侧横突所附着的肌肉相 \\ 互拮抗或协同作用 \rightarrow 维持 \\ 人体重心的相对稳定 \end{cases}$$

$$L_3——腰椎活动的中心 \rightarrow 是腰椎 \begin{cases} 前屈 \\ 后伸 \\ 左右旋转 \end{cases} \begin{cases} 的枢纽 \rightarrow 由于 L_3 横突所受牵拉力最 \\ 大，因此 L_3 横突最长 \rightarrow 所受的杠杆作 \\ 用最大 \rightarrow 其附着的软组织承受拉力亦 \\ 大，故易损伤 \end{cases}$$

若：一侧腰背筋膜和肌肉→紧张或痉挛→对侧或同侧均可在肌肉牵拉的作用下与反作用下损伤→由于 L_3 横突长，活动广泛，所以更易损伤→

$$\rightarrow \begin{cases} 严重：横突撕脱性骨折，合并广泛性软组织撕脱伤 \rightarrow 造成出血和浆液性渗出 \rightarrow \\ 一般：横突与肌肉附着处撕裂 \rightarrow 出血、血肿 \rightarrow 肌紧张痉挛 \rightarrow 刺激或压迫脊神经 \\ \quad\quad 后支的外侧支 \end{cases} 疼痛$$

【临床表现】

（1）好发于青壮年从事体力劳动者，有轻重不等的腰部外伤史。

（2）一侧腰臀部疼痛，可沿大腿向下放射到膝平面以上。咳嗽、喷嚏等腹压增高时，对痛无影响。

（3）弯腰及旋转腰部时痛增。

【检查】

（1）L_3 横突尖端有明显压痛，并可触及长条硬块（肌痉挛）。

（2）早期：患者腰部较显丰满，晚期则肌挛缩。

【治疗】

（一）治疗原则

治则——活血散瘀，剥离粘连，缓解痉挛，消肿止痛。

（二）治疗方法

（1）沿骶棘肌纤维方向按、揉、擦。

（2）与长条硬块成垂直方向弹拨、搓、揉。

（3）顺纤维方向擦热加热敷。

（4）刀扎火罐——活血解痉止痛。

（5）封闭：1％利多卡因 5～10 ml，肾上腺皮质激素，或泼尼松龙（强的松龙）0.5 ml，L_3 横突顶点封闭（斜 30°进针）。

（6）手术：对于非手术疗法无效，且严重影响功能活动者，可考虑做 L_3 横突切除术、脊神经后支切断术、软组织松解术等。

第三节　肩部软组织损伤及疾病

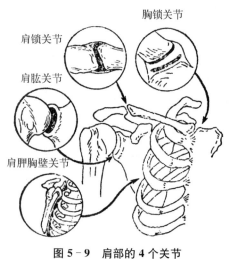

图 5-9　肩部的 4 个关节

胸锁关节
肩锁关节
肩肱关节
肩胛胸壁关节

一、解剖生理

肩部是上肢运动的基础。

（一）骨

肩胛骨，肱骨，锁骨。

（二）肩部关节

肩肱关节，肩锁关节，胸锁关节，肩胛胸壁关节（图 5-9）。

※ 肩部各关节在运动时形成一个完整的统一体。

（三）肩部肌肉

（1）肩肌
① 三角肌（$C_5 \sim C_6$）前分——前屈　中分　后分——后伸　外展（70°）。
② 冈上肌（C_5）——外展；
③ 冈下肌（$C_5 \sim C_6$）——内收、外旋；
④ 小圆肌（$C_5 \sim C_6$）——内收、外旋；
⑤ 肩胛下肌（$C_5 \sim C_6$）——内收、内旋；
⑥ 大圆肌（$C_5 \sim C_6$）——内收、后伸。

（2）跨过肩关节的肌
① 胸大肌（$C_5 \sim T_1$）——内收、前屈、内旋；
② 肱二头肌（$C_5 \sim C_6$）——前屈、内收；
③ 喙肱肌（$C_5 \sim C_6$）——内收、前屈；
④ 肱三头肌（$C_6 \sim C_8$）——无肩活动意义；
⑤ 背阔肌（$C_5 \sim C_8$）——后伸、内收、内旋。

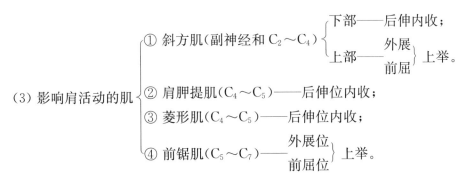

$$（3）影响肩活动的肌 \begin{cases} ① 斜方肌（副神经和 C_2 \sim C_4）\begin{cases} 下部——后伸内收； \\ 上部——\begin{cases} 外展 \\ 前屈 \end{cases} 上举。 \end{cases} \\ ② 肩胛提肌（C_4 \sim C_5）——后伸位内收； \\ ③ 菱形肌（C_4 \sim C_5）——后伸位内收； \\ ④ 前锯肌（C_5 \sim C_7）——\begin{cases} 外展位 \\ 前屈位 \end{cases} 上举。 \end{cases}$$

表 5-1　肩活动（主动）的解剖基础

外展——冈上肌、三角肌		（+）肩峰下滑囊炎，冈上肌肌腱炎（钙化）
内收——冈下肌，肩胛下肌， 小圆肌， 大圆肌，	胸大肌 肱二头肌 喙肱肌 背阔肌	（+）喙肱韧带、肩胛下肌 ⎫ 喙肩韧带（喙肩弓）⎭ 粘连 （+）三角肌下滑囊炎
前屈——三角肌（前分）	胸大肌 肱二头肌 喙肱肌	（+）大圆肌 ⎫ 背阔肌 ⎭（止于肱骨小结节嵴）——粘连
后伸——三角肌（后分） 大圆肌	背阔肌	（+）肱二头肌短头损伤
内旋——肩胛下肌	胸大肌 背阔肌	（+）冈下肌 ⎫ 小圆肌 ⎭（止于肱骨大结节）
外旋：冈下肌 小圆肌		（+）肩胛下肌 ⎫ 背阔肌 ⎭（止于肱骨小结节嵴） 胸大肌（止于肱骨大结节嵴） 喙肱韧带
前屈上举——前锯肌 ⎫ 外展上举——肩胛提肌 ⎭ 上举 菱形肌 斜方肌 前锯肌		（+）前锯肌

外展外旋（+）——肱二头肌，喙肱韧带，肩胛下肌。

内收内旋（+）——三角肌下滑囊炎。

（四）肩肱关节的韧带

喙肩韧带，喙肱韧带，盂肱韧带（上、中、下）。

（五）肩部滑液囊

肩峰下滑液囊在临床上有重要意义。

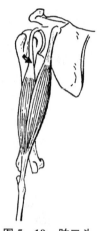

图 5 - 10 肱二头肌长腱滑脱的方向

二、肱二头肌长腱滑脱

肱二头肌长腱,起于→肩胛骨盂上结节→向下越过肱骨头→进入

结节间沟(腱鞘长约 5 cm){
内——肩胛下肌
前——横韧带
外{
上部——冈上肌、喙肱韧带
下部——胸大肌。
}
}

【病因病理】

(1) { 经常过度 / 突然 } 用力外展外旋 { 胸大肌 或 肩胛下肌 } 抵止部 { 慢性撕脱 / 急性撕脱 } 滑脱(向间沟内缘多见)(图 5 - 10)。

肱二头肌长腱→间沟内滑动→活动幅度最大

(2) { 先天性小结节发育不良→间沟内侧壁坡度变小 / 中年后结节间沟底部增生→沟床变浅 } 不稳→习惯性滑脱。

【临床表现】

(1) 急慢性外伤史——上臂外展外旋。

(2) 发病急剧——局部疼痛,可有肿胀。

(3) 肩部活动功能完全受累。

【治疗】

(一) 治疗原则

治则——理筋整复

(二) 治疗方法

(1) 手法复位——病人坐位,患肢自然伸直——医生一手握住患肢腕部,另一手扶住患肩前内侧,用拇指抵住肱骨小结节前缘→两手相对用力做拔伸,同时配合患肩外展外旋被动活动,幅度逐渐增大(图 5 - 11a)→在拔伸下将患肢外展到 60°时,将患肩做急速内旋,同时另一手拇指用力从肱骨小结节前缘向外上方弹拨(图 5 - 11b)。重复 3~4 次。

(2) 适当固定——减少肩活动 4~6 周。

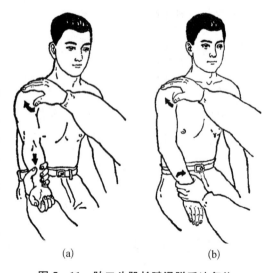

(a)   (b)

图 5 - 11 肱二头肌长腱滑脱手法复位

三、肱二头肌长腱腱鞘炎

【病因病理】

$$(1) \left. \begin{array}{l} 经常外展外旋 \\ 老年性退变 \end{array} \right\} \begin{array}{l} 结节间沟粗 \\ 糙或变狭 \end{array} \right\}$$ 加剧肌腱摩擦→慢性损伤→腱鞘损伤性炎症反应。

(2) 慢性习惯性长腱滑脱

【临床表现】

(1) 疼痛——肩前部（结节间沟）——或整个肩部。

$$(2) 活动时痛加剧——\left. \begin{array}{l} 外展外旋位 \\ 或屈肘伸肩位 \end{array} \right\}$$ 更甚——喜内收内旋位。

(3) 功能障碍——因痛而不肯动。

【检查】

(1) 叶加森（Yergason）试验（又称肱二头肌抗阻力试验）——患肢屈肘 90°，医生一手扶其肘部，另一手握住腕部，嘱患者屈肘，用力做前臂旋后动作，医生给予阻力，如出现肱骨头结节间沟处疼痛为阳性（图 5 - 12）。

(2) 屈肘伸肩试验——患者主动屈肘后快速伸肩，引起结节间沟处疼痛者为阳性。

【治疗】

（一）治疗原则

治则——活血化瘀，舒筋通络。

（二）治疗方法

(1) 肩前部（间沟）——按、揉、擦、搓。

(2) 擦——顺结节间沟方向，以透热为度，加热敷。

$$(3) 压痛点：① 刀扎火罐；② \left. \begin{array}{l} 肾上腺皮质激素 0.5\ ml \\ 1\%普鲁卡因 1.5\ ml \end{array} \right\}$$ 局部封闭。

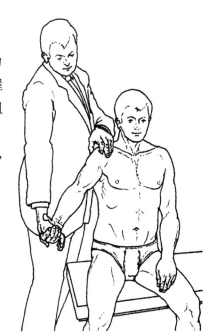

图 5 - 12 叶加森试验

四、肱二头肌短头肌腱损伤

【概述】

$$肱二头肌起于 \left. \begin{array}{l} 短头（肌腱短粗）——肩胛骨喙突 \\ 长头（肌腱细长）——肩胛骨盂上结节 \end{array} \right\}$$ 止于——桡骨粗隆（图 5 - 13）。

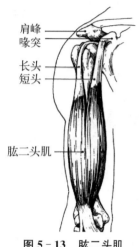

图 5 - 13　肱二头肌
短头和长头

1. 临床观察

长头断裂——肩关节活动仍接近正常——功能由短头代替

短头断裂——患臂不能上举,肩关节功能明显影响

证明:肱二头肌功能中短头更为重要。

2. 形态观察

长头——有间沟、腱鞘、韧带保护——不易损伤。

短头——无保护——旋转时肱骨小结节与短头肌腱有滚滑摩擦——易损伤。

3. 尸体观察

肩关节外展 90°时——短头被拉伸 2 cm

肩关节后伸 40°时——短头被拉伸 3 cm

而长腱无明显张力变化。

4. 动力学分析

肱二头肌的长头附着于肩关节盂上结节,短头附着于喙突,这两点与肱二头肌两个头在肌腹上的相交点构成一个三角形。上臂后伸外展时,短头成为三角形的长边,受牵拉力大。

【病因病理】

40 岁后退变明显
↓

经常用力
突然用力
}肩部外展后伸→短头肌腱牵拉损伤(局部渗血)→组织肿胀→变硬(弹性降低)→挛缩→短头长度缩短→改变了长头与短头的协调平衡→更易损伤。

【临床表现】

(1) 肩前(喙突处)疼痛,外展后伸活动痛剧。

(2) 肩关节处于内收、内旋位时痛减。

【治疗】

(一) 治疗原则

治则——舒筋活血。

(二) 治疗方法

1. 急性

(1) 肩前部(喙突)按、揉、搽(宜轻柔)——从内收位逐渐做外展后伸被动活动。

(2) 擦——透热为度——加热敷。

2. 慢性(有粘连)

(1) 喙突处——弹拨。

（2）肩前后——搂、按、揉，配合外展、后伸被动活动。

五、冈上肌肌腱炎，冈上肌肌腱钙化

冈上肌起于冈上窝→止于肱骨大结节顶部（图 5 - 14）。

作用$\begin{cases}外展起动；\\轻微外旋。\end{cases}$

【病因病理】

肩外展（60°～120°）→肩峰与肱骨大结节之间间隙很小→冈上肌受到挤压摩擦→慢性劳损→损伤性炎症→促进退变→细胞活力↓→CO_2结合率↓→pH 值↑（碱化）→钙盐沉着

冈上肌血液循环减慢——→肌腱钙化←

【临床表现】

两病临床表现相似。钙化在 X 片上可见。

（1）疼痛：肩外侧$\begin{cases}向上——肩部；\\向下——三角肌止点。\end{cases}$

压痛：肩峰下大结节处。

（2）活动受限：外展 60°～120°时痛疼痛加剧（图 5 - 15）。

（3）肌肉萎缩：慢性可见三角肌萎缩。

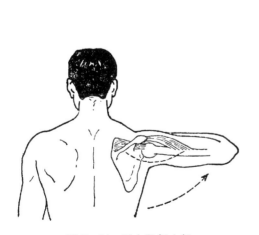

图 5 - 14　冈上肌起止部

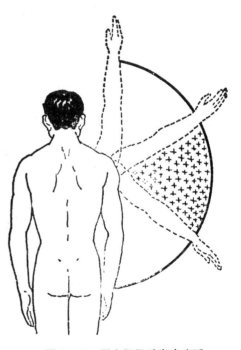

图 5 - 15　冈上肌肌腱炎疼痛弧

【治疗】

（一）治疗原则

治则——活血化瘀，舒筋通络。

（二）治疗方法

（1）肩及肩峰外侧——擦、按、推、拿。

（2）擦热加热敷。

（3）可局封后作推拿——1‰普鲁卡因（现用利多卡因）5～10 ml。

六、肩峰下滑囊炎（三角肌下滑囊炎）

肩峰下滑囊的作用：减少 $\begin{cases}大结节与三角肌之间\\大结节与肩峰之间\end{cases}$ 的摩擦（图5-16）。

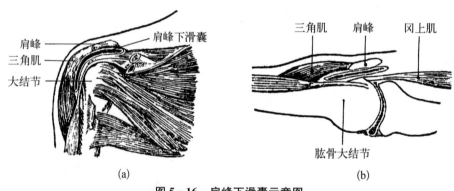

(a)　　　　　　　　　　　　(b)

图5-16　肩峰下滑囊示意图

【病因病理】

（1）外伤→直接作用于滑囊→滑囊充血→损伤性炎症→急性。

冈上肌肌腱病变

（2）变性→肩峰下滑囊→慢性损伤→炎症→粘连→慢性。

40岁后滑囊易发生退变

【临床表现】

（1）疼痛——深部——肩峰下放射至三角肌止端。

（2）压痛——肩峰下；三角肌下广泛压痛。

（3）活动障碍 $\begin{cases}外伤——发病急；\\变性——逐渐加重。\end{cases}$

（4）晚期三角肌萎缩。

【治疗】

（1）急性期——消瘀止痛。手法宜轻柔。

擦三角肌部位→透热，加热敷。

（2）慢性期——活血化瘀，滑利关节。

肩关节周围——推、揉、按、拿——配合肩关节被动活动。

七、冻肩

"漏肩风"一称，出自《西游记》第八十四回。

【病因病理】

$$\left.\begin{array}{l}\text{年老体虚，气血不足}\\ \text{肩外伤或慢性损伤}\\ \text{风寒湿邪乘虚而入}\end{array}\right\}\text{正气下降→局部气血凝涩→筋失濡养→相应组织无菌性炎}$$

症→病变组织出现充血、肿胀，表现为亚急性或慢性炎症→病程持续进行→病变及周围组织挛缩、缺血、变性或粘连瘢痕形成→病程越长这种病理改变越重，软组织广泛挛缩。

$$\text{冻肩易在肩部发生的原因}\left\{\begin{array}{l}①\ 关节囊松弛；\\ ②\ 跨越肩部的肌肉韧带较多，而且是较细的腱；\\ ③\ 活动幅度大，量多——易劳损或外伤；\\ ④\ 部位高，易受风寒。\end{array}\right.$$

【临床表现】

（1）疼痛——可急性发作，多数呈慢性，晚间加重，可放射至肘及颈项部。

$$\text{（2）活动——广泛障碍}\left\{\begin{array}{l}\text{早期——因痛不能动}\\ \text{晚期——因粘连不能动}\end{array}\right\}\text{上举不便，后弯欠利，肩峰突起。}$$

（3）肌肉——后期出现萎缩。

【检查】

X 线平片。

（1）肱骨大结节皮质密度增高，皮质增厚，最厚达 7 mm——因炎症，使肱骨大结节处纤维软骨增生、钙化、骨化。

（2）肱骨头皮质下松质骨疏松，密度减低——因肩关节长期废用。

【治疗】

（一）治疗原则

治则——舒筋活血，滑利关节。

（二）治疗方法

松——局部（肩部肌肉起止点）——揉、按、拿、搓。

↓

动——配合被动活动。

【注意】

急性期——手法宜轻柔，配合热敷。

慢性期——手法稍重，加强被动活动。

※ 加强患肩功能锻炼。

第四节　肘部软组织损伤及疾病

对自诉肘关节疼痛者，要注意检查 $\begin{cases} 臂丛神经 \\ 颈椎 \\ 肩部疾病 \end{cases}$

一、解剖生理

（一）骨

肘关节由肱骨下端、桡骨头、尺骨鹰嘴组成。

（二）肘关节

包括三个关节 $\begin{cases} 肱尺关节 \begin{cases} 肱骨滑车 \\ 尺骨滑车切迹 \end{cases} \\ 肱桡关节 \begin{cases} 肱骨小头 \\ 桡骨头 \end{cases} \\ 桡尺近侧关节 \begin{cases} 桡骨环状关节面 \\ 尺骨桡切迹 \end{cases} \end{cases}$

（三）肌肉

（1）肱骨内上髁——前臂屈肌总腱附着部 $\begin{cases} 旋前圆肌 \\ 桡侧腕屈肌 \\ 掌长肌 \\ 尺侧腕屈肌 \\ 指浅屈肌 \end{cases}$ 5块

（2）肱骨外上髁——前臂伸肌总腱附着部——$\left\{\begin{array}{l}\text{旋后肌}\\\text{桡侧腕长伸肌}\\\text{桡侧腕短伸肌}\\\text{指总伸肌}\\\text{小指固有伸肌}\\\text{尺侧腕伸肌}\end{array}\right\}$ 7块
　　（肱骨小头）　　　　　　　　　↓
　　　　　　　　　　　　　　肱桡肌

（3）尺骨粗隆——肱肌附着部。

（4）桡骨粗隆——肱二头肌附着部。

（5）尺骨鹰嘴——肱三头肌附着部。

（四）韧带、滑囊

　　　　　　　　　　　（起）　　　　　　（止）

（1）尺侧（内）　　　　　　　$\left\{\begin{array}{l}\text{前束→尺骨冠突尺侧缘}\\\text{中束→鹰嘴和冠突之间的骨嵴}\\\text{后束→鹰嘴内侧面}\end{array}\right\}$ ——稳定肘关节外侧
　　副韧带　　肱骨内上髁　　　　　　　　　　　　　　　　　　　　防止向外侧屈

（2）桡（外）侧副韧带——肱骨外上髁下部$\left\{\begin{array}{l}\text{环状韧带}\\\text{后经环状韧带→止：尺骨旋后肌嵴——稳}\\\text{定肘关节外侧，防止桡骨头向外侧脱位}\end{array}\right.$

（3）桡骨环状韧带——尺骨的桡切迹前缘——环桡骨头的4/5→止：尺骨的桡切迹后缘——稳定桡尺近侧关节。

（4）方形韧带——桡骨颈和尺骨桡切迹的下缘之间——支持骨膜的作用。

（5）滑囊：最主要为——鹰嘴皮下囊（图5-17）。

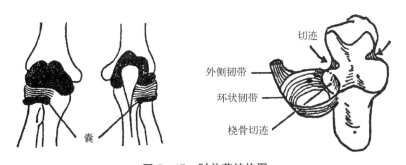

图5-17　肘关节结构图

二、肱骨外上髁炎

又称"伸腕肌腱起点扭伤""网球肘""肱骨外上髁炎"。

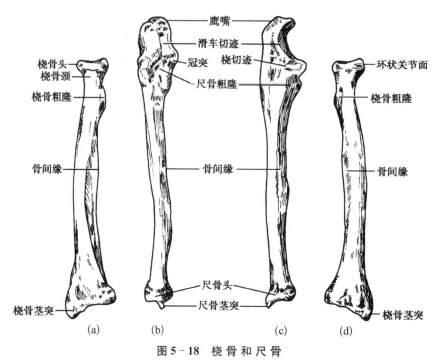

图 5-18 桡骨和尺骨

(a) 桡骨前面　(b) 尺骨前面　(c) 尺骨外侧面　(d) 桡骨后面

临床常见痛点在 $\begin{cases} 肱骨外侧髁上嵴 \\ 肱骨外上髁上(前)——多见 \\ 肱桡关节 \\ 桡骨头 \end{cases}$

【病因病理】

前臂旋前,腕关节作背伸(主动) $\begin{cases} 急性扭伤 \\ 慢性劳损 \end{cases}$

① 伸腕肌腱损伤→挤压刺激夹于其间的血管神经束→痛 $\begin{cases} 神经变性 \\ 血管增生 \end{cases}$ →渗出↑→

无菌性炎症→粘连;

② 桡尺近侧关节松弛(或分离)→桡侧副韧带损伤→环状韧带损伤→伸腕肌腱痛↑;

③ 伸腕肌腱起点骨膜撕裂→骨膜下出血→形成小血肿→血肿粘连、机化、钙化、骨化→肱骨外上髁骨质增生→形成一锐边或小结→伸腕肌腱受刺激→肿胀、痛↑,活动↓。

网球肘是这三个原因中的一个或几个而引起的肘部疼痛为主症的病证。

【临床表现】

(1) 疼痛:局部疼痛,且可放射至腕部(伸腕肌群)。

(2) 握物无力,手掌向下不能平举负重。

【检查】

(1) 压痛：
① 肱骨外上髁
　上方——桡侧腕长伸肌损伤；
　上——桡侧腕短伸肌损伤；
② 肱桡关节后方及桡骨头附近——环状韧带损伤；
③ 桡侧腕长伸肌上方——血管神经束(挤压)。

(2) 网球肘试验(屈肘屈腕前臂旋前伸肘试验,图 4 - 37)：阳性。

【治疗】

(一) 治疗原则

治则——舒筋活血。

(二) 治疗方法

(1) 对神经、血管束压迫者——放松肌肉→血管神经刺激减轻。
(2) 环状韧带松弛损伤者——桡尺关节复位。
(3) 伸腕肌腱起点损伤者——松解粘连——弹拨。

三、肱骨内上髁炎

又称学生肘。

【病因病理】

多见于排球运动员及学生等。

经常在前臂旋前位用力屈肘屈腕→尺侧腕屈肌
急性损伤
慢性劳损
肌腱附着点损伤→出

血→小血肿
肿胀→尺神经皮支受挤压→痛↑
血肿机化→局部粘连→屈腕→痛↑

【临床表现】

(1) 局部疼痛无力——前臂旋前、主动屈腕时明显。
(2) 疼痛放射到前臂掌尺侧(多见),掌桡侧(少见)。

【检查】

(1) 压痛
肱骨内上髁(前臂屈肌及旋前圆肌的总腱附着)
尺侧腕屈肌及指浅屈肌

(2) 抗阻力屈腕试验(图 4 - 38)：阳性。

【治疗】

（一）治疗原则

治则——松解粘连，活血化瘀。

（二）治疗方法

（1）放松肌肉——减轻尺神经皮支挤压——按揉：肱骨内上髁局部及前臂的尺侧腕屈肌。

（2）松解粘连——弹拨：肱骨内上髁及周围。

（3）活血化瘀——促进血液循环——擦：前臂屈腕肌到肘部＋热敷。

四、尺骨鹰嘴滑膜炎

又称矿工肘。

【病因病理】

局部 $\begin{cases} 撞伤 \\ 过度摩擦 \end{cases}$ 滑囊创伤性炎症

【临床表现】

（1）鹰嘴部呈圆形肿胀 $\begin{cases} 质软 \\ 位于皮下 \end{cases}$

（2）略有压痛。

（3）肘部活动无明显影响。

【治疗】

（一）治疗原则

治则——加强循环→炎症吸收——活血化瘀。

（二）治疗方法

按、揉、擦——尺骨鹰嘴部加热敷，加压包扎。

第五节　腕部软组织损伤及疾病

腕部为前臂与手的交界区域。

一、解剖生理

(一) 腕部关节

(1) 狭义——桡腕关节 { 桡骨下端、尺骨下端三角软骨 { 尺骨茎突内侧 / 桡骨之尺骨切迹下缘 } 构成 / 舟骨、月骨、三角骨

(2) 广义 { 桡腕关节 / 腕骨间关节 / 桡尺远端关节 } 运动上是统一的 { 背屈 70°～80° / 掌屈 60°～70° / 尺侧屈大于桡侧屈 2 倍

(二) 肌肉

(1) 掌侧主要肌肉 { 桡侧屈腕肌 / 掌长肌 / 尺侧腕屈肌 / 拇长展肌——第一掌骨底 / 指浅屈肌 } 指伸直时，才能屈腕 / 指深屈肌 } 腕伸直时，才能屈指

(2) 背侧主要肌肉 { 桡侧腕长伸肌 / 桡侧腕短伸肌 / 指总伸肌

(3) 尺侧屈曲 { 尺侧腕屈肌 / 尺侧腕伸肌

(4) 桡侧屈曲 { 拇长展肌 / 拇短伸肌 / 桡侧腕屈肌(有争议)

(三) 韧带

(内下方)

(1) 桡腕掌侧韧带：桡骨下端的前缘和茎突——→舟骨、月骨、三角骨和头状骨的掌侧面。

(向下方)

(2) 桡腕背侧韧带：桡骨下端的后缘——→舟骨、月骨、三角骨，并与腕骨间背侧韧带相移行。

(3) 腕桡侧副韧带：桡骨茎突尖部——→舟骨、头状骨、大多角骨。

（4）腕尺侧副韧带：尺骨茎突并与关节盘尖部愈合 $\begin{cases}（向前外方）\begin{cases}豌豆骨 \\ 腕横韧带上缘内侧\end{cases} \\ 三角骨的内侧面和背侧面相连\end{cases}$

二、桡骨茎突部狭窄性腱鞘炎

（1）狭窄性腱鞘炎在指、趾、腕、踝等部均可发生，但以桡骨茎突部多见。

（2）腱鞘的结构（图 5 - 19）。

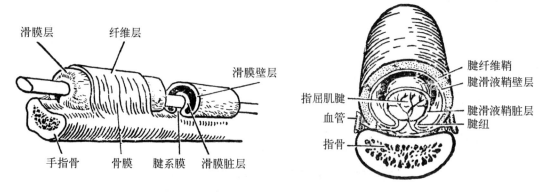

图 5 - 19　腱 鞘 模 式 图

作用——保护肌腱、减少摩擦。

【病因病理】

拇长展肌——起于 $\begin{cases}桡、尺骨中部背面 \\ 前臂骨间膜背面\end{cases}$ ——止于——第一掌骨基底部（外侧）。

拇短伸肌——起于——桡骨和前臂骨间膜背面——止于——第一指骨基底部。

桡骨茎突部腱鞘的特点：

$\begin{cases}① 拇长展肌和拇短伸肌在桡骨茎突部进入一共同的腱鞘（图 5 - 20），长 5～6 cm； \\ ② 腱鞘\begin{cases}内侧是桡骨茎突 \\ 外侧和背侧是腕总韧带\end{cases}所以：腱沟浅而狭窄； \\ ③ 腱鞘与肌腱密切相连； \\ ④ 腱鞘距离皮肤极近； \\ ⑤ 两肌腱在经过桡骨茎突到第一掌骨上时，屈曲角度约为 105°。\end{cases}$

持续过度的 $\begin{cases}拇指用力按物 \\ 拇指内收、屈伸 \\ 腕向尺侧屈曲\end{cases} \begin{matrix}摩擦 \\ 挤压\end{matrix}$ 腱鞘→ （无菌性炎症）腱鞘水肿

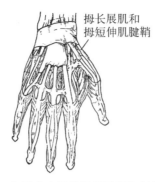

拇长展肌和
拇短伸肌腱鞘

图 5 - 20 桡骨茎突部的拇长展肌和拇短伸肌腱鞘

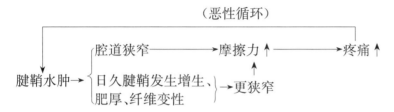

肌腱变异：

拇长展肌和拇短伸肌的副腱（鞘管内迷走肌腱）→止于舟骨、三角骨、大多角骨、鱼际肌筋膜——其腱较拇长展肌短小——伸张度较少→过度活动时→迷走肌腱更易受伤。

【临床表现】

（1）慢性损伤史。

（2）桡骨茎突部疼痛或有肿胀。

（3）拇指无力。

【检查】

（1）局部疼痛。

（2）握拳试验（握拳尺屈试验,图4-40）：阳性。

【治疗】

（一）治疗原则

治则——活血化瘀,消肿止痛。

（二）治疗方法

（1）按、揉、擦——局部上下方——适当配合 { 拇长展肌
拇短伸肌 } 的活动

（2）顺腱鞘方向擦热,加热敷。

三、屈指肌腱腱鞘炎

又称"弹响指""扳机指"。多发于中指和拇指,妇女发病较多。

屈指肌腱腱鞘较桡骨茎突部腱鞘宽大,活动度亦较小。

【病因病理】

长期用力握硬物→腱鞘慢性损伤→水肿→日久变性→腱鞘狭窄→活动受限→弹响;

痛(较桡骨茎突狭窄性腱鞘炎轻)。

【临床表现】

（1）局部疼痛。

（2）伸屈受限,有弹响及扳机状现象(图5-21)。

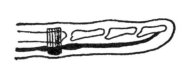 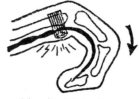

(a) 肌腱呈葫芦形 　　　　　 (b) 屈指时发生弹响

图 5-21 指部腱鞘炎

【治疗】

（一）治疗原则

治则——同桡骨茎突部腱鞘炎。

（二）治疗方法

手法要适宜,在手及指部——捻、摇、拔伸、擦,加热敷。

四、腱鞘囊肿

（1）好发于腕、踝等活动度大的关节周围。

（2）多见于青壮年,女多于男。

【病因病理】

尚未完全明确。一般认为:

急性或慢性外伤 $\begin{cases} 关节囊 \\ 或腱鞘 \end{cases}$ 突出——形成疝状物 $\begin{cases} 囊肿 \\ 日久与周围组织发生粘连 \end{cases}$

【临床表现】

（1）局部小肿块（图5-22）。

（2）可有疼痛感。

（3）若有粘连，则该肌腱所属指、趾可软弱无力。

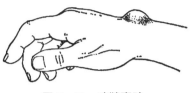

图5-22　腱鞘囊肿

【治疗】

（1）放松患部关节后作拔伸——使关节间隙拉宽。

（2）在拔伸状态下对囊肿按压或敲击。

五、腕管综合征

【病因病理】

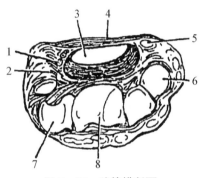

图5-23　腕管横断面

1-尺神经深支；2-豌豆骨；3-腕管；4-腕横韧带；5-桡侧腕屈肌腱；6-大多角骨；7-钩骨；8-头状骨

腕管位于腕掌侧，由腕横韧带和腕骨沟围成（图5-23）。

腕管内通过 $\begin{cases} 9根肌腱 \begin{cases} 指浅屈肌腱4 \\ 指深屈肌腱4 \\ 拇长屈肌腱1 \end{cases} \\ 1根正中神经 \end{cases}$

① 增生、骨折、脱位→腕管缩小 $\left.\begin{matrix} \\ \end{matrix}\right\}$ 管内容积减缩

② 腕横韧带增厚→腕管缩小

③ 损伤或疾病引起管内容物体积膨大 $\left.\begin{matrix} \\ \end{matrix}\right\}$ 或内容物膨大

→压迫挤压 $\begin{cases} 管内肌腱 \\ 正中神经 \end{cases}$ →症状

最多见：肌腱、腱鞘慢性无菌性炎症→腱鞘肿胀→在管中压迫正中神经→症状。

祖国医学认为：

① 寒湿淫筋，风邪袭肌 $\left.\begin{matrix} \\ \end{matrix}\right\}$ 腕部→气血流通受阻→症状。

② 不慎跌挫，血瘀经络

【临床表现】

初期——手指麻木刺痛——主要示指，其次中指、拇指、环指——挥动患手→症状可缓解。

后期 $\begin{cases} 鱼际肌 \begin{cases} 萎缩 \\ 麻痹 \end{cases} 肌力减弱。 \\ 拇、示、中、环指（桡侧一半）——感觉消失 \\ （图5-24a、b） \end{cases}$

【检查】

按压腕部大陵穴，症状加剧。

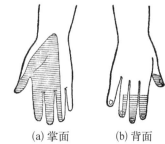

(a)掌面　　(b)背面

图5-24　正中神经感觉区域

【治疗】

（一）治疗原则

治则——舒筋通络,活血化瘀。

（二）治疗方法

手法——按、揉、搓、弹拨、擦——加热敷。

六、桡侧腕伸肌腱周围炎

肌腱周围炎可发生在股四头肌和小腿跟腱部,而以前臂近腕桡侧好发。

旧称:"烁轧性腱鞘炎""闪轧性腱鞘炎"。

该部无腱鞘组织,是属筋膜与腱索之间的无菌性炎症,所以称"肌腱周围炎"较合理。

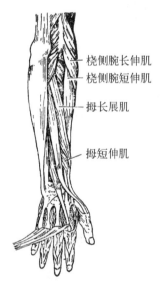

桡侧腕长伸肌
桡侧腕短伸肌
拇长展肌
拇短伸肌

图 5 - 25　前臂 4 条肌肉
　　　　的解剖位置

【病因病理】

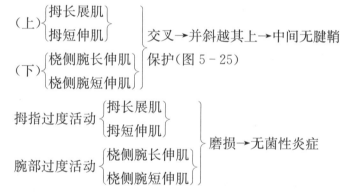

（上）$\begin{cases}拇长展肌\\拇短伸肌\end{cases}$ 交叉→并斜越其上→中间无腱鞘

（下）$\begin{cases}桡侧腕长伸肌\\桡侧腕短伸肌\end{cases}$ 保护(图 5 - 25)

拇指过度活动 $\begin{cases}拇长展肌\\拇短伸肌\end{cases}$

腕部过度活动 $\begin{cases}桡侧腕长伸肌\\桡侧腕短伸肌\end{cases}$ 磨损→无菌性炎症

【临床表现】

（1）前臂肌肉高度紧张劳损史(长期积劳损伤)。

（2）腕部疼痛,握拳或伸指痛增,腕无力。

（3）沿病变的桡侧腕伸肌腱呈条索状肿胀。

【检查】

（1）前臂远端背侧压痛和肿胀。

（2）屈伸、握拳皆可出现捻发音。

（3）桡侧腕伸肌腱摩擦试验(图 4 - 41):阳性。

【治疗】

（一）治疗原则

治则——活血化瘀,消肿止痛。

（二）治疗方法

手法轻柔：擦法＋热敷＋绷带固定。一般 2 周愈。

也可：局封$\left\{\begin{array}{l}\text{醋酸泼尼松龙 25 mg}\\\text{利多卡因 4 ml}\end{array}\right\}$＋绷带固定

第六节　髋部损伤及疾病

一、解剖生理

（一）骨与关节

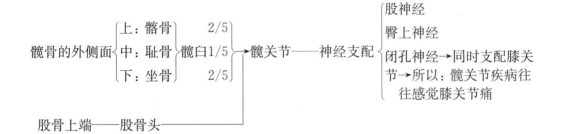

$$\text{髋骨的外侧面}\left\{\begin{array}{l}\text{上：髂骨　}2/5\\\text{中：耻骨　}\}\text{髋臼}1/5\\\text{下：坐骨　}2/5\end{array}\right\}\rightarrow\text{髋关节}——\text{神经支配}\left\{\begin{array}{l}\text{股神经}\\\text{臀上神经}\\\text{闭孔神经}\rightarrow\text{同时支配膝关}\\\text{节}\rightarrow\text{所以：髋关节疾病往}\\\quad\text{往感觉膝关节痛}\end{array}\right.$$

$$\text{股骨上端}——\text{股骨头}$$

（二）肌肉与神经（图 5‑26、图 5‑27）

1. 髋关节前屈

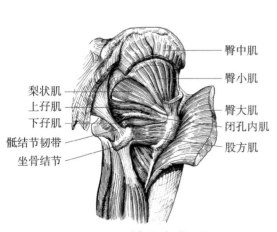

图 5‑26　髋部肌肉后面观

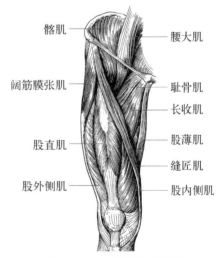

图 5‑27　大腿肌肉前面观

$$\left\{\begin{array}{l}\text{髂腰肌——股神经}(L_1{\sim}L_4)\\[4pt]\text{股直肌——股神经}(L_1{\sim}L_4)\\[4pt]\text{缝匠肌——股神经}(L_2{\sim}L_3)\\[4pt]\text{阔筋膜张肌——臀上神经}(L_4{\sim}L_5)\end{array}\right.$$

2. 髋关节后伸

$$\left\{\begin{array}{l}\text{臀大肌——臀下神经}(L_4{\sim}S_2)\\[4pt]\text{股二头肌——坐骨神经}(L_4{\sim}S_2)\\[4pt]\text{半腱肌——坐骨神经}(L_4{\sim}S_2)\\[4pt]\text{半膜肌——坐骨神经}(L_4{\sim}S_2)\end{array}\right.$$

3. 髋关节内收

$$\left.\begin{array}{l}\text{耻骨肌}\\[4pt]\text{长收肌}\\[4pt]\text{短收肌}\\[4pt]\text{股薄肌}\\[4pt]\text{大收肌}\end{array}\right\}\text{——闭孔神经}(L_2{\sim}L_4)$$

4. 髋关节外展

$$\left.\begin{array}{l}\text{臀中肌}\\[4pt]\text{臀小肌}\end{array}\right\}\text{——臀上神经}(L_4{\sim}S_1)$$

5. 髋关节内旋

$$\left.\begin{array}{l}\text{臀中肌}\\[4pt]\text{臀小肌}\end{array}\right\}\text{——臀上神经}(L_4{\sim}S_1)$$

6. 髋关节外旋

$$\left\{\begin{array}{l}\text{髂腰肌——股神经}(L_1{\sim}L_4)\\[4pt]\text{臀大肌——臀下神经}(L_4{\sim}S_2)\\[4pt]\text{梨状肌——骶神经分支}(S_1{\sim}S_2)\\[4pt]\left.\begin{array}{l}\text{闭孔内肌}\\[2pt]\text{股方肌}\\[2pt]\text{闭孔外肌}\end{array}\right\}\text{——骶神经分支}(L_5{\sim}S_1)\end{array}\right.$$

(三) 血管

股骨头有 3 组动脉。

(1) 股骨颈 $\left.\begin{array}{l}\text{后上部}\\[4pt]\text{后下部}\end{array}\right\}$ 由旋股内、外侧动脉发出的 3~4 条支持带动脉→骺外侧动脉(主要供应)。

（2）股骨干髓腔内的股骨滋养动脉。

（3）股骨头韧带动脉——由闭孔动脉的后支发出——随年龄增长而血供增长。

二、小儿髋关节滑囊炎

髋部的滑囊 $\begin{cases} 坐骨结节滑囊——臀大肌与坐骨结节间 \\ 臀大肌转子囊——臀大肌与大转子间 \\ 2\sim3 \text{个小滑囊}——臀大肌肌腱与股骨臀肌粗隆之间 \\ 髂腰肌滑囊——髂腰肌腱与髋关节之间 \end{cases}$

髂腰肌 $\begin{cases} 髂肌(髂窝→股骨小转子) \\ 腰大肌(L_1\sim L_4 \text{椎体及横突}→股骨小转子) \end{cases}$ ——股神经($L_1\sim L_4$)

滑囊作用 $\begin{cases} 散热 \\ 减少摩擦 \end{cases}$

摩擦最多的 $\begin{cases} 臀大肌转子囊——位置浅 \\ 坐骨结节囊——受压力大 \\ 髂腰肌滑囊——位置较深 \end{cases}$

因此 $\begin{cases} 臀大肌转子囊 \\ 坐骨结节囊 \end{cases}$ 最易受损。

小儿更易伤——臀大肌转子囊。

【病因病理】

$\begin{matrix} 直接 \\ 间接 \end{matrix}$ 暴力伤→过分刺激和压迫滑囊→滑囊的滑膜创伤→$\begin{matrix} 渗出↑ \\ 吸收↓ \end{matrix}$→肿胀→无菌性炎症

　　└→自高处跳下，单脚落地扭伤。

【临床表现】

（1）局部压痛

（2）活动大转子时疼痛加重 $\begin{cases} 步履 \\ 屈髋 \\ 下肢伸直时旋转大腿 \end{cases}$ →疼痛

【治疗】

（一）治疗原则

治则——舒筋活血，消瘀止痛。

（二）治疗方法

局部——揉，按，揉，擦＋热敷。

三、扁平髋（股骨头骨骺软骨病）

又称：青年性畸形性髋关节炎；青年性畸形性骨软骨炎。

本症好发于 3～14 岁儿童，其中以 6～8 岁发病率最高。

男性为女性的 4～5 倍，大多为单侧性，亦可双侧发病。

【病因病理】

急慢性外伤→髋关节外展及外旋时 ｛虽不足以引起骨折，但可引起｜支持带后上组动脉血供障碍｝→骨骺无菌性坏死→本症

【临床表现】

（1）髋关节疼痛，有乏力和跛行症状，也可间歇缓解。

（2）后期患肢肌肉可出现萎缩。

【检查】

（1）可见到患肢稍短，轻度屈曲并内收畸形。

（2）外展与内旋稍受限。

（3）X 线摄片：股骨头骨骺密度增高，股骨头外上部变扁平，关节间隙可能增宽。

【治疗】

争取早期治疗。

（一）治疗原则

（1）避免髋关节负重工作。

（2）活血化瘀，滑利关节。

（二）治疗方法

（1）腰骶及髋部——揉，按，揉，擦＋热敷。

（2）配合髋关节轻度被动活动。

四、弹响髋

弹响髋多发于青壮年。

髋关节屈伸时→大转子上方出现滑动之索状物→并发生声响→称弹响髋。

【病因病理】

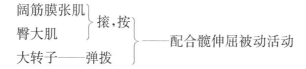

劳损→髂胫束 { 轻度紧张 / 增厚 } 髋关节伸屈时 { 髂胫束 / 大转子 } 摩擦→响声

【临床表现】

步履时髋部有"格"声。

【治疗】

（一）治疗原则

治则——舒筋通络。

（二）治疗方法

阔筋膜张肌 / 臀大肌 } 揉,按 — 配合髋伸屈被动活动
大转子——弹拨

第七节　膝关节软组织损伤及疾病

一、解剖生理

膝关节为身体最大和最复杂的关节,主要做屈伸运动。在屈膝时,亦能做轻度摩动及旋转。

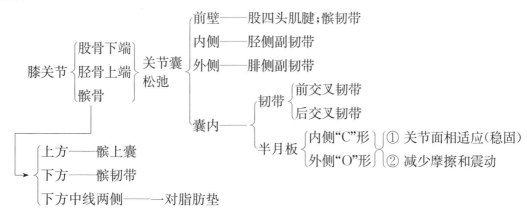

$$
\begin{array}{l}
\text{胫侧}\\
\text{副韧带}
\end{array}
\begin{cases}
\text{浅层} & \text{较长} \longrightarrow \text{起于股骨内上髁的收肌结节附近} \longrightarrow \text{止于胫骨上端内面}\\
& \text{两层紧密结合无间隙}\\
\text{深层} & \text{较短} \longrightarrow
\begin{array}{l}
\text{构成关节囊}\\
\text{的一部分}
\end{array}
\begin{cases}
\text{起于股骨内上髁}\\
\text{止于胫骨干内面和关节边缘}
\end{cases}
\begin{cases}
\text{内面与内侧半}\\
\text{月板紧密连结}
\end{cases}
\end{cases}
$$

腓侧副韧带——起于股骨外上髁——止于腓骨头外侧面的中部。

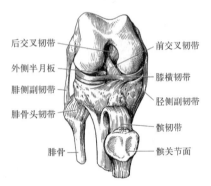
图 5-28　膝关节前面观

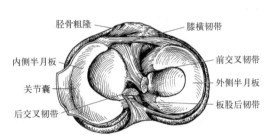
图 5-29　膝关节内外侧半月板

二、半月板损伤

内侧半月板损伤多于外侧损伤(中国人群中外侧半月板损伤亦不少见)。

【病因病理】

(1) 膝关节屈曲位

$$
\left.\begin{array}{l}
\text{股骨骤然内旋}\\
\text{膝关节同时伸直}
\end{array}\right\} \rightarrow \text{半月板向关节中心部位移动} \rightarrow \text{半月板中部边缘附着部分撕裂} \rightarrow
$$

半月板的后、中部挤压于股骨与胫骨之间→半月板之后、中部长形裂伤。

(2) 长期屈膝工作(蹲位)——机制同上→半月板长期被挤压和研磨→半月板退变和慢性撕裂性损伤。

(3) 伤后之愈合

$$
\begin{array}{l}
\text{损伤之位置与}\\
\text{滑膜之关系}
\end{array}
\begin{cases}
\text{损伤仅限于半月板本身——永不愈合}\\
\text{撕裂为纵行}
\begin{cases}
\text{伸入周围或中央附着部}\\
\text{侧面与滑膜交通}
\end{cases}
\text{则可因结缔组织进入而愈合}\\
\text{撕裂为横行或斜形——半月板分为数节} \rightarrow \text{其间为其自身滑膜之结缔}\\
\quad\text{组织充填——三周愈合}\\
\text{部分半月板的周围附着点撕裂——愈合无困难。}
\end{cases}
$$

因为半月板仅周围部分血运良好,而中央部分及凹缘实际无血管,其营养来自滑液。

【临床表现】

(1) 有外伤史或劳损史。

（2）患膝疼痛,步履时有交锁。

（3）患侧股四头肌萎缩。

【检查】

（1）研磨试验(将小腿下压,图 4 - 46a)阳性。

（2）麦克茂来试验(Mc Murray 试验,图 4 - 47)阳性。

（3）压痛——关节间隙。

【治疗】

（一）治疗原则

治则——舒筋活血。

（二）治疗方法

（1）有关节交锁者——复位:轻度旋转小腿,同时做膝关节屈伸活动。

（2）加强膝关节周围血液循环——擦、按膝部周围和腘部,擦两侧膝眼,加热敷。

（足部浸热水 20 分钟）

（3）适当固定——护膝或绷带包扎固定。

一般 4 周可愈。

三、损伤性滑囊炎

膝部最大的滑囊是髌上囊。

【病因病理】

急性
慢性 }——损伤→滑囊充血肿胀→创伤性炎症→日久→滑膜增厚、粘连。

【临床表现】

（1）外伤或劳损史。

（2）膝关节肿痛,伸屈时疼痛加重。

（3）日久股四头肌萎缩。

【检查】

浮髌试验(图 4 - 43)阳性。

【治疗】

早期效果较好。

（一）治疗原则

治则——活血化瘀。

（二）治疗方法

（1）股前部——擦、拿。

（2）膝部——按、揉，配合膝关节屈伸活动。

（3）髌骨上部——擦，加热敷。

（4）加压绷带——2～4 周。

※ 积液较多者——抽取积液后加压。

四、髌下脂肪垫劳损

髌下脂肪垫——位于髌韧带之后。

【病因病理】

膝关节过度屈伸活动 }→脂肪垫充血、肥厚→无菌性炎症
　　　　直接外伤

嵌顿→刺激皮神经→痛↑

【临床表现】

（1）膝痛，在膝关节伸直时痛↑。

（2）行走无力，关节自觉僵硬乏力。

【检查】

（1）局部略有肿胀。

（2）髌韧带两侧压痛。

【治疗】

（一）治疗原则

治则——活血化瘀。

（二）治疗方法

按压、揉髌骨下方，配合下肢屈伸活动。

五、侧副韧带损伤

【病因病理】

当膝关节微屈时——突然受到 { 外翻应力→内侧副韧带损伤——占绝大多数。
内翻应力→外侧副韧带损伤。

【临床表现】

内侧副韧带拉伤或部分撕裂
{
① 膝关节内侧疼痛,局部有明显压痛;
② 小腿被动外展时疼痛加剧;
③ 膝内侧局限性肿胀,2～3天后可出现皮下瘀斑;
④ 膝关节伸屈活动受限,不能完全伸直。
}

如合并有半月板损伤,可见关节内积血。

内侧副韧带完全断裂时,可摸到断裂韧带的间隙。

【检查】

膝关节正位X线片
{
可见膝关节内侧间隙明显加宽;
若为韧带止点撕脱者,则可见有小骨片撕脱;
若合并十字韧带撕脱者可能见到胫骨髁部有撕脱骨折。
}

【治疗】

(一) 治疗原则

治则——理筋通络,活血祛瘀。

韧带完全断裂者须尽早手术缝合或修补。

(二) 治疗方法

(1) 病人仰卧位,患肢伸直并外旋,用一薄枕垫于膝的外后方。

① 按、揉内侧副韧带的起止点,手法宜轻巧缓和;

② 配合轻巧快速的弹拨法——沿韧带纤维垂直的方向治疗;

③ 轻揉伤部;

④ 再沿韧带方向用擦法——透热为度。

(2) 术后可外敷消瘀止痛药,肿消后可用熏洗热敷法。

外侧副韧带损伤较少见,其症状和处理与内侧副韧带损伤类同。

【注意】

(1) 伤后内出血未止时,暂不宜推拿。

(2) 在治疗过程中要鼓励病人坚持股四头肌锻炼。

第八节　踝部软组织损伤及疾病

一、解剖生理

跟、距、舟、骰、楔。

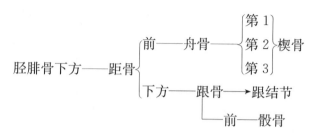

（一）关节（图 5－30）

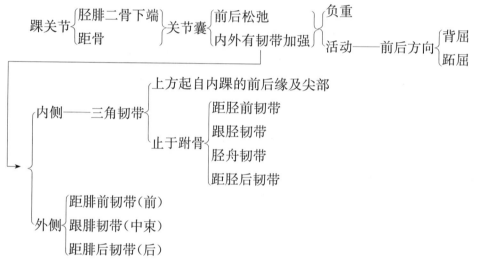

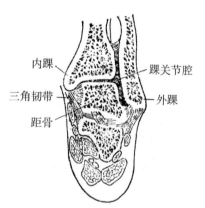

图 5－30 踝关节额状切面（后面）

踝穴的特点：

① 胫骨内踝较腓骨外踝短。距骨——前宽后窄。

② 踝穴 上窄 下宽
- 背屈时——距骨完全进入踝穴——踝关节稳定，不能左右活动；
- 跖屈时——距骨后部进入踝穴——踝关节不稳定，韧带易损伤。

足的连结：
- 跟骰——跟骰关节
- 跟距舟——跟距舟关节
- 跗横关节——足内翻／足外翻

（二）肌肉

小腿肌肉均越踝关节。

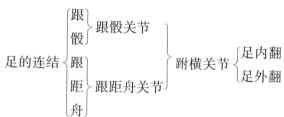

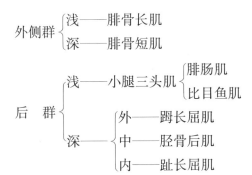

外侧群 { 浅——腓骨长肌
　　　　深——腓骨短肌

后　群 { 浅——小腿三头肌 { 腓肠肌
　　　　　　　　　　　　　　 比目鱼肌
　　　　深 { 外——蹞长屈肌
　　　　　　 中——胫骨后肌
　　　　　　 内——趾长屈肌

（三）关节活动

背屈 35°，跖屈 45°，内翻 35°，外翻 15°。

望诊：畸形，肿胀，皮下淤血，压痛点及关节活动。

二、踝管综合征

踝关节内侧的筋膜增厚部和跟骨内侧面形成骨性纤维性管，称为踝管（图 5 - 31、5 - 32）。其间通过由小腿经内踝后方至足底的肌腱、血管、神经。管内肌腱的排列顺序，由前外向后内为：

{ 胫骨后肌腱（胫骨后面及骨间膜→舟骨、第 2～3 楔骨、跖骨、骰骨）
{ 趾长屈肌腱（胫骨后→第 2～5 趾末节基底）　　　　　　　　　　　} 其间有胫后动脉及胫后神经通过
{ 蹞长屈肌腱（胫骨后及骨间膜→蹞趾末节基底）}

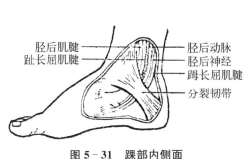

图 5 - 31　踝部内侧面

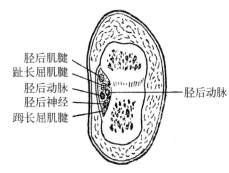

图 5 - 32　踝管横切面

【病因病理】

（1）踝管内肌腱发生炎性变化或腱鞘结构增生 }
（2）分裂韧带退变增厚，管内压力增高或狭窄 } 形成对神经、血管的压迫→症状
（3）跟骨骨刺形成或因骨折等原因使踝管变狭窄 }

【临床表现】

（1）初起足底、足趾麻木。

（2）以后内踝部及足底疼痛，行走稍久则痛增，休息后痛减。

【治疗】

（一）治疗原则

治则——舒筋通络，活血化瘀。

（二）治疗方法

（1）与踝管成垂直方向弹拨、按揉。

（2）顺肌腱方向理筋，擦热加热敷（不宜太烫）。

三、踝关节扭伤（指侧副韧带扭伤）

【病因病理】

由于踝关节的形态结构特点，踝关节扭伤以跖屈时内翻扭伤外侧副韧带多见。

【临床表现】

（1）外踝部明显肿胀疼痛。

（2）局部压痛明显，甚则不能走路。

【治疗】

（一）治疗原则

治则——祛瘀活血，消肿止痛。

（二）治疗方法

在小腿及局部顺韧带方向作轻手法揉、摩、擦——配合热敷。

一般在损伤 24 小时后治疗。

第九节　类风湿关节炎

又称风湿样关节炎、萎缩性关节炎，是一种病因尚未明确的、具有关节炎变的慢性全身性疾病。

临床上分两大类 { 侵犯四肢关节者——类风湿关节炎；
侵犯脊柱者——类风湿性脊柱炎。

此病多见于 15～35 岁,女性约为男性的 3 倍,儿童和老年人少见。

此病发生在儿童称斯蒂尔(Still)病。

【病因病理】

本病的病因尚未有定论。

1. 感染学说

认为有 3 种可能。

① 低毒感染:毒性较低的细菌侵入关节或其周围组织(非溶血性链球菌族)→引起一系列病变——但局部培养找不到致病细菌;

② 毒素感染:体内慢性感染病灶→产生一种毒素→关节对毒素的反应→病变——临床不能证实——清除慢性病灶后大多无肯定疗效;

③ 变态反应:感染→机体对感染过敏→关节发生变态反应——目前支持者较多。

理由(理论根据):

① 关节炎的发生往往不在感染时,而在感染之后;

② 患者血清内所含对溶血性链球菌之凝集素远比正常人为高;

③ 对链球菌的皮肤敏感试验,患者的阳性反应率,比正常人高 3 倍;

④ 对家兔反复注射链球菌,可产生关节病变,其性质和类风湿关节炎相似。

基于这些事实我们认为:① 不能证实变态反应学说;② 说明细菌感染尤其是链球菌与类风湿关节炎有密切关系。

2. 非感染学说

有以下几种。

(1) 内分泌不平衡学说。

本病不发生于妊娠初期

已患本病者在妊娠期有症状缓解的事实 $\Big\}$ 所以认为是内分泌不平衡所致——祖国医学认为是"骨痹"——"肾主骨"——

临床上 $\Big\{$ 肾上腺皮质激素 / 促肾上腺皮质激素 $\Big\}$ 对本病有明显疗效

"肾虚"为根本原因 $\Big\{$ 肾阳虚——促肾上腺皮质激素↓ / 肾阴虚——肾上腺皮质激素↓ $\Big\}$ 相互联系 $\Big\{$ 阳虚及阴 / 阴虚及阳

(2) 结缔组织疾病学说(原称胶原性疾病学说)。

理由:

① 本病的病理特性——结缔组织发生蛋白变性。

② 激素疗法 $\Big\{$ 对本病有效; / 对其他胶原疾病也有效。

(3) 血管舒缩障碍学说。

自主神经功能紊乱→血管舒缩障碍→本病。

理由：① 本病患者发现手足部发冷并有发绀现象（对温度反应并不敏感）；

② 治疗上凡一切热疗法——均能缓解症状。

（4）自体免疫反应学说。

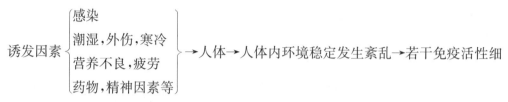

诱发因素 { 感染 / 潮湿，外伤，寒冷 / 营养不良，疲劳 / 药物，精神因素等 } →人体→人体内环境稳定发生紊乱→若干免疫活性细

胞群得到发展（一般不形成的）→对自体某些成分出现免疫病变反应→本病。

理由：

① 患者发病前常有某些诱因。

② 血中可测出多种自体抗体。

③ 把本病患者的滑膜细胞在组织培养中生长，能产生一种胶原酶，这与本病关节软骨的破坏有密切关系。

④ 病变中有大量浆细胞和淋巴细胞浸润。

⑤ 临床上应用 { 肾上腺皮质激素 / 嘌呤代谢拮抗药物 } 有效。

这些都支持这一学说。

类风湿关节炎病理变化：

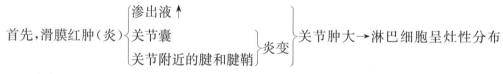

首先，滑膜红肿（炎） { 渗出液↑ / 关节囊 / 关节附近的腱和腱鞘 } 炎变 } 关节肿大→淋巴细胞呈灶性分布

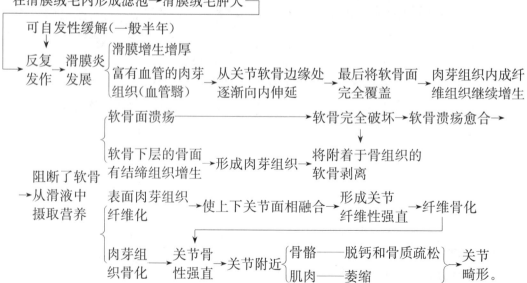

在滑膜绒毛内形成滤泡→滑膜绒毛肿大

可自发性缓解（一般半年）

反复发作 滑膜炎发展 { 滑膜增生增厚 / 富有血管的肉芽组织（血管翳） 从关节软骨边缘处逐渐向内伸延 最后将软骨面完全覆盖 肉芽组织内成纤维组织继续增生

软骨面溃疡 软骨完全破坏→软骨溃疡愈合→

软骨下层的骨面有结缔组织增生 →形成肉芽组织→将附着于骨组织的软骨剥离

阻断了软骨→从滑液中摄取营养 表面肉芽组织纤维化 →使上下关节面相融合→形成关节纤维性强直 →纤维骨化

肉芽组织骨化 →关节骨性强直 →关节附近 { 骨骼——脱钙和骨质疏松 / 肌肉——萎缩 } 关节畸形。

【临床表现】

1. 类风湿关节炎

（1）多见于女性；

（2）手足小关节对称性发作；

（3）发作到缓解，周期半年；

（4）局部症状 { 疼痛，僵硬感，红肿，发热；
关节呈梭形肿胀（运动障碍）；
后期呈海象畸形（畸形、强直、半脱位）。

2. 类风湿性脊柱炎

（1）发病年龄 15～35 岁居多；

（2）腰痛反复发作，腰骶部有僵硬不适感，活动不灵便；

（3）腰部背伸困难；

（4）后期患者出现弓背畸形，"尻以代踵，脊以代头"（《素问·痹论》）。

【检查】

X 线检查 { ① 关节面模糊不整，关节附近骨质疏松；
② 近关节端之骨出现边缘性硬化现象；
③ 后期韧带钙化或骨化，脊柱可呈竹节样变化。

【鉴别诊断】

1. 强直性脊柱炎与类风湿性脊柱炎的共同点

（1）发病年龄相仿，两者都在 15～35 岁；

（2）临床症状相似，都是时愈时发，慢性进行性疾病；

（3）两者都可使脊柱关节受累；

（4）两者病理改变基本相同。

2. 强直性脊柱炎与类风湿性脊柱炎的不同点

（1）强直：男多于女（男占 80%）；类风：女多于男，女是男 2～3 倍；

（2）强直：血清因子试验阴性；类风：血清因子 70%～80% 阳性；

（3）强直：90% 以上首先侵犯骶髂关节；类风：很少侵犯骶髂关节，即或受侵，病变也轻，时间则较晚；

（4）强直：主要侵犯 C_4 以下脊椎；类风：主要侵犯 C_4 以上的颈椎。

【治疗】

（一）治疗原则

治则：

纤维强直——纠正畸形，保护关节。

骨性强直——舒筋通络，活血止痛。

（二）治疗方法

纤维强直——首先放松周围肌肉——滚、按、拿、按压及加强关节的被动活动。

骨性强直——放松周围肌肉，促进血液循环——滚、按、揉，＋热敷。

【注意】

手法轻柔而有弹性，不可粗暴，用蛮力可能使患者骨折。

第六章　内科杂病的推拿治疗

第一节　心脑系病证

一、头痛

头痛是一个自觉症状。临床上颇为多见,可出现于各种急慢性疾病中。

本节仅讨论以头痛为主症的一些病证。

祖国医学——头痛 { 头痛——浅而近者,其痛卒然而至,易于解散速安也。
头风——深而远者,其痛作止不常,愈后遇触复发也。

【生理】

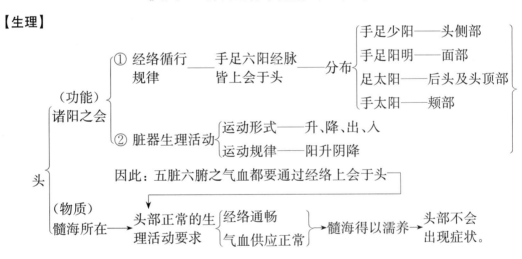

【病因病机】

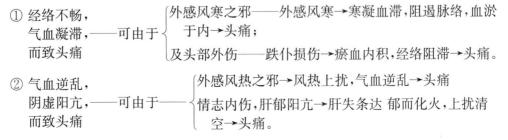

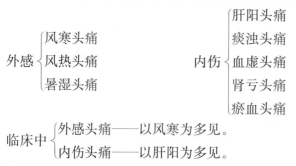

③ 清窍阻塞 { 清阳不升 / 浊阴不降 } 而致头痛 —— 可由于 —— { 外感暑湿→湿邪弥漫,蒙蔽清阳→清窍阻塞,清阳不升,浊阴不降→头痛。/ 中焦阻塞→脾失健运,痰浊内生,阻遏清阳,清不升,浊不降→头痛。}

④ 气虚血少,不能滋养脑髓,而致头痛 —— 可由于 —— { 血虚——因失血或饮食不调,劳伤过度,脾胃虚弱→气血生化之源不足→血虚→血不养肝→肝阳上亢。/ 肾亏 { 肾阳不足——肾阳衰微,清阳不展,肾主髓,脑为髓海,髓海不足→头痛。/ 肾阴不足——水不涵木,肝阳上亢→头痛。}}

从上述病机中可看到引起头痛的病因有外感、内伤两类。

外感 { 风寒头痛 / 风热头痛 / 暑湿头痛 }　　内伤 { 肝阳头痛 / 痰浊头痛 / 血虚头痛 / 肾亏头痛 / 瘀血头痛 }

临床中 { 外感头痛——以风寒为多见。/ 内伤头痛——以肝阳为多见。}

【辨证】

1. 外感

(1) 风寒头痛——多发于吹风受寒之后,头痛有时连及项背,恶风寒,常喜裹头,口不渴,苔薄白,脉浮或紧。

(2) 风热头痛——头胀痛,甚则如裂,恶风发热,面红目赤,口渴欲饮,咽红肿痛,尿黄或便秘,苔薄黄或舌质边尖红,脉浮数。

(3) 暑湿头痛——头痛胀重,脘闷纳呆,肢体倦怠,身热汗出,心烦口渴,苔腻,脉濡数。

2. 内伤

(1) 肝阳头痛——头痛眩晕,心烦易怒,睡眠不安,面红口干,苔薄黄或红少苔,脉弦或弦细数。

(2) 痰浊头痛——头痛且胀,胸膈支满,纳呆倦怠,呕吐涎沫,恶心,苔白腻,脉滑。

(3) 血虚头痛——头痛头晕,神疲乏力,面色少华,心悸气短,舌淡,脉细无力或涩。

(4) 肾虚头痛(肾阳不振)——头脑空痛,耳鸣目眩,腰痠腿软,遗精带下,四肢作冷,舌淡胖,脉沉细无力。

(5) 瘀血头痛——头痛时作,经久不愈,痛处固定,舌有瘀斑,脉涩。

【治疗】

(一) 治疗原则

头为诸阳之会,髓海之所在,头部正常的生理活动,要求:经络通畅,气血循环正常——使髓海得以濡养。

由于：

① 经络不畅,气血凝滞
② 气血逆乱,阴虚阳亢
③ 清窍阻塞,清阳不升,浊阴不降
④ 气虚血少,不能濡养脑髓
}引起头部生理活动失常→头痛。

总的治疗原则——通经络,和气血。

外邪——解表止痛;

肝阳——平肝潜阳;

痰浊——健脾化湿;

血虚——温肾健脾;

肾虚(阳亏)——温肾壮阳(肾阴亏同肝阳);

瘀血——活血化瘀。

(二) 治疗方法

1. 常规治疗

(1) 取穴：项部。风池、风府、天柱等穴。

手法：一指禅推、拿、按。

时间：约 5 分钟。

(2) 取穴：前额部。印堂、头维、太阳等穴。

手法：一指禅推、揉、按。

时间：4～5 遍。

(3) 取穴：前额部。印堂、鱼腰、太阳、百会等穴。

手法：按、揉、抹。

时间：3～4 遍。

(4) 取穴：
{
肩背部——风门、肺俞、肩井。
项部——两侧膀胱经。
手部——合谷。
}

手法：按、拿、揉。

时间：3～4 遍。

(5) 取穴：头顶及项部。

手法：拿法(五指及三指拿法)——从头顶拿至项部。

时间：4～6 遍。

(6) 重复第一法,配合按肺俞、风门穴,拿肩井。

2. 加减法

(1) 风寒头痛,加:

① 一指禅推、按——以大椎、风池为主;

② 拿法——自风池及项部颈椎两侧,自上至下 4~6 次;

③ 擦法——背部膀胱经及督脉,以透热为度。

(2) 风热头痛,加:

① 一指禅推、按——以大椎、风池为主;

② 按、揉——两侧曲池、合谷。

(3) 暑湿头痛,加:

① 一指禅推、按、揉——大椎;

② 按、揉——曲池;

③ 扯法——印堂及项部皮肤,以红为度。

(4) 肝阳头痛,加:

① 推法——推桥弓(图 3-65),自上而下,每侧各 20 余次,两侧交替操作;

② 扫散法——在头侧胆经循行部,自前上方向后下方推动(图 3-74),两侧交替操作,各数十次,配合按角孙;

③ 按、揉——两侧太冲、行间;

④ 擦——两侧涌泉。

(5) 痰浊头痛,加:

① 一指禅推、摩——腹部,背部的脾俞和胃俞;

② 擦法——左侧背部,以透热为度;

③ 按、揉——两侧足三里、丰隆、内关。

(6) 血虚头痛,加:

① 一指禅推——颈椎棘突;

② 摩法——腹部;

③ 擦法——左侧背部,以透热为度;

④ 按、揉——心俞、膈俞、足三里、三阴交等穴;

⑤ 擦法——督脉,以任脉透热为度。

(7) 肾虚头痛(肾阳不足),加:

① 擦——督脉、腰部(肾俞、命门)及腰骶部横擦,以透热为度;

② 擦——涌泉穴;

③ 按、揉——三阴交。

肾阴不足,阴虚火旺,则同肝阳头痛。

(8) 瘀血头痛,加:

按、揉、抹——太阳、攒竹及前额、头侧部胆经部位。

【注意】

（1）头痛可见于内、外、神经、五官等各科疾病中。

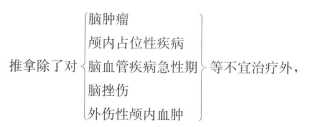

推拿除了对 $\left\{\begin{array}{l}脑肿瘤\\颅内占位性疾病\\脑血管疾病急性期\\脑挫伤\\外伤性颅内血肿\end{array}\right\}$ 等不宜治疗外，

对其他疾病引起的头痛，一般均能缓解症状。

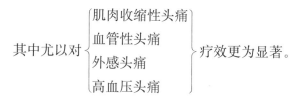

其中尤以对 $\left\{\begin{array}{l}肌肉收缩性头痛\\血管性头痛\\外感头痛\\高血压头痛\end{array}\right\}$ 疗效更为显著。

（2）引起头痛的原因较为复杂，推拿对缓解头痛的症状有较好的疗效，但治疗时必须审证求因，按治病必求其本的原则进行。

二、高血压

【概述】

1. 高血压

指体循环动脉血压高于正常。一般认为，在安静状态下如血压经常超过 140/90 mmHg，就是高血压。

判定高血压以舒张压增高为主要依据。1964 年制订的标准是：舒张压持续超过 90 mmHg，不论收缩压如何，均列为高血压；85～90 mmHg 列为高血压可疑。

2. 高血压病与高血压症

80%～90% 的高血压是由于高血压病引起的——血压增高为主要临床表现的一种疾病——称原发性高血压。

10%～20% 的高血压是指在某些疾病中，作为症状之一而出现的——高血压在这些疾病中可有可无，可为暂时性或持久性——称继发性高血压。

本节讲的是原发性高血压（即高血压病）。

3. 归属

本病在祖国医学中可属于"头痛""眩晕""肝阳上亢""中风"等范畴。

【病因病理】

长期、强烈的刺激或长期精神紧张→大脑皮质活动功能紊乱→失去对皮质下血管调节中枢的正常调节作用→血管调节中枢形成固定兴奋灶(这种现象开始只是暂时的反应,长期反复,则成为持续的高血压)→交感神经中枢兴奋占优势→广泛的细、小动脉痉挛

内脏缺血 — 肾缺血→形成血管紧张素Ⅱ→刺激肾上腺皮质→促进钠盐潴留→血压↑

肾细、小动脉痉挛→肾细小动脉硬化

外周阻力↑———

下丘脑自主神经中枢兴奋性↑→通过脑垂体使肾上腺皮质激素分泌↑—

中医认为:

长期精神紧张或恼怒忧思→肝气郁结→久而化火→耗伤肝阴→肝阳上亢

过食甘肥或饮酒过度→湿浊内生→久而化热→伤津成痰→痰浊阻塞脉络 → 血压↑

劳伤过度或年老肾亏→肾阴不足→水不涵木→肝阳偏亢

【临床表现】

眩晕,头痛,面红,目赤,口苦,惊悸,便秘,舌红,脉弦硬。

舒张压超过 90 mmHg,收缩压 40 岁前超过 140 mmHg,40 岁后超过年龄加 100 的数值。

一般高血压以舒张压来衡量,舒张压在 90～110 mmHg 为轻、中度高血压,在 110 mmHg 以上为重度高血压。

本病有缓进型和急进型两类,以缓进型多见。

1. 缓进型

(1) 早期主要有头痛、失眠、记忆力减退,注意力不集中,烦闷、乏力、心悸等——症状轻重与血压的高度未必成正比。

(2) 后期主要决定于心、脑、肾的病变情况。

2. 急进型

亦称恶性高血压,占 1%～5%。

(1) 可有数年缓进型后突然迅速发展,或一开始即发展迅速。

(2) 多见于 40 岁以下的青年和中年人,血压显著升高,舒张压持续在 130～140 mmHg以上,症状明显。

(3) 数月或 1～2 年内出现肾、心、脑病变。

(4) 本型极易出现

高血压脑病——脑血管痉挛→循环急剧障碍→引起脑水肿与颅内压↑→血压突然显著升高→伴有剧烈头痛、呕吐、抽搐,甚至昏迷——称高血压脑病;

心力衰竭;

肾功能急剧减退。

【治疗】

（一）治疗原则

治则——平肝降压，化痰降浊，安神宁心。

（二）治疗方法

（1）取穴：桥弓。

手法：推法（单侧操作）。

时间：每侧约 1 分钟。

（2）取穴：头面及项部。

手法：常规操作。

时间：5～6 分钟。

（3）取穴：腹部。

手法：摩、揉。

时间：10～15 分钟。

（4）取穴：腰部和足底（涌泉穴）。

手法：擦法。

时间：以透热为度。

【注意】

（1）生活要有规律，不能过度疲劳，但要在医生的指导下进行适当的体育锻炼，忌食油腻食品，忌饮烈酒。

（2）避免精神刺激。

（3）推拿适宜于缓进型高血压，急进型高血压则可作配合治疗。

三、震颤麻痹

【概述】

（1）震颤麻痹是发生在中年以上的中枢神经系统变性疾病。

（2）主要病变在黑质和纹状体。

（3）中医称"肝风"。

我们赞成"肝风"的病名。肝风是由于肝肾阴虚，阴血不足，水不涵木→肝阳上亢，甚则动风之症，属于血虚生风。

肝受血而能视，足受血而能步，掌受血而能握，指受血而能摄。

【病因病理】

原发性震颤麻痹病因不明。

继发性：一氧化碳（CO）、二硫化碳（CS_2）、锰、利血平等中毒，脑炎（特别是甲型），脑外伤、动脉硬化等引起的类似表现——称为震颤麻痹综合征。

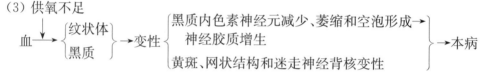

（1）肝肾阴虚、阴血不足 → 水不涵木 → 肝阳上亢 → （血虚生风）甚则动风 → 肝风

（2）充足、通畅（生理要求）→ 血 → 营养全身 {营养物质（一部分）、氧气——是主要方面} → 血虚 {供血不足 → 供氧不足} → 单位时间供氧↓ → 水不涵木 → 肝失濡养。

（3）供氧不足

血 → {纹状体、黑质} → 变性 {黑质内色素神经元减少、萎缩和空泡形成→神经胶质增生、黄斑、网状结构和迷走神经背核变性} → 本病

【临床表现】

中年以后发病，起病缓慢。

1. 震颤

（1）以肢体的远端部分为显著，通常从一侧手开始。

（2）患肢出现每秒 4～8 次有节律的收缩与松弛，手指呈"搓丸样"震颤。

（3）震颤在肢体静止时或情绪激动时加重，随意运动时减轻，睡眠时完全消失。

（4）震颤可延及同侧下肢，以后可影响对侧上下肢，下颌和舌肌有时候也有震颤。

2. 强直

（1）肌肉呈齿轮样强直。

（2）由于肌肉强直、肢体僵硬，行走呈急速小步——"慌张步态"。

3. 运动减少

（1）患者一切运动都明显缓慢，减少。

（2）面部缺乏表情，少眨眼，形成所谓"面具脸"。

（3）手指运动更为不便，不能作精细动作，书写困难，有"写字过少症"。

（4）行走时上肢正常摆动消失。

【治疗】

（一）治疗原则

本症由于黑质和纹状体供氧不足而引起，因此推拿治疗的关键是促进黑质和纹状体

单位时间的供氧量。

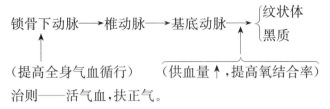

锁骨下动脉——→椎动脉——→基底动脉——→{纹状体　黑质

（提高全身气血循行）　　（供血量↑，提高氧结合率）

治则——活气血，扶正气。

（二）治疗方法

1. 常规治疗

（1）头面部操作：

① 推桥弓（两侧）（图3-65）；

② 面部分法；

③ 扫散法（图3-74）；

④ 五指拿法（图3-75）——从头顶到项部。

（2）躯干部擦法：

① 横擦前胸部（图6-1）——沿锁骨下开始到12肋——男先左，女先右；

② 横擦肩、背、腰部；

③ 交换方向后再横擦前胸，然后再横擦肩、背、腰部；

④ 从大椎至腰骶部直擦（图3-13）。

（3）上肢操作：

男先左，女先右。

① 直擦上肢——自下（腕）向上（腋），内外两侧均擦（图6-2）。

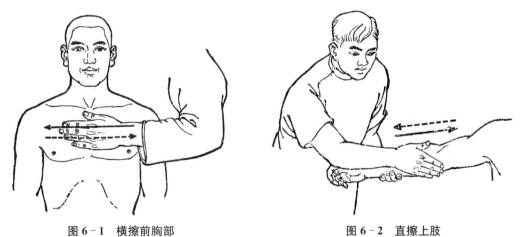

图6-1　横擦前胸部　　　　　　图6-2　直擦上肢

② 拿上肢——自肩部拿至腕部。

③ 理手指，搓上肢。

④ 运上肢(图 3-41)。

(4) 重复 1,结束治疗。

时间:总共 10~15 分钟。

2. 重点部位治疗

(1) 部位 $\begin{cases} ① 推桥弓; \\ ② 横擦前胸——两侧锁骨下部位; \\ ③ 背部脾胃区及督脉。 \end{cases}$

(2) 点:肩内俞(双)、血海(双)、照海(双)。

【注意】

(1) 避免情绪波动,进行适当的体育锻炼。

(2) 本病疗程较长,一般约需治疗一年,每周 2~3 次。患者和医生均要有信心和耐心。

四、心肌缺血性心绞痛

【概述】

(1) 心绞痛——心肌急剧的、暂时的缺血与缺氧所引起的临床症状。

(2) 经常因劳累、情绪兴奋、饱食、受寒等因素诱发。

(3) 本症多见于男性,多数患者在 40 岁以上,常与高血压、糖尿病等同时存在。

(4) $\begin{matrix} 机械刺激 \\ 缺血与缺氧 \end{matrix} \Big\} \rightarrow 心脏 \begin{cases} 并无痛觉 \\ 产生心绞痛——推拿效果较好。 \end{cases}$

【病因病理】

1. 消耗增加

剧烈体力活动→心脏→心脏工作量临时增加→心肌耗氧量↑→对血流的需求增加→

$\begin{cases} 冠状动脉扩张 \\ 血流量不能相对增加→冠状动脉循环功能不全→心肌供血不足→心绞痛。 \end{cases}$

如果① 冠状动脉狭窄或部分分支闭塞 平时血流量已减少,扩张又

② 主动脉瓣狭窄或关闭不全 减弱,血流量相对固定

心肌急剧缺氧 $\begin{cases} 消耗↑>供应 \\ 供应<正常消耗 \end{cases}$

正常情况下:体力活动→心脏活动↑→冠状动脉扩张→血流量增加。

(冠脉循环具有很大储备力量) (可比休息时增加 6~7 倍)

2. 供应下降

(1) 过度吸烟或神经反射(兴奋)引起痉挛→冠状动脉痉挛→心肌血供相对↓→心绞痛。

（2）严重贫血→要满足全身正常氧耗→心脏负担增加 $\left\{\begin{array}{l}\text{心肌耗氧量}\uparrow \\ \text{冠脉循环血液携氧量不足}\end{array}\right\}\rightarrow$

心肌缺氧→心绞痛。

※"消耗增加"和"供应不足"不是绝对的，在临床上经常交织在一起。

祖国医学认为：

元气不足→脏腑机能低下 $\left\{\begin{array}{l}\text{气滞血瘀，或} \\ \text{痰浊阻于经脉}\end{array}\right\}\rightarrow$经脉不通→出现心痛、胸闷等症。

【临床表现】

特点——阵发性的前胸压榨或疼痛感觉。主要位于胸骨后部，可放射至心前区与左上肢。

（1）疼痛。

① 在劳动或兴奋时，受寒或饱餐后突然发生。少数严重者，可在休息时突然发生。

② 痛位于胸骨上段或中段之后，亦可波及大部分心前区。

③ 疼痛可放射至颈、背、左肩、左上肢，以左肩或左上肢由前臂内侧直达小指、环指较多见。

④ 疼痛性质因人而异，多数为压榨性、窒息性或闷胀性。

⑤ 每次发作历时 1~5 分钟不等，偶尔可持续 15 分钟之久。

（2）发作时面色苍白，表情焦虑，不愿活动。严重者可出冷汗。

【治疗】

（一）治疗原则

治疗目的 $\left\{\begin{array}{l}\text{冠状动脉扩张} \\ \text{血氧结合率增高}\end{array}\right\}\rightarrow$从而改变心脏供血供氧→症状缓解。

治则——行气活血，宽胸解郁。

（二）治疗方法

（1）取穴：肺俞、心俞、膈俞、内关（均双侧）。

手法：按、揉法——以患者感到痠胀为度，不宜过重。

时间：每穴按、揉 2 分钟。

（2）取穴：背部 T_1~T_6 两侧膀胱经。

手法：擦法。

时间：透热为度。

（3）取穴：背部督脉。

手法：擦法。

时间：透热为度。

（4）加减法：心率缓慢，且有漏搏者，加揉、按厥阴俞（右侧）2~5 分钟。

※

（1）每周治疗 3 次，20 次为一疗程。

（2）推拿对本症的治疗除因主动脉瓣狭窄或关闭不全者外（但也有短期疗效），均有明显疗效。

（三）治疗机制

（1）从经络学说看

① 按、揉→肺俞 ⎰"肺主一身之气""气为血帅""通调水道"。
⎱加强"肺"功能→促使行气活血。

② 按、揉→心俞 ⎰"心主神明""主心"，精神活动及行血的功能。
⎰心搏动均匀有力，气血运行流畅，且能宁心安神→解除因心气不足致使气血不能正常运行，而使心血瘀阻之病症。

③ 按揉→膈俞 ⎰"血会膈俞"。
⎱取其：宽胸理气之功→以解除胸闷、血瘀等。

④ 按、揉→内关——手厥阴心包经 的络穴→宽胸，利膈，行气，散郁。

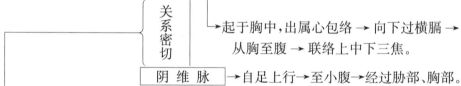

关系密切 ⎰ ↪起于胸中，出属心包络 → 向下过横膈 → 从胸至腹 → 联络上中下三焦。

阴维脉 → 自足上行→至小腹→经过胁部、胸部。

↪这两条经脉直接与胸腹相通，所以内关为主治胸腹一切病症的要穴。

⑤ 督脉——可调整全身的阳气。

（2）从解剖生理学观点来看（略）

迷走神经
$T_1 \sim T_5$ 交感神经 ⎰心脏——治疗部位主要在背部 T_5 以上——可用内脏体表相关学说来解释。

擦督脉→可提高血氧结合率。

【注意】
（1）陈旧性心肌梗死的患者或主动脉瓣膜病变的患者，效果不佳。
（2）治疗手法不宜过重，以感到酸胀为度。手法过重会使症状加重。
（3）这类病的治疗，应与内科配合，临床要特别注意病情变化。

五、失眠

【概述】

（1）定义：是以经常不易入寐为特征的一种病症 ⎰轻者：入睡困难或睡不深熟，时寐时醒；
⎰重者：整夜不眠。

（2）范围：本症常见头痛、头晕、心悸、健忘等症。凡以失眠为主症者属本节讨论范围。

（3）古代文献称为"不得眠"或"不寐"。

【病因病理】

1. 七情内伤

长期或突然
精神刺激
{
暴受惊骇→气血逆乱→扰乱心神
{
少寐梦扰。

甚则多虑善惊→失眠重症。

长期思虑劳倦→伤及心脾→血液耗损→不能养心→心神不安→失眠。

2. 阴虚火旺

病后体虚或房劳过度→肾阴耗损→水不制火，心肾不交→心火独亢→神志不宁→失眠。

3. 饮食失调

饮食伤胃→脾失健运，胃中不和→肠胃宿食积滞→酿成痰热，壅遏于中→痰热上扰→卧不安（"胃不和则卧不安"）。

【临床表现】

本证临床要辨其虚实。

虚证多由阴血不足而引起；实证多由痰热内扰、壅遏胃腑而引起。

1. 虚证

（1）心脾血虚

多梦易醒，心悸健忘，神疲乏力，饮食无味，面色少华，舌淡苔薄。

（2）阴虚火旺

心烦失眠，头晕耳鸣，口干津少，五心烦热，舌质红，脉细数。

2. 实证——痰热内扰（饮食不节，胃中不和）

失眠，胸闷头重，心烦口苦，目眩，苔腻而黄，脉滑数。

【治疗】

（一）虚证

1. 治则

健脾养血，滋阴降火。

2. 常规操作

（1）取穴：印堂、睛明、攒竹、太阳、角孙——头面（额）及头两侧。

手法：一指禅推、揉、抹、按、扫散。

① 推、揉——头面及额部，以上述穴位为重点。

② 扫散——头两侧胆经部（单侧进行），配合按角孙。

③ 抹——额及面部,配合按、揉太阳、睛明。

时间:8 分钟左右。

(2) 取穴:头顶及项部——风池,肩部——肩井。

手法:拿法。

① 在头顶部用五指拿法到枕后,项部改用三指拿法,配合按拿风池。

② 拿两侧肩井。

时间:2 分钟左右。

(3) 取穴:腹部——中脘、气海、关元。

手法:摩、擦、按——摩腹(自动逆时针,整腹顺时针),配合按揉中脘、气海、内关。

时间:5～8 分钟。

3. 加减法

(1) 心脾血虚者。

① 按、揉——心俞、脾俞、胃俞、小肠俞。

② 按拿——足三里。

③ 擦——背部脾胃区及直擦督脉(图 3-13)。

(2) 阴虚火旺者。

① 推桥弓(单侧进行)。

② 擦——横擦肾俞、命门;擦涌泉,以引火归元。

(二) 实证

1. 治则

健脾和胃,化痰清热。

2. 治疗方法

(1) 取穴:腹部——中脘、气海、关元、天枢;足三里、丰隆。

手法:一指禅推、摩、按、揉,摩腹(全顺时针),配合按、揉中脘、气海、天枢、关元及拿足三里、丰隆。

时间:10 分钟左右。

(2) 取穴:背部——脾俞、胃俞、心俞。

手法:擦、按。

① 沿背部脊柱两侧用擦法,重点在上述穴位;

② 按、揉上述穴位。

时间:5～6 分钟。

(3) 取穴:背部脾胃区(T_7～T_{12}左侧)。

手法:擦。

时间：以透热为度。

（4）取穴：头部。

手法：抹、扫散、拿。

① 抹额面；

② 扫散头两侧；

③ 拿头及项部；

时间：2～3分钟。

【注意】

（1）失眠常见于神经衰弱，但某些器质性病变也可出现，须注意鉴别。如确诊为器质性病变引起的失眠，应重视病因治疗。

（2）对神经衰弱患者，应热情解除其思想顾虑，并正确对待疾病，树立敢于同疾病作斗争的坚强意志，指出日常生活中应注意的方面，坚持体育锻炼等。

第二节　脾胃肝胆系病证

一、胃脘痛

胃脘痛指上腹部发生疼痛为主症的消化道疾病，为临床常见的一个症候。最多见于胃炎、溃疡病、胃痉挛等病。

历代医著中，也有将胃脘痛称为"心痛""心下痛"，但对真正的心痛，古代也有明确认识。如《灵枢·厥病》说："真心痛，手足青至节，心痛甚，旦发夕死，夕发旦死。"

所以胃脘痛的"心痛""心下痛"与真心痛绝不相同。

【生理】

1. 脾胃的生理特点

（1）
- 胃主受纳——胃的受纳熟腐，为脾的运化作准备。
- 脾主运化——脾的运化，是适应胃的继续纳食的需要。

（2）
- 脾主升——脾不仅消化食物，还包括吸收和输布食物中的营养物质及水液。这种输布作用，主要是上输心、肺，所以称为"脾主升"。
- 胃主降——胃受纳熟腐食物后，向下传导，继续进行消化的功能，称"胃主降"。

（3）
- 脾喜燥恶湿——脾功能主升，燥则升，若湿邪犯脾，则脾主升的功能受阻，脾失健运，水谷不化，湿邪内生→脾的生理功能进一步下降。
- 胃喜润恶燥——胃功能主降，润则降，若燥热之邪犯胃，则灼伤胃阴，胃气上逆，更伤胃阴→胃的生理功能进一步下降。

2. 肝肾与脾胃的关系

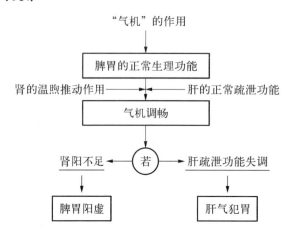

【病因病理】

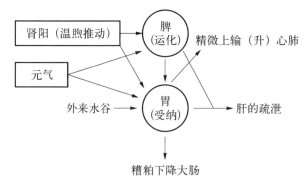

从上图可明显看出,胃脘痛

$$
\left.\begin{array}{l}
\text{病邪犯胃} \\
\text{肝气郁结} \\
\text{元气不足,肾阳衰微} \\
\text{(脾阳不振)}
\end{array}\right\}
\text{这几方面的因素造成胃腑功能失常→疼痛。}
$$

有哪些原因可引起上述病理变化呢?

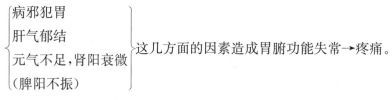

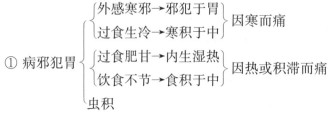

② 肝气郁结 $\begin{cases} \to 肝气失于疏泄\to横逆犯胃而痛。 \\ \to 进而可以化火\to火邪伤阴\to胃燥而致痛。 \end{cases}$

　　　　肾阳衰微
　　　　　↓
③ 脾胃阳虚,元气虚弱→中气虚寒而痛。
　　　　　↑
劳倦过度,饮食失常

胃脘痛的发病原因虽有上述的不同,但均有一个共同途径——"不通则痛"。

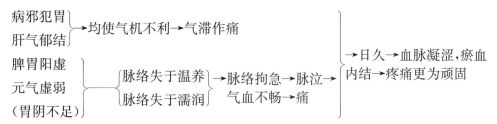

【临床表现】

胃脘痛辨证,主要辨别以下几个方面:

(1) 是病邪阻滞(寒、热、食滞等),还是脏腑失调(肝气郁结,脾胃虚弱);

(2) 是实证(病邪阻滞,肝郁,肝火),还是虚证(脾胃阳虚,胃阴不足);

(3) 病在肝,还是病在脾胃;

(4) 尚属气滞,还是已成血瘀。

1. 病邪阻滞

(1) 寒邪:胃脘疼痛暴作,畏寒喜暖,局部热敷痛减,口不渴或喜热饮,苔白脉紧。

(2) 食滞:胃脘胀闷,甚则疼痛,嗳腐吞酸,呕吐不消化食物,吐后痛减,或大便不爽,苔厚腻。

2. 肝气犯胃

胃脘胀满,攻撑作痛,连及两胁,嗳气,大便不畅,脉弦。

3. 脾胃虚寒

胃脘部隐隐作痛,泛吐清水,喜暖喜按,手足不温,大便溏薄,舌淡白,脉软弱或沉细。

4. 瘀血凝滞

胃脘疼痛有定处,痛如针刺或刀割,或见吐血紫黑,便血如墨,舌质紫暗,脉细涩。

以上胃脘痛诸证:

(1) 病邪阻滞——多为急性疼痛——虽易治,但治不彻底,可转为慢性

(2) 肝气郁滞,脾胃虚弱——多为慢性疼痛

$\left.\begin{array}{l} \end{array}\right\}$ →日久不愈→均可形成瘀血内停。

所以临床中,往往不是单纯不变的。

虚实并见 ⎫
　　　　　⎬并不少见——临证必须灵活掌握。
寒热错杂 ⎭

【治疗】

(一) 治疗原则

总的治则——理气止痛 ⎧ 病邪阻滞——辨其邪而去之
　　　　　　　　　　　 ⎪ 肝气郁滞——疏泄肝气
　　　　　　　　　　　 ⎨ 脾胃虚寒——温中散寒
　　　　　　　　　　　 ⎩ 瘀血内停——活血化瘀

(二) 治疗方法

1. 常规治疗法

(1) 取穴:中脘、气海、天枢、足三里及胃脘部。

手法:一指禅推法,摩法——先在胃脘部治疗。

　　　　按揉——中脘、气海、天枢、足三里。

时间:约 10 分钟。

(2) 取穴:从背部脊柱两旁沿膀胱经顺序而下至三焦俞,重点在肝俞、脾俞、三焦俞。

手法:一指禅推法——循膀胱经自上而下至三焦俞。

按、揉——肝俞、脾俞、三焦俞。

时间:4~6 遍。

(3) 取穴:肩井、手三里、内关、合谷。

手法:拿、按——拿肩井循臂肘而下,在手三里、内关、合谷等穴上做较重的按、拿法。

时间:2~3 遍。

(4) 取穴:两胁。

手法:搓——以较快的手法搓两胁,由上而下。

时间:2~3 遍。

2. 加减法

(1) 寒邪犯胃:① 点按——脾俞、胃俞。

　　　　　　　② 擦法——擦左侧背部,以透热为度。

(2) 食滞:① 一指禅推法、摩法——以中脘、天枢、气海及顺时针方向摩腹为主。

　　　　　② 按揉——脾俞、胃俞、大肠俞、八髎、足三里。

（3）肝气犯胃：① 揉——章门、期门。

　　　　　　　　② 按、一指禅推——肝俞、胆俞、膈俞。

　　　　　　　　③ 抹——两侧胸胁部。

（4）脾胃虚弱：① 擦——直擦督脉及横擦腰背部脾胃区，以透热为度。

　　　　　　　　② 按、揉——气海、足三里为主要穴位。

（5）疼痛剧烈者：点、按——先在背部肝、胃俞附近压痛点，用较重的刺激，连续 2 分钟左右，待痛缓解后，再治其腹部。

【注意】

　　1. 对溃疡病出血期的患者，一般不宜用手法治疗。

　　2. 不吃不易消化及有刺激性的食物，注意饮食调节。

　　3. 心情开朗，不可过度疲劳。

二、泄泻

【概述】

（1）泄泻，又称"腹泻"——指排便次数增多、粪便稀薄，甚至泻出如水样的一种病症。常可水、电解质大量丢失。

（2）历代医著，根据 { 病情的缓急／病程的长短／不同的病因病机 } 有"暴泄""久泄""脾泄"等多种名称。

《内经》有"濡泄""飧泄""洞泄"之称。

汉唐方书又称"下利"。

宋代迄今统称为"泄泻"。

（3）泄泻是一个症，引起泄泻的疾病范围颇广。

凡胃、肠、肝、胆、胰等器官的 { 功能性／器质性 } 病变→均可发生泄泻。

【病因病理】

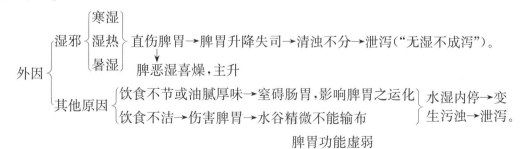

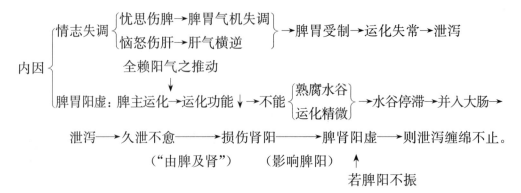

泄泻──→久泄不愈────→损伤肾阳────→脾肾阳虚──→则泄泻缠绵不止。

（"由脾及肾"）　　（影响脾阳）　　↑

若脾阳不振

【临床表现】

湿盛　　相互影响　　　　湿盛──多为急性泄泻；

脾虚　二者　互为因果　→一般说　脾虚──多为慢性泄泻。

临床可分为急、慢性泄泻两类。

1. 急性泄泻

（1）湿邪侵袭──发病急骤，大便稀薄，或夹黏液，每日数次或 10 余次。腹痛肠鸣，肢体痠痛，苔白腻或黄腻，脉濡或滑数。

（2）伤食──有暴饮暴食或不洁的饮食史。发病突然，脘腹胀痛，泻后则痛缓，嗳腐吞酸，舌苔垢腻，脉滑数。

2. 慢性泄泻

（1）脾胃虚弱──大便时溏时泄，次数不多，完谷不化，反复发作，稍食油腻，大便次数即增多，食欲不振，舌淡苔白，脉缓弱。

（2）脾肾阳虚──脐周作痛，腹泻即渴，渴后痛缓，症多作于黎明前，并有腹畏寒，腰痠肢冷，舌淡苔白，脉沉细。

（3）肝气乘脾──泄泻每以精神因素、情绪波动而诱发。平时可有腹痛肠鸣，胸胁痞闷，嗳气食少，苔薄，脉弦。

【治疗】

推拿临床以治疗内脏虚弱引起的慢性泄泻为主。

（一）治疗原则

治则──健脾和胃，温肾壮阳，疏肝理气。

（二）治疗方法

1. 常规治疗

（1）取穴：腹部。中脘、天枢、关元、气海。

手法：一指禅推、摩法──用沉着缓慢的一指禅推法由中脘开始，缓慢向下移至气海、关元,往返 5～6 遍。然后摩腹(自动逆时针方向,整腹顺时针方向)。

时间:约 8 分钟。

(2) 取穴:脾俞、胃俞、肾俞、大肠俞、长强。

手法:用一指禅推法或擦法沿脊柱两侧治疗,以上述穴位为重点。

时间:约 6 分钟。

(3) 取穴:脾俞、胃俞、大肠俞、长强、足三里。

手法:按、揉。

时间:3～4 遍。

(4) 取穴:背部脾胃区域(T_7～T_{12})。

手法:擦法。

时间:透热为度。

2. 加减法

(1) 脾肾阳虚:加:

擦 $\left\{\begin{array}{l}\text{背部督脉直擦} \\ \text{腰部肾俞、命门横擦} \\ \text{骶部八髎横擦}\end{array}\right\}$ 均以透热为度。

(2) 肝气(横逆)乘脾:加:

① 揉——章门、期门。

② 擦——两胁,以两胁微热为度。

③ 按——肝俞、脾俞、胃俞、太冲、行间。

(3) 湿热侵袭(急性):加:

① 揉——神阙、气海,以腹内有温热感为度。

② 擦——背部脾胃区域(T_7～T_{12})。

(4) 食积:以顺时针方向摩腹为主("通因通用")。

【注意】

(1) 忌食含淀粉(山芋之类)和脂肪过多的食物,以及一切生冷刺激与不易消化的食品。

(2) 注意保暖,不使过度疲劳,饮食、生活要有规律。

三、便秘

【概述】

(1) 排便时间延长,大便秘结不畅 欲便而干结难下 $\left.\right\}$ 称为"便秘"。

(2) 历代医著对便秘有各种辨证分型,因此命名也各不相同。

张仲景《伤寒论》提出:"阳结""阴结""脾约"。

后世又有"风秘""气秘""寒秘""湿秘""热燥""风燥"等烦琐名目。

(3)根据临床症候,可概括为两类:实秘、虚秘。

【病因病理】

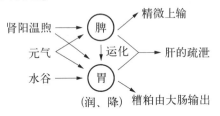

① 热——胃肠燥热

② 郁——气机郁滞(肺、肝)

③ 虚——气血亏损

④ 寒（内）——阴寒凝结

1. 胃肠燥热

(1)阳盛之体,或
长期饮酒,嗜食辛辣厚味 ⎱→热积胃肠 ⎱
⎰ ⎰→大便干涩难下。
(2)热病后
余热未清,津液不足 ⎱→失于输布和润下→胃肠燥热 ⎰

2. 气机郁滞,胃失通降

(1)忧愁思虑,情志不舒→脾气不舒,肝气郁结→胃失通降 ⎱
⎰→胃肠传导功能
(2)肺气郁滞→肃降作用下降→肺与大肠相表里→大肠传导失司 ⎰

下降→糟粕内停,不得下行→便秘。

3. 气血亏损

(1)劳倦内伤,病后体虚→气虚→大肠传送乏力 ⎱
⎰→造成排便困难。
(2)老年气血不足→血虚→不能濡润大肠 ⎰

4. 阴寒凝结

(1)阳虚体质 ⎱
⎰阳虚内生→相对阴盛→阴凝而腑气不通→津液不行→大便困难。
(2)老迈阳衰 ⎰

【临床表现】

主症——便秘。

常伴有——头痛头晕,腹中胀满,甚则疼痛,脘闷嗳气,食欲减退,睡眠不安,心烦易怒等症。

1. 胃肠燥热

主症:大便干结,小便短赤,面红身热或兼微热,口干,心烦,苔黄舌红,脉滑数。

2. 气机郁滞

主症:噫气频作,胸胁痞满,纳减,欲便不下,甚则腹中胀痛,苔薄腻,脉弦。

3. 气血亏损

主症 ⎰ 气虚便秘——大便不畅,临便努挣,便后汗出,短气,便下并不干结,舌淡苔薄,脉虚软。
⎱ 血虚便秘——兼有头眩、心悸,唇爪㿠白无华,舌质淡,脉细软。

4. 阴寒凝结

主症：大便艰涩，难以排出，小便清长，四肢欠温，喜热恶冷，或腹中气攻冷痛，舌质淡，苔白润，脉沉迟。

【治疗】

(一) 治疗原则

总的治则——和肠通便。

(二) 治疗方法

1. 常规治疗

(1) 取穴：腹部。中脘、关元、天枢、大横等穴。

　　手法：一指禅推法——在上述穴位治疗，手法宜轻快。

　　　　　摩法——腹部(自动及整腹均顺时针方向)。

　　时间：约 10 分钟。

(2) 取穴：脾俞、胃俞、肝俞、大肠俞、八髎。

　　手法：一指禅推法或揉法——在上述穴位治疗，手法宜轻快。

　　时间：5～6 分钟。

(3) 取穴：肾俞、长强、足三里、八髎。

　　手法：按、揉法(刺激轻柔)。

　　时间：2～3 遍。

2. 加减法

(1) 胃肠燥热：加：

　　擦法——八髎部，以透热为度。

(2) 气机郁滞：加：

① 按、揉法——胸腹部：膻中、中府、云门、章门、期门；背部：肺俞。

② 擦法——上胸部，横擦以透热为度。

　　　　　两胁部，以微有热感为度。

(3) 气血亏损：加：

① 擦法——胸上部：横擦以透热为度。

　　　　　背部：脾胃区域($T_7 \sim T_{12}$)。

　　　　　骶部：八髎穴处，以透热为度。

② 按、揉——足三里、支沟。

(4) 阴寒凝结：加：

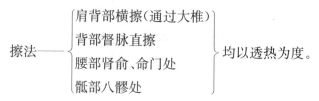

擦法 —— 肩背部横擦（通过大椎）／背部督脉直擦／腰部肾俞、命门处／骶部八髎处 ｝均以透热为度。

【注意】

（1）养成定时排便习惯。

（2）多喝开水（可清晨饮淡盐开水），平时应多食蔬菜水果。忌食辛辣刺激品。

（3）进行适当的户外运动。

四、手术后粘连性肠梗阻

肠梗阻——肠内容物在肠道内的正常运行发生障碍，不能顺利通过时，称为肠梗阻。本病属祖国医学的"肠结"范畴。

肠——"传化之腑"｛通降为顺——通降无力／滞塞为逆——肠道滞塞｝→传化功能失常→气血痞结→肠结。

肠梗阻的病因和发生机制多种多样。本节讲述的内容局限于手术后粘连性肠梗阻的推拿治疗。根据临床的需要，对肠梗阻总的概况也作一些介绍。

【分类】

1. 根据梗阻发生的原因可以分成 3 大类

（1）机械性肠梗阻——是由于种种原因引起肠腔狭小，影响肠内容物的顺利通过——例如肠粘连、肠扭转、肠套叠等。

（2）动力性（又称功能性、神经性）肠梗阻——没有器质性的肠腔狭小，而是由于肠壁肌肉运动紊乱，影响肠内容物的顺利通过｛麻痹性肠梗阻，／痉挛性肠梗阻。

（3）血管性肠梗阻——是由于肠系膜血管血栓形成或栓塞，肠管血运发生障碍，继而肠壁肌肉发生麻痹，失去运动能力。肠腔并没有阻塞。

2. 根据肠壁有无血运障碍分成 2 类

（1）单纯性肠梗阻——仅肠腔内容物不能通过，肠壁血运正常，称为单纯性肠梗阻。

（2）绞窄性肠梗阻——在梗阻的同时，肠壁血运发生障碍，肠壁缺血，即是绞窄性肠梗阻。

这种分类在临床上有很大的意义：因为绞窄性肠梗阻如不能及时解除，肠管缺血必然导致肠壁坏死、穿孔，以致发生严重的腹腔感染和全身性中毒，病死率较高。

3. 根据肠梗阻的程度可以分为 2 类

① 完全性肠梗阻。

② 不完全性肠梗阻。

4.根据肠梗阻的发展快慢可以分为 2 类

① 急性肠梗阻。

② 慢性肠梗阻。

上述分类不是绝对的——随着肠梗阻病理过程的不断发展,可以由

$$\left.\begin{array}{l}单纯性\ →发展成绞窄性\\不完全性→发展成完全性\\慢性\ →发展成急性\end{array}\right\}$$ 因此对本病要提高警惕,绝不能机械地理解为不变的。

【病因病理】

手术后粘连原因:

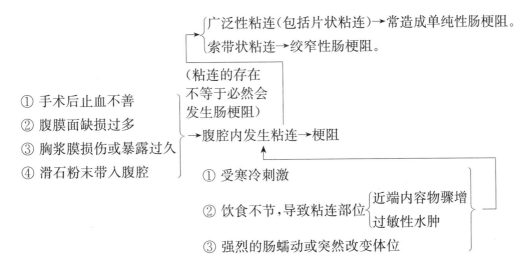

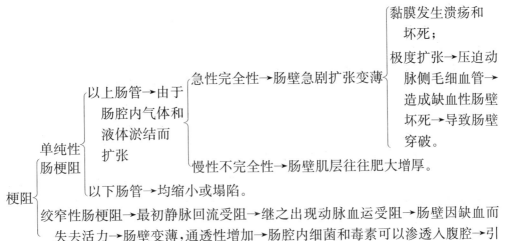

【临床表现】

一般手术后两年内出现症状,但也有在手术后近期(一般在手术后 7~10 天)发生。

患者有腹腔手术史。临床表现分为以下 2 型。

1. 单纯性肠梗阻

（1）腹胀痛——由广泛的粘连引起。

① 经常有腹痛，常在饮食不节后发病。

② 腹痛为阵发性。

③ 发作时腹部饱胀，感觉有活动性肿块向腹壁拱来拱去，伴有咕噜声。

（2）恶心、呕吐。

① 梗阻部位越高呕吐越频繁，吐出物开始时是食物残渣，以后可以吐胆汁——由于呕吐有效地排出了肠内积气、积液→腹胀减轻。

② 梗阻发生在较低位（回肠），呕吐没有高位明显——同时由于小肠积聚了大量液体和气体，腹胀远比高位小肠梗阻严重。

（3）呕吐或肠腔内积聚大量液体→使患者丧失大量液体和电解质→造成体液和电解质紊乱→出现血液浓缩和酸中毒——但无明显的全身中毒反应。

（4）腹部可有局限或弥漫性轻度膨胀。

无固定压痛、反跳痛和腹肌紧张等腹膜刺激症状。

2. 绞窄性肠梗阻

（1）腹痛——由索带状粘连引起。

① 腹痛发作急骤，开始就剧烈。

② 在阵发性腹痛加重后出现持续性疼痛，有时伴有腰痛。

（2）呕吐——出现早，多为持续性。

（3）可出现休克现象。

（4）局部腹胀，有固定压痛、反跳痛和腹肌紧张。

（5）病情发展迅速，可很快见到全身中毒现象（体温、脉搏、白细胞均上升）。

【治疗】

绞窄性肠梗阻应及时予手术治疗。

推拿治疗适宜应用于：单纯性、慢性、部分性肠梗阻。

（一）治疗原则

治则——活血化瘀，通肠降浊。

（二）治疗方法

1. 常规治疗

（1）取穴：背部两侧脾俞、胃俞、大肠俞、小肠俞。

手法：按、揉——患者缓慢翻向侧卧位。按、揉两侧俞穴，先轻后重，以酸胀为度。

时间：3～4 遍。

（2）取穴：腹部，神阙及脐周围。

手法：掌摩——患者仰卧位，用掌摩法于腹部环脐顺时针方向操作——配合顺时针方向整腹摩法。

※ 手法要求轻柔（切忌暴力按压）。

时间：10～15分钟。

※ 在操作过程中，患者往往有排气、腹胀渐减的现象。

（3）取穴：腹部的天枢、气海、中脘、足三里。

手法：按、揉——在上述穴位治疗，手法宜轻柔缓和。

时间：2～3遍。

2. 加减法

（1）腹痛较剧者：① 按、揉腰背部压痛点，待痛缓解后再治疗腹部。

　　　　　　　　② 擦——横擦下腰部，以透热为度。

（2）呕吐较剧者：① 掌摩腹部时重点在中脘。

　　　　　　　　② 按、揉风府到大椎一直线，由上至下，约5分钟。

　　　　　　　　③ 擦——横擦背部脾胃区（T_7～T_{12}左侧），以透热为度。

（3）腹胀较剧者：① 掌摩腹部，以神阙为重点。

　　　　　　　　② 擦——横擦腰骶部，以透热为度。

【注意】

（1）本病症情变化迅速，因此要严密观察。

（2）避免暴饮暴食，不食生冷，注意保暖。

五、胃肠功能失调

由于胃肠自主神经功能紊乱所引起的胃或肠的功能性障碍，但无胃肠器质性病变者，称胃肠功能失调，又名胃肠功能紊乱症。

本病在临床上十分常见，多见于青壮年，女性发病率较男性高。

【病因病理】

传统的认识是：

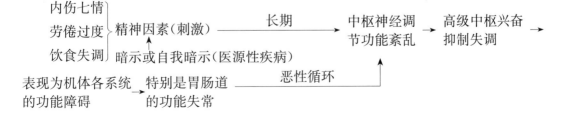

我们的看法：

$$各种原因 \rightarrow \begin{Bmatrix} T_9 \sim L_4 节段 \\ 后关节错位 \end{Bmatrix} \begin{cases} 病程短, 刺激轻 \rightarrow 相应节段交感兴奋 \\ 病程长, 刺激重 \rightarrow 相应节段交感抑制 \end{cases} \begin{Bmatrix} 胃肠功能 \\ 失常症状 \end{Bmatrix}$$

长期

中枢调节紊乱。

【临床表现】

症状轻重不一, 病程大都经年累月。

有呈持续性者, 或有反复发作者。

1. 胃功能紊乱症

以胃部症状为主, 常有反酸、嗳气、厌食、食后饱胀、上腹不适或疼痛及呕吐等症状。

（1）呕吐：往往进食完毕后, 突然发生呕吐, 一般无恶心, 呕吐也不费力, 呕吐量不多, 且不影响食欲或摄入量, 往往呕吐后即可进食, 因此营养障碍不明显。

（2）嗳气：患者有反复发作的连续性嗳气, 企图通过嗳气来解除胃部充气所造成的腹部不适或饱胀。但事实上不但不能排出气体, 反而吞入大量空气, 增加腹部不适→更频繁地嗳气。

（3）胃运动障碍 $\begin{cases} 发生贲门痉挛时——感胸骨后发闷及咽下困难。 \\ 当幽门痉挛时——可导致剧烈上腹痛。 \end{cases}$

2. 肠功能紊乱

以肠道症状为主。常有腹痛或腹不适、腹胀、肠鸣、腹泻和便秘等症状。

（1）小肠功能障碍。

① 水样腹泻, 伴有脐周不适或阵痛和明显肠鸣。腹泻往往可因

$$\begin{cases} 情绪波动 \\ 进食 \end{cases} 而激发 \begin{cases} 情绪性腹泻, \\ 餐后腹泻。 \end{cases}$$

② 部分病例可无腹泻, 由于在一段小肠发生较持久的痉挛, 主要症状为上腹或脐周持续性隐痛。

（2）结肠功能障碍（临床最为常见）——一般称为"结肠过敏"。

① 结肠运动功能障碍——有阵发性肠绞痛, 主要位于左下腹, 阵痛时可扪及痉挛的肠曲——由于部分结肠（通常为降结肠或乙状结肠）的痉挛。

便秘显著, 粪便呈粒状似羊粪。

粪便也可呈细条状——由于远端直肠和肛门过度紧张和痉挛。

② 结肠分泌功能障碍——有腹泻, 粪便含黏液, 镜检无白细胞, 红细胞可见——由于分泌黏液细胞的功能亢进。

【治疗】

本症由于胃肠自主神经功能紊乱而致。

当交感神经兴奋,副交感神经抑制
或交感神经抑制,副交感相对兴奋 } 而出现症状。

(一) 治疗原则

治疗的关键在于解除对相应节段交感的刺激,从而促使胃肠功能恢复相对平衡。

(二) 治疗方法

1. 常规治疗

(1) 取穴:在 $T_9 \sim L_4$ 中——棘突偏歪且有压痛的节段。

手法:旋转复位法(一般向患侧旋转)。

要求:被复位的棘突有弹跳感和响声。

(2) 取穴:腰及腰骶部。

手法:擦法——沿腰部棘突的两侧用擦法治疗。

时间:5~6 分钟。

(3) 取穴:腰椎棘突两侧。

手法:按、揉法——沿棘突两侧按揉。

时间:4~6 遍。

(4) 取穴:腹部。中脘、天枢、关元、气海。

手法:摩法——摩腹(自动逆时针,整腹顺时针)。

擦法——横擦腹部,中脘、关元、气海(重点在气海)。

时间:10 分钟左右。

(5) 取穴:腰部及腰骶部。

手法:擦法——横擦,以透热为度。

2. 加减法

(1) 呕吐甚者。

① 一指禅推或按、揉——自风府至大椎一直线。时间约 5 分钟。

② 按揉——脾俞、胃俞、肝俞、三焦俞,以痠胀为度。

(2) 嗳气甚者。

① 按揉——膻中、膈俞、肝俞。

② 摩腹时配合揉章门、期门。

③ 擦——横擦上胸部及背部督脉。

(3) 胃痛甚者(贲门、幽门)。

① 按、点——背部 $T_7 \sim T_{12}$ 间压痛点，2 分钟。

② 擦——横擦背部脾胃区（$T_7 \sim T_{12}$ 左侧），以透热为度。

【注意】

（1）注意饮食卫生，避免刺激性食物及生冷不易消化的食物。

（2）进行适当的体育锻炼，增强全身体质。

（3）注意保暖。

六、胃下垂

【概述】

（一）胃的正常结构及位置

1. 位置

大部在季肋部，小部在上腹部，变化较大。 变化因素 $\begin{cases} 充盈程度 \\ 体位变化 \\ 胃的紧张力 \end{cases}$

2. 形态

上缘 $\begin{cases} 短而凹，对向右上方——称胃小弯 \\ 胃小弯下部有一凹陷——称角切迹（幽门） \end{cases}$

后壁←胃→前壁

下缘——长而凸，对向左下方——称胃大弯。

食管→贲门（入口）→胃 $\begin{cases} 底——高于贲门的部分 \\ 体——贲门与角切迹间（幽门） \\ 幽门部——出口——与十二指肠相连，位于 L_1 或 L_2 右侧。 \end{cases}$

3. 结构

胃 $\begin{cases} 肌层——三层 \begin{cases} 内斜 \\ 中环 \\ 外纵 \end{cases} 消化食物（运动）。 \\ 胃黏膜（有丰富的腺体）→分泌胃液→消化食物。 \end{cases}$

4. 维持胃位置的结构

$\begin{cases} 胃肝韧带 \\ 胃脾韧带 \\ 腹壁肌肉 \end{cases}$

（二）胃下垂的标志

胃小弯弧线最低点下降至髂嵴连线以下
或十二指肠球部向左偏移时 ｝称"胃下垂"。

【病因病理】

水谷→胃——（运化）→脾——（上输）→肺 ｛肾中精气
　　　　　　　　　　　　　　　　水谷精气 ｝元气→流行全身→充盈通畅→正常。
（胃以通　　　　　　　　　　　　自然清气
降为顺）↓

　　　　小肠（小肠主液）→废液→排出
　　　　　　　↓
　　　　大肠（大肠主津）→排出

故谓之"脾胃为后天之本"——元气有赖于脾胃之运化。

① 伤食——生化之源不足
　　　（经常暴饮暴食或饭后剧烈运动）｝脾胃气虚→元气不足→中气下陷,升举无力→
② 七情伤——肝气郁结　　　　　　　　　　恶性循环
支持结构及腹肌松弛,胃平滑肌无力→胃下垂。
③ 各种原因耗伤元气————————————————————
　　　（素体虚弱或病后、产后,过度疲劳等）

【临床表现】

（1）多为瘦长体型,胃部成凹形,腹部突出。

（2）食后即有胀感,自觉胃有下垂感和肠鸣作声。

（3）有慢性腹痛史。

（4）偶见便秘,腹泻或交替性腹泻及便秘,粪便扁而短（便形失常）。

（5）可伴有眩晕、乏力、恶心、嗳气、心悸、失眠、直立性低血压等症状。

【检查】

（1）上腹部可扪到强烈的主动脉搏动。

（2）胃肠钡餐检查:

① 站立时,胃位置下降,紧张力减退,小弯弧线最低点在髂嵴连线以下（图 6-3）。

② 球部不随胃一起下垂,胃呈长蹄形,球部因受牵拉其上角尖锐。

【治疗】

（一）治疗原则

治则——健脾和胃,补中益气。

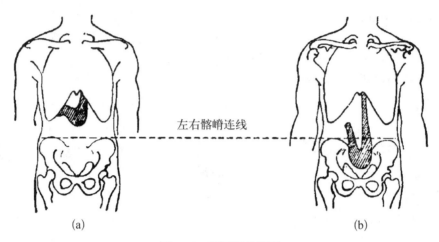

左右髂嵴连线

(a)   (b)

图 6 - 3　胃下垂示意图

（a）正常胃　（b）胃下垂

（二）治疗方法

1. 常规治疗法

（1）取穴：中脘、鸠尾、气海、天枢。

手法：一指禅推、揉、按——推、揉上述穴位。

时间：6～8 分钟。然后按揉上述穴位 2～3 遍。

（2）取穴：腹部。

手法：摩、托——摩腹（自动逆时针，整腹顺时针）；

再用托法——医者四指并拢，以螺纹面着力，根据胃下垂的程度不同，自下而上托之。

时间：6～8 分钟。

（3）取穴：T_6～T_{12} 两旁腧穴。

手法：擦、按、揉——手法要轻柔。

时间：10 分钟左右。

因为较长时间的轻柔刺激可使交感神经中枢受到抑制，相对来说副交感神经兴奋性提高，这样胃肠活动加强，平滑肌张力增高，症状得以逐渐缓解。

2. 加减法

（1）肝气郁结者：① 按、揉——章门、期门、肝俞、太冲；

② 擦——两胁。

（2）气血不足者：① 擦——督脉及背部脾胃区；

② 按、揉——足三里。

【注意】

（1）宜少食多餐，情志舒畅，同时配合腹肌锻炼（可做仰卧起坐势），但不可过度疲劳。

（2）生活起居要有规律，忌食生冷、刺激及不易消化之食物。

（3）胃下垂较严重者，可用胃托帮助。

七、胆囊炎、胆绞痛

【病因病机】

过去认为是细菌感染或结石所致。近年证明无细菌感染、无胆结石者也不少见。

基本病理——胆囊管阻塞。

交感神经兴奋→Oddi 括约肌收缩，抑制胆囊收缩。

副交感神经兴奋→Oddi 括约肌松弛，兴奋胆囊收缩。

（1）$T_7 \sim T_9$（大部分 T_9）后关节错位→时间短，程度轻→相应节段交感神经兴奋性↑→Oddi 括约肌收缩→胆囊管阻塞→胆汁不能排出→胆汁蓄积、浓缩→黏膜损伤

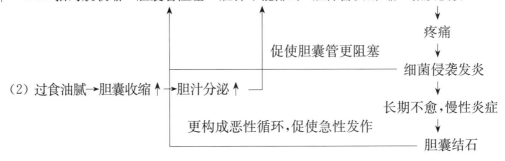

【临床表现】

临床表现有很大差别，现介绍一般症状。

1. 慢性胆囊炎

（1）表现为胆囊功能紊乱，影响消化，尤其对脂肪类饮食。

（2）上腹部经常闷胀，或右上腹部不适，食欲不佳，胃部有灼热感和嗳气等消化不良症状。

（3）常在进食油腻或神经过度紧张时容易发病。

2. 急性胆囊炎

实际是慢性胆囊炎急性发作。

（1）常在饱餐后晚上或半夜里发作（饱餐后引起胆囊收缩，且平卧时胆囊管处于较低部位，结石容易进入胆囊管，形成嵌顿）。

（2）右上腹出现阵发性绞痛，数小时后出现持续性疼痛，以后在持续性疼痛基础上有

阵发性加剧。疼痛可向右肩胛骨下角处放射,身体不能挺直,向右侧弯腰。

（3）多数有恶心、胀气,兼有呕吐。少数可有轻度黄疸。

【检查】

胆囊有明显压痛、反跳痛,和肌卫或腹肌紧张。

要做白细胞计数——谨防并发症。

【治疗】

本病的主症疼痛,是由于胆囊管阻塞,在胆囊收缩时,胆汁排出受阻引起的。

（一）治疗原则

治则——疏肝利胆,舒筋通络。

（二）治疗方法

（1）取穴:$T_7 \sim T_9$ 压痛点(大部在 T_9 旁)及两侧胆囊穴(阳陵泉下 1 寸)。

手法:重刺激按、点。

时间:2 分钟。

其作用是通过反射使胆囊副交感神经兴奋,从而使 Oddi 括约肌松弛,使郁结的胆汁顺利排出。

（2）在疼痛缓解后,取穴:在 $T_7 \sim T_9$ 压痛点处。

手法:旋转复位或对抗复位。

（3）取穴:两胁。

手法:擦法。

时间:以微微透热为度。

第三节　肺系病证

一、哮喘

【概述】

1. 定义

呼吸急促、喘鸣有声、张口抬肩、难以平卧的一种病症。

哮喘是一个“症”,常为某些疾病的主要症状。

2. 古代哮、喘合在一起

如《金匮要略》称为“上气”,并有“咳而上气,喉中有水鸡声”的记载。后世将哮喘分而为二。《医学正传》说："喘以气息言,哮以声响名。"

由于临床上哮与喘不易区分 }
病因、病理大致相同 } 故我们合在一起讨论。

【病因病理】

1. 肺的生理活动

(1) 宣散 { 呼吸(肺)——指向上向外的意思,对肺来说主要是呼气——排浊。
输精于皮毛(皮肤呼吸)——卫气行于脉外,司腠理开合,保卫皮肤、毛窍,
不受外邪侵袭,故说肺主气属卫。

(2) 肃降 {
肺为华盖之脏,吸入的空气必须向下输布,才能达到生理作用;
同时也由于肾的纳气作用,把肺肃降之气下降于肾,故说"吸入于肾"。

肺 $\underset{纳气}{\overset{肃降}{\rightleftharpoons}}$ 肾。

通调水道 { 气化功能
水液代谢与呼吸功能之间相互关系。

(3) 肺朝百脉 {
① 气与血的关系——气为血帅,血随气行——行血;
② 肺与心的关系 { 肺主气——宗气——贯心脉,行呼吸;
心主血——血——相会于肺→流周脏腑,输精皮毛;
③ 肺朝百脉——是由宣肃两方面综合作用而完成。

综上所述:正常呼吸是肺肾二脏的作用。

2. 影响正常呼吸功能的原因和机制

(1) 外邪 { 风热
风寒 } 侵袭 {
风寒之邪犯肺→腠理郁闭
肺气壅塞 } →宣降失常→上逆为喘
风热之邪口鼻入肺 →热不得泄,肺气胀满→清肃失司→
或风寒郁而化热 } 气逆而喘

(2) 痰浊内盛。

① 饮食不节→脾失健运→积湿生痰
② 素体痰湿偏胜
日渐积聚 } →由中焦上犯于肺 {
湿痰久郁化热或肺火素盛→痰火交阻于肺→
胀满而为喘
肺为痰壅,不得宣畅→气机失利,难以下降→
呼吸促迫而成喘

(3) 肺肾虚弱。

① 病久肾亏或年老体弱→肾气摄纳无权→少气而喘。
② 久咳伤肺或久病伤肺→肺气不能肃降→气短而喘。

喘→后期(久喘)→肺肾两虚→元气虚损$\overset{(心脉上贯于脉)}{\longrightarrow}$心气不足→影响心主血脉功能→心阳衰竭→可出现心阳欲脱的危候。

【临床表现】

临床辨证,首先应分清楚虚实。

《景岳全书·喘促》指出:"实喘者有邪,邪气实也;虚喘者无邪,元气虚也。"

一般规律:

实证——起病较急,病程较短。呼吸深长息粗,痰鸣有声,以呼出为快——其病在肺。

虚证——起病缓慢,病程较长。呼吸短促难续,声音低微,以深吸为快,或动则气喘,其症时轻时重——其病在肺肾两脏。

1. 实证

(1)风寒袭肺——喘急胸闷,伴有咳嗽,咳痰稀薄,色白,初起多兼恶寒、头痛、身痛、无汗等表证。口不渴,舌苔薄白,脉浮。

(2)风热犯肺——喘促气粗,甚至鼻翼煽动,咳嗽痰黄而黏稠,口渴喜冷饮,胸闷烦躁,汗出,甚则发热面红,舌质红,苔黄脉浮数。

(3)痰浊阻肺,气喘咳嗽,痰多黏腻,咯出不爽。甚则喉中有痰鸣声,胸中满闷,恶心纳呆,口淡无味,舌苔白腻,脉滑。

2. 虚证

(1)肺虚——喘急气短,言语无力,咳声低弱,自汗畏风,或咽喉不利,口干面红,舌质偏红,脉象软弱。

(2)肾虚——喘促日久,呼长吸短,动则喘息更甚,形瘦神疲,气不得续,汗出肢冷面青,甚则肢体浮肿,小便不利,心悸不安,舌质淡,脉沉细。

【治疗】

(一)治疗原则

治则——以"扶正祛邪,宽胸理气"为通用之法,经常配合练功以增强抵抗力。

(二)治疗方法

1. 常规治疗

同内功推拿常规治疗——见本书"震颤麻痹"的"常规治疗"。

重点治疗部位:① 横擦前胸中府、云门(两侧);

② 横擦肾俞、命门。

2. 加减法

(1)风寒袭肺——散寒,宣肺,平喘。

① 擦——直擦背部膀胱经;

② 一指禅推、按、揉——肺俞、膈俞。

(2)风热犯肺——宣肺,泄热,定喘:

① 擦——直擦背部膀胱经(不宜太烫);

② 拿、按、揉——颈椎两侧;

③ 按、揉——大椎、曲池、合谷。

(3) 痰浊阻肺——祛痰,降气,平喘:

① 擦——背部脾胃区($T_7 \sim T_{12}$左侧);

② 按、拿——尺泽、内关、足三里、丰隆。

(4) 肺虚——养肺定喘:

① 擦——胸部两侧及背部心、肺区;

② 按、揉、一指禅推——肺俞、脾俞、胃俞(轻柔)。

(5) 肾虚——健肺补肾,纳气平喘:

① 擦——直擦背部督脉及横擦腰骶部;

② 按、揉、一指禅推——肾俞、肺俞(轻柔)。

(6) 哮喘发作较甚者:

取穴:定喘(大椎旁1寸)、肺俞、风门、肩中俞。

手法:一指禅推、按、揉——开始用轻柔的手法,以后逐渐加重,加强刺激。

时间:6~8分钟。

3. 练功

选用"少林内功"之站裆和上肢动功。

(1) 裆势——站裆(图6-4)。

口诀:

两足分开与肩平,足尖内扣用霸劲。

两腕背屈指伸直,挺胸伸肩头端平。

三直四平微蓄腹,呼吸自然忌气屏。

腰腿用劲是根本,意神专一莫松劲。

〔注〕

三直:腰、上肢、下肢。

四平:目平视,肩、手、足。

(2) 上肢动功——少林内功之"前推八匹马""倒拉九头牛""风摆荷叶""霸王举鼎"(图6-5、图6-6、图6-7、图6-8、图6-9)。

【注意】

(1) 忌食烟酒、油腻、酸辣等食物,季节交替时注意冷热变化,适时增减衣物。

(2) 平时注意进行户外活动。

(3) 本症到危重阶段,肺、肾、心往往同时衰竭,出现阳气欲脱之象(面赤,躁扰,肢冷,汗出如珠,脉浮大无根),应积极抢救——参附汤、黑锡丸等以回阳救脱,纳气归肾。

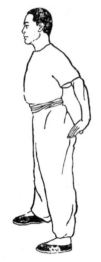

图 6-4　少林内功之站裆势

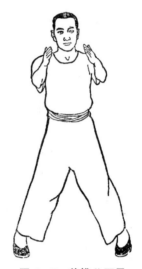

图 6-5　前推八匹马

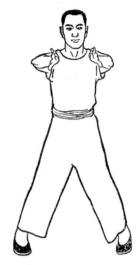

图 6-6　倒拉九头牛(a)

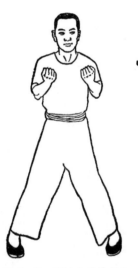

图 6-7　倒拉九头牛(b)

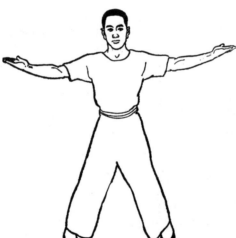

图 6-8　风摆荷叶

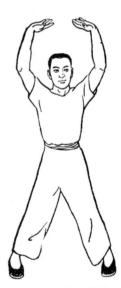

图 6-9　霸王举鼎

附：支气管痉挛性哮喘

各种原因─────────→支气管痉挛─→哮喘

过敏或其他原因　　　　　解除痉挛

可能：$T_3 \sim T_6$ 后关节紊乱→交感神经抑制,副交感神经兴奋→支气管收缩,分泌增多→哮喘。

治疗：

① 对抗复位；

② 擦、按、揉──定喘、风门、肺俞；

③ 常规治疗——扶正。

二、肺气肿

【概述】

1. 定义

各种原因造成细支气管管腔狭窄,阻碍呼吸,以致引起肺泡的过度膨胀,过度充气,导致肺组织弹力减退或容积增大,称肺气肿。

各种原因 {
① 慢性支气管炎
② 肺硅沉着病(矽肺)
③ 多年反复发作的哮喘
④ 慢性纤维空洞型肺结核
⑤ 广泛性支气管扩张
⑥ 肺纤维性变,等
} →细支气管腔狭窄→ 阻碍呼吸 → (单向:呼出困难) →

肺泡 {膨胀 充气} →肺组织 {弹力减退 容积增大} →肺气肿

2. 分类

① 慢性阻塞性肺气肿;

② 老年性或萎缩性肺气肿——肺泡间中隔退变→本病——极少伴有症状(因为无阻塞);

③ 急性肺泡性肺气肿——急性炎症造成局限性单向活瓣型阻塞——肺实质局部小范围过度膨胀→炎症消失→可逆——非真正肺气肿;

④ 代偿性肺气肿——邻近肺组织纤维化或萎缩→肺实质过度膨胀→常被原来疾病所掩盖。

所以,绝大部分有症状的肺气肿患者都属于"慢性阻塞性肺气肿"。本节讨论这类肺气肿。

本症属祖国医学中的肺胀、喘症范畴。

【病因病理】

物理
化学
病毒
细菌
过敏原
} 等因素→刺激→细支气管→慢性炎性变化→黏膜充血水肿分泌物增多→

肺毛细血管炎症→肺泡壁局部贫血→换气功能下降

细支气管壁软骨损害(炎症)→细支气管失去支持→呼气时气管易陷闭→呼出困难

黏膜的纤维破坏(细菌)→清除分泌物功能↓→痰液潴留于细支气管内→

管腔部分阻塞

单向活瓣作用
- 吸→支气管扩张→管腔增大→空气通畅进入肺泡
- 呼→支气管缩小→空气呼出困难→多量空气集积肺泡→肺泡内压↑
  - →肺泡过度膨胀(肺气肿)→长期气体阻滞→肺泡破裂
  - →多个肺泡融合形成肺大泡→肺大泡对肺泡周围毛细血管挤压
  - →部分肺动脉发生内膜炎→硬化闭塞→血供减少
  - →组织营养不良→更促进肺气肿的发展

祖国医学认为：
- 肺、肾、脾
- 息道受阻

【临床表现】

(1) 呼吸困难
- 常为呼气性呼吸困难
- 严重时则呈混合性呼吸困难

(2) 发病缓慢,呈慢性进行性。

(3) 常有多年的咳嗽和咳痰史,气候变化症状加剧→呼吸道继发感染→支气管阻塞更甚→出现缺氧和二氧化碳潴留
- 发绀,头痛,心动过快,嗜睡,精神恍惚
- 若不及时治疗可发生呼吸衰竭

(4) 重度肺气肿——胸廓外观呈桶状,呼吸运动微弱,语言震颤低弱。

(5) 并发肺源性心脏病及心力衰竭
- 颈动脉怒张
- 下肢浮肿
- 肝肿大
- 心率增速

【分级】

临床上将气急症状人为地加以分级。

Ⅰ级——登二楼感气急,尚能胜任日常工作,但仍疲劳。

Ⅱ级——用一般速度走路有气急,虽能勉强工作,但在各季往往因气急加重而休息。

Ⅲ级——穿衣、洗脸、说话和大便等日常生活动作时都有气急,不能参加工作,劳动力大部丧失。

Ⅳ级——静息时亦有气急,劳动力已完全丧失。

※ 气急有一定的主观因素。

【检查】

(1) 叩诊
- 呈过度清音
- 心浊音界缩小或消失
- 肝浊音界下降

（2）听诊 { 呼吸音减弱 / 呼气延长 / 心音较远

（3）用力呼气时间听诊法 { 正常——4秒以下 / 轻度阻塞——6秒以下 / 中重度阻塞——6秒以上

【治疗】

（一）治疗原则

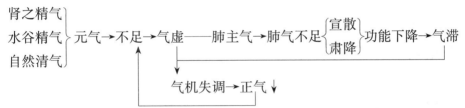

所以本病的推拿治疗当以扶正为主，除了用手法外，需配合练功→增加抵抗力。

治则——宽胸理气，温肾健脾。

（二）治疗方法

（1）平推法常规操作。

※ 呼吸困难严重者加按、推——风门、肺俞、定喘。

（2）练功：

同哮喘。

最好先练功，稍休息后进行推拿。

【预防】

（1）有计划循序渐进地进行体育锻炼。

（2）耐寒锻炼（春冷水擦手，夏冷水擦身，秋后冷水洗擦脸）。

（3）腹式呼吸体操。

三、声门闭合不全

【概述】

（1）发声时声带间裂隙超过 1 mm，大量气息逃逸，而致嗓音沙哑，气短，音量减小和发高音困难，甚至失音，称为声门闭合不全。

（2）目前病名尚不统一，又称"发声无力症""喉肌无力症"及"发声疲劳症"等。

（3）祖国医学称"失音"。

【解剖生理】

$$喉\begin{cases}呼吸通道\\发音器官\end{cases}$$

（一）喉的位置

① 颈前区中央。

② C_4、C_5、C_6 的前方。

③ 上喉口通咽。

④ 下续于气管。

⑤ 前方有舌骨下肌群遮盖。

⑥ 后方是咽。

⑦ 两侧有 $\begin{cases}颈血管神经束\\甲状腺侧叶。\end{cases}$

⑧ 喉位置的高低 $\begin{cases}女性、小孩——高\\男性、成人——低\end{cases}$ 可随吞咽或发音动作上下移动。

（二）喉的结构

主要由软骨、喉肌、黏膜所构成。

1. 喉软骨

（1）甲状软骨（单）

① 位于舌骨下方，环状软骨上方

② 由左右两块方形软骨板在前方连结而成，连结处向前凸出，称"喉结"

③ 甲状软骨 $\begin{cases}上缘借甲状软骨膜与舌骨相连\\下缘\begin{cases}中部借环甲韧带与环状软骨相连\\两侧与环状软骨构成环甲关节\end{cases}\end{cases}$

（2）会厌软骨（单）——呈上圆下尖叶片状，其上端附于甲状软骨的内面，相当于喉结的高度。

（3）环状软骨 $\begin{cases}①呈环状，后宽前窄。\\②位于 C_6 前方，向下接连气管，向上接连甲状软骨。\end{cases}$

（4）杓状软骨（双）$\begin{cases}①左右各一，呈三棱锥体形。\\②位于环状软骨上方，与环状软骨构成环杓关节。\end{cases}$

2. 喉腔及黏膜

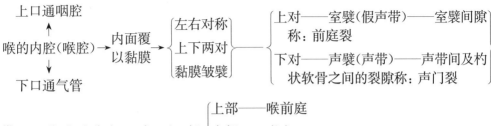

3. 喉的肌肉

喉肌按功能
可分为两组
① 作用于环杓关节→使声门裂开大或缩小
② 作用于环甲关节→使声带松弛或紧张
} 用以发音及调节音量。

【病因病理】

本症患者一般全身健康良好(可能不是全身原因引起)。

(1) 演唱方法不当
用声过度
} →喉部肌肉失去平衡
声带肌张力减低
环杓后肌痉挛
} →声门张开→ 久而引起
闭合不全。

(2) 过度演唱
大量空气进入喉间→黏液蒸发→黏膜干燥充血水肿
环杓关节过度活动→环杓关节炎
} →杓状软骨活

动受限→影响声门闭合→本症。

(杓状软骨内转使声门闭合;外转使声门张开)

(3) 某些原因(包括 C_2~C_3 后关节错缝)→喉神经(主要是喉上神经和喉返神经)功能不全→其支配的喉肌发生功能障碍→声带麻痹→本症。
                 (迷走神经的颈上分支)

【临床表现】

轻度：发高音费力,发声不持久,声音变暗,同时伴有咽喉部干燥异物感。

中度：发音不畅,出现破音,甚至声音嘶哑,伴有喉痛、痰黏感。

【治疗】

(一) 治疗原则

治则——推拿治疗本病是通过手法对 C_2~C_3 神经的交通支和颈前部的良性刺激,来改善声门的闭合度。

(二) 治疗方法

(1) 取穴：颈前部在喉结旁开 1.5 寸两侧;人迎、水突。

手法：一指禅推、揉法。

病人仰卧位,颈部略后伸→在上述部位自上而下治疗,重点在人迎、水突。

时间:10～15分钟。

要求:治疗后患者自觉喉咙放松,喉黏膜有湿润感。

(2)取穴:项部。风池、哑门。肩部。

手法:一指禅推、拿、揉。

① 用双手推风池,3～5分钟。

② 单手推哑门,3～5分钟。

③ 拿风池及揉两侧胸锁乳突肌。

时间:6～10分钟。

要求:患者自觉喉肌放松,喉部紧张感消失。

※ 手法要轻而快。

【注意】

(1)避免高声及持久讲话,必要时须短期禁声。

(2)防止外感及咽部炎症的发生。

(3)少吃辛辣、燥烈之品。

第四节　肾 系 症 证

一、痛经

【概述】

1. 定义

妇女在行经前后,或正值行经期间,小腹及腰部疼痛,甚至剧痛难忍,常可伴有面色苍白、头面冷汗淋漓、手足厥冷、泛恶呕吐等症,并随着月经周期而发作,称为"痛经",亦称"经行腹痛"。

2. 分类

现代医学分为 $\begin{cases} ① \text{原发性痛经——以未婚女青年为多见,常在月经初潮起始疼痛;} \\ ② \text{继发性痛经——以已婚妇女为多见。} \end{cases}$

【病因病理】

(1)情志不舒,肝郁气滞→气机不利→气滞血瘀,血行受阻→冲、任经脉不利→经血滞于胞中→痛。

(2)经期 $\begin{cases} \text{吞寒饮冷} \\ \text{冒雨涉水} \end{cases}$ →寒湿伤于下焦,客于胞宫→寒邪停滞冲、任→经血为寒邪所凝→行经不畅→痛。

(3) { ① 平素气血不足或大病久病后→气血两亏→行经后则血海空虚→胞脉失养→痛；
② 体虚阳气不振→运血无力→经行滞而不畅→痛。

肝肾亏损也可引起痛经,推拿临床少见。从略。

本症主要机制:

各种原因→气血运行不畅。因气为血帅,血随气行,故气滞则血瘀→不通则痛。

【临床表现】

本症特点:经行小腹疼痛,并随月经周期而发作。

临床一般以: ①{ 经前、经期痛——实——痛时拒按
经后痛——虚——痛时喜按

② { 得热痛减——寒——绞痛、冷痛
得热痛剧——热——刺痛

③ { 痛>胀,血块排出后痛减——血瘀
胀>痛——气滞

1.气滞血瘀

经前或经期小腹胀痛,行经量少,淋漓不畅,血色紫黯有血块,块下则疼痛减轻,胸胁作胀,舌质紫黯,舌边或有瘀点,脉沉弦。

2.寒湿凝滞

经前或经期小腹冷痛,甚则牵连腰脊疼痛,得热则舒,经行量少,色黯有血块,畏寒便溏,苔白腻,脉沉紧。

3.气血虚弱

经期或经净后,小腹绵绵作痛,按之痛减,经色淡,质清稀,面色苍白,精神倦怠,舌淡苔薄,脉虚细。

【治疗】

(一) 治疗原则

治则——痛经以"通调气血"为通用之法。

(二) 治疗方法

1.常规治疗

(1) 取穴:腹部。气海、关元。

手法:一指禅推、摩、揉。

① 均顺时针方向摩腹(以小腹部为主)。

② 一指禅推或擦——气海、关元。

时间：约 10 分钟。

（2）取穴：腰背部。肾俞、八髎。

手法：一指禅推、按、揉。

① 一指禅推或滚法——腰及骶部。

② 按——肾俞、八髎。

时间：6～8 分钟。

（3）取穴：腰骶部。

手法：擦。

时间：以透热为度。

2. 加减法

（1）气滞血瘀——① 按、揉——章门、期门、肝俞、膈俞；

② 拿——血海、三阴交。

（2）寒湿凝滞——① 擦——直擦督脉，横擦肾俞、命门；

② 拿——血海、三阴交。

（3）气血虚弱——① 擦——直擦督脉；横擦背部脾胃区；

② 摩腹时加揉中脘；

③ 按揉——脾俞、胃俞、足三里。

（4）赤白带下多者——用按法在中极处随呼吸上下而一重一轻操作。

3. 对实证痛经的特殊治疗法

L_1 或 L_4（大部分在 L_4）有棘突偏歪及轻度压痛。

（1）对偏歪棘突旋转复位。

（2）擦——直擦督脉及横擦腰骶部，以透热为度。

※ 月经来前一周治疗 2 次，以后每月同期治疗。三个月（6 次）为一疗程。

【注意】

（1）在经期注意保暖，避免寒冷，注意经期卫生。

（2）适当休息，不要过度疲劳。

二、闭经

【概述】

（1）定义：女子年逾 18 岁，月经尚未来潮，或曾来而又中断，达 3 个月以上者，称闭经。

（2）现代医学分 ⎰ 原发性痛经——女子年逾 18 岁，月经尚未来潮者。

⎱ 继发性闭经——月经曾来而又中断达 3 个月以上者。

（3）若因生活环境变迁、精神因素影响等,出现停经(3个月内)但无其他症状,在身体适应后,月经可自然恢复,不属"闭经"范围。

（4）妊娠期、哺乳期、绝经期以后的停经,均属生理现象,不属本症范围。

（5）先天性无子宫,无卵巢,无阴道,或处女膜闭锁等器质性病变所致的闭经,非推拿所能治疗者,不属本节讨论范围。

【病因病理】

1. 虚证

（1）先天肾气不足,天癸未充
　　　或多产、房劳,损及肝肾 $\Big\}$→肝肾不足,精血两亏→冲任失养→经闭

（2）饮食劳倦,损伤脾气,化源不足
　　　久病,大病,产后失血伤津
　　　久患虫疾伤血 $\Big\}$气血虚弱,血海空虚→无血可下→经闭

2. 实证

（1）郁怒伤肝,肝气郁结→气机不利→血滞不行

　　　经期、产后血室正开 $\Big\{$外感寒邪
内伤生冷 $\Big\}$→血为寒凝→冲任受阻 $\Big\}$气滞血瘀→经闭

（2）肥胖之人,多痰多湿
　　　脾阳失运,湿聚成痰 $\Big\}$→痰湿滞于冲任→胞脉闭塞→经闭

【临床表现】

临床以虚证为多见。

一般规律：实——胸胁胀满,小腹满痛为实。

　　　　　　虚——头晕,肢软,纳差,心悸,失眠,腹无胀痛为虚。

（1）肝肾不足 $\Big\{$① 月经超龄未至,或初潮较迟,量少色淡,渐至闭经；
② 头晕,耳鸣,腰膝酸软,口干咽燥,五心烦热；
③ 舌质红或舌淡苔少,脉细弦或弦涩。

（2）气血虚弱 $\Big\{$① 月经由后期量少而渐至停闭；
② 面色苍白或萎黄,头晕目眩,心悸怔忡,气短懒言；
③ 唇舌色淡,脉细弱或细缓无力。

（3）气滞血瘀 $\Big\{$① 月经数月不行,精神抑郁,烦躁易怒,胸胁胀满,少腹胀痛,或拒按；
② 舌边紫黯或有瘀点,脉沉弦或沉涩。

（4）痰湿阻滞 $\Big\{$① 月经停闭,形体肥胖；
② 胸胁满闷,呕恶痰多,神疲倦怠,带多色白；
③ 苔腻脉滑。

【治疗】

（一）治疗原则

治则——理气活血为主。

治疗时,应遵"虚者补之,实者通之"的原则,切勿一见经闭,不分虚实,滥用通利之法。

（二）治疗方法

1. 常规治疗

（1）取穴：小腹部,关元、气海。

手法：摩、按、揉 { 摩——小腹（手法要求深沉缓慢）；
按、揉——关元、气海。

时间：约 10 分钟。

（2）取穴：血海、三阴交（双侧）。

手法：按、揉。

时间：每穴 2 分钟。

（3）取穴：腰部。肝俞、脾俞、肾俞。

手法：一指禅推,按、揉、擦。

{ 一指禅推——腰部,重点在肝俞、脾俞、肾俞；
或擦——腰部。
再按、揉上述穴位。

时间：5～6 分钟。

2. 加减法

（1）肝肾不足,气血虚弱

① 擦——横擦前胸中府、云门；横擦背部脾胃区；横擦肾俞、命门；直擦背部督脉；

② 斜擦——小腹两侧（两手同时操作）。

均以透热为度。

（2）肝气郁结

① 按揉——章门、期门；

② 掐、按——太冲、行间；

③ 擦——斜擦两胁（两手同时操作）。

（3）寒凝血瘀

① 擦——直擦督脉；横擦腰骶部,以小腹透热为度；

② 按、揉——八髎。

（4）痰湿阻滞

① 擦——背部脾胃区；

② 按、揉——八髎，再行擦法，以透热为度。

【注意】

（1）适当注意风寒、饮食生冷的影响。

（2）保持心情愉快。

三、癃闭

【概述】

（1）定义 $\begin{cases} \text{小便不利,点滴而短少,病势较缓者称"癃"。} \\ \text{小便不通,欲解不得解,病势急者称"闭"。} \end{cases}$

（2）临床一般以排尿困难或小便闭塞不通为主症的疾患，合称"癃闭"。

（3）包括现代医学各种原因引起的尿潴留及无尿等。

【病因病理】

《素问·灵兰秘典论》说："膀胱者，州都之官，津液藏焉，气化则能出矣。"

膀胱气化不利→小便排出困难→癃闭。

（1）膀胱湿热阻滞或肾热移于膀胱→湿热互结→膀胱气化不利→癃闭。

（2）肺热壅盛 $\begin{cases} \text{津液不布(肺为水之上源)→水道通畅不利} \\ \text{邪热下移膀胱} \end{cases} \left.\begin{array}{c} \text{上、下焦为} \\ \text{热气所壅} \end{array}\right\}$→癃闭。

（3）七情内伤→肝郁气滞→气机不调→三焦气化失常→水道通畅受阻→癃闭。

（4）瘀血凝聚或尿路结石→尿道阻塞→排尿困难→癃闭。

（5）肾阳不足，命门火衰→膀胱气化不利→癃闭。

【临床表现】

小便点滴而短少或不通，少腹胀满，疼痛难忍。

（1）膀胱湿热——小便不利，热赤或闭，小腹胀满，或大便不畅，舌质红，苔黄腻，脉细数。

（2）肺热壅盛——小便涓滴不通，或点滴不爽，咽干，烦渴欲饮，呼吸急促，舌苔薄黄，脉数。

（3）气机郁滞——情志忧郁，或易于激动，多烦善怒，小便不通，或通而不畅，胁腹胀满，苔薄或薄黄，舌红，脉弦。

（4）尿道阻塞——小便滴沥不畅，或尿如细线，或阻塞不通，小腹胀满隐痛，舌色紫，脉涩或细数。

（5）肾气不充——小便不通或滴沥不畅，排出无力，面色㿠白，神气怯弱，腰以下冷，腿膝乏力，舌质淡，脉沉细。

【治疗】

（一）治疗原则

癃闭不管是什么原因引起，最后多是因膀胱气化不利而致。

膀胱是六腑之一，而"腑以通为补"，所以治疗原则着重于"通"。

因尿道阻塞而致癃闭的治疗方法，不在本节讨论。

（二）治疗方法

1. 常规治疗

（1）取穴：中极、关元、气海——小腹部。

手法：按、摩、揉——{ ① 摩小腹。
{ ② 按、揉上述穴位。

时间：10 分钟左右。

（2）取穴：大腿内侧（双侧）

手法：揉、摩——在大腿内侧上下往返揉摩（手法要轻缓）。

时间：每侧约 3 分钟。

2. 加减法

（1）膀胱湿热——腰骶部擦热，不宜过烫。

（2）肺热壅盛——① 腰骶部擦热（横擦）；

② 前胸（中府、云门）横擦透热；

③ 大椎及两肩横擦透热。

（3）气机郁滞——① 按、揉章门、期门；

② 斜擦两胁（右高左低）。

（4）肾气不充——① 一指禅推或按、揉肾俞、命门；

② 肾俞、命门横擦透热；

③ 直擦督脉。

3. 其他方法

（1）喷嚏或探吐法——打喷嚏或呕吐动作，能开肺气、举中气而通下焦之气，上窍开则下窍自通。

（2）外敷法——蒜头 1 个，栀子 3 枚，盐少许，捣烂，摊纸贴脐部。

【注意】

（1）推拿治疗可用于治疗尿潴留，而对真性无尿（如尿毒症）目前尚不能治疗。

（2）治疗手法要轻柔、缓和,但要特别注意用劲深沉而有节律。

四、糖尿病

【概述】

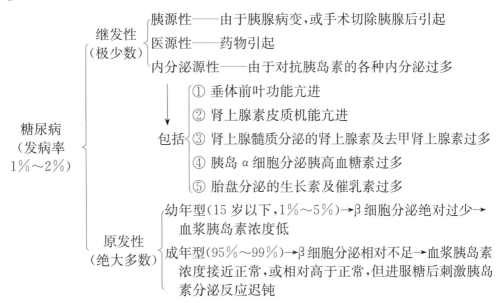

本节介绍的是原发性成年型糖尿病。

【病因病理】

一般认为：原因不明。

1. 可能的原因

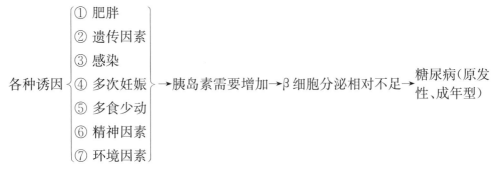

① 肥胖（占60%以上）——多食而肥胖者→胰岛β细胞负担过重→β细胞功能不全→糖耐量↓→发病→β细胞储备功能↓（但罕见完全无分泌者）；

② 遗传因素——8%～41%有阳性家族史。孪生儿糖尿病者发病率亦较高；

③ 感染——胰岛素需要量增加→使隐性者明朗化,使已病者可并发酮症；

④ 妇女多次妊娠

⑤ 多食少动

⑥ 精神因素 → 诱发本病。

⑦ 环境因素

2. 影响胰岛素分泌的因素

(1) 激素影响

胃肠道激素——胃泌素,胰泌素,肠抑胃肽,肠血管活性肽→胰岛素分泌↑

儿茶酚胺

肾上腺素(A)↑,去甲肾上腺素(NA)↑→β细胞→肾上腺素能受体→胰岛素分泌↓

异丙肾上腺素↑→β肾上腺素能受体→CAMP↑→胰岛素分泌↑

其他激素

多巴胺可在体外→抑制胰岛素分泌

胃肠道和下丘脑释放的生长素抑制激素→胰岛素分泌↓

生长素、皮质醇→胰岛素分泌↑

(2) 离子因素:Ca^{2+}→β细胞的代谢↑→胰岛素分泌↑,Na^+、K^+可刺激胰岛素分泌↑;Mg^{2+}可阻断 Ca^{2+} 的刺激作用。

(3) 神经因素

刺激下丘脑的腹内侧核(交感神经中枢)→胰岛素分泌↓

刺激下丘脑的腹外侧核(副交感神经中枢)→胰岛素分泌↑

因为

交感神经兴奋→末梢分泌 NA↑→胰岛素分泌↓

副交感神经兴奋→胰岛素分泌↑

3. 实验与临床观察

(1) 实验观察:

① 轻刺激支配胰岛的副交感神经→胰岛素分泌↑;

② 轻刺激支配胰岛的交感神经→胰岛素分泌↓;

③ 切断支配胰岛的副交感神经→胰岛素分泌明显↓;

④ 切断支配胰岛的交感神经→胰岛素分泌明显↑(出现低血糖)。

(2) 临床观察:

① 糖尿病患者在发病前 85% 以上有数月到数年前的背痛史;

② T_8 棘突偏歪(绝大部分向左),且有轻重不同的压痛。

【临床表现】

(1) 多尿、烦渴多饮。

(2) 易饥多食。

(3) 疲乏、消瘦。

(4) 皮肤瘙痒(多见于女子阴部)。

(5) 其他症状:四肢疫痛、麻木,腰背痛,性欲减退,阳痿不育,月经失调,视力障碍,便秘。

【分型】

（1）轻型——常无明显症状，空腹血糖小于 8.3 mmol/L。

（2）重型——空腹血糖大于 13.9 mmol/L，每日胰岛素大于 50 IU。

（3）中型——介于二者之间。

【治疗】

治则——调整阴阳平衡。

治法——推、按、搓、扳——督脉。

下 篇

俞大方推拿讲座

第一讲　中医推拿概述与推拿手法

一、推拿的定义

手法→作用于患者体表 { 穴位 / 特定部位 } 来治病的一种疗法

或：

外力→在体表特定部位做 功 （手法技巧做合理的功）→

{ 纠正解剖位置的失常

转换成各种能 { 深透到体内,改变有关的系统内能 / 能 →作为信息的载体→传入信号→调整有关脏腑的功能 } →治疗 }

这里的关键不是载体能量的大小,而是信息/噪声比,即信号强度与干扰强度的比值,当然生物机体系统对信息载体的物质和能量大小要求一定的阈限,低于阈限的信号,就不足以推动系统的下一个环节。

例

（1）外力直接作用——凡关节错位（如骶髂关节错位等）、肌腱滑脱等,因有关组织解剖位置失常而致的病证均可通过外力直接作用,纠正解剖位置的失常。

（2）改变有关的系统内能 { 肌肉痉挛者——通过手法使有关肌肉系统内能得到调整。 / 帕金森病（PD,黑质、纹状体、苍白球、黄斑的变性）—— }

通过手法 { 使气血系统内能增大,加速气血运行,从而使病变部位供血量↑。 / 提高血氧结合率,从而使气血单位时间流量的含氧量↑。 }

（3）信息调整 { 缺血性 / 心绞痛 { 在有关俞穴（T₂～T₄）较轻地按揉,以调整冠状动脉供血量。 / 通过改变系统内能,提高血氧结合率。 } / 漏搏——按揉厥阴俞,以调整心脏功能。 / 糖尿病——在有关穴位和部位治疗,以调整胰岛功能。 }

上述各方面在临床中经常结合在一起应用。

1. 外力—能的结合

（1）关节错位——因痛而肌肉紧张痉挛,外力直接复位困难者,则先调整有关肌肉的系统内能,先解除肌痉挛,然后再复位。

（2）冻肩——治疗的关键在于活动患肩,使粘连得以松解。但本症患肩疼痛剧烈,肌肉痉挛,致使活动困难,因此治疗首先要调整有关肌肉组织的系统内能,使肌痉挛缓解,然后再活动其关节。在活动关节使粘连松解时,极有可能造成新的损伤,通过手法来改变患部的系统内能,促进损伤修复,从而消除了被动活动关节的副作用,这是中医推拿疗效高于其他疗法的原因所在。

2. 外力—信息的结合

胆囊炎、胆绞痛——胆绞痛的基本病理为 Oddi 括约肌痉挛,胆汁排出困难而致。Oddi 括约肌受 T_9 交感神经支配,T_9 后关节紊乱是临床常见的本症发病原因,因此解除 T_9 后关节的紊乱是治疗的关键。通过外力使 T_9 后关节整复,从而解除了 T_9 交感神经兴奋的信息,使症得以解除。

二、推拿是人类最古老而又年轻的医疗科学

从有人类开始,人类要求得自身的生存,就必定要与自然界进行搏斗和劳动,在搏斗和劳动中遇到损伤,很自然地会用手抚摩,这是人类的前身类人猿所遗传下来的本能。在抚摩的过程中发现抚摩能使疼痛减轻或消失,人们就逐渐认识了抚摩的作用,当时这不能说是有意识的医疗,但却包含着抚摩对病痛的医疗作用。

人类有 100 万年的历史,在这漫长的过程中,人类在逐渐认识抚摩作用的基础上,把这种作用用于有目的的医疗实践,并不断加以总结,就逐渐形成了推拿的治疗体系。我国这种体系的建立是在两千多年前的先秦两汉时期完成的。当时有两部医学巨著《黄帝内经》和《黄帝岐伯按摩》(10 卷,东汉时遗失),它们第一次完整地阐述了中医学的理论体系。因此,我们说推拿是人类最古老的一种医疗方法。

从人类的医疗发展过程来看,人类最早用于治疗疾病的手段是属于物理性质的治疗方法,例如推拿、针灸等,随着生产力的发展逐渐出现了自然药物、化学药物,近代更出现了生物药物。这些药物虽有其一定的治疗效果,但不可避免地均有其对人体危害的副作用。随着科学技术的发展,目前国际医学界对物理治疗复趋重视,普遍认为我国的推拿、针灸是具有远大发展前途的学科。因为推拿治疗有其独特的疗效,而且无损害人体正常生理功能的副作用。有些学者认为推拿疗法在 21 世纪将成为治疗疾病的主要手段之一。

医疗发展的这一循环,从广义来说,花了人类 100 万年的时间。从狭义来说,花了我们中华民族数千年的时间。这一循环,不是历史的倒退,而是符合医疗发展规律的螺旋形上升。从这一角度说,推拿又是一门年轻的未来医疗科学。

三、推拿是中医学的有机组成部分

我们知道任何真正的医学理论都是建立在大量医疗实践的基础上的。中医学理论体系同样是建立在大量医疗实践和我国当时的哲学思想这一基础上。

推拿是人类最古老的一门医疗学科，因此它为中医学的理论体系最早积累了大量医疗经验，为建立中医学理论体系打下了一定的基础。

《内经》是中医现存最早的一部系统进行理论总结的书籍，这也证明了在《内经》成书前，很早就有了中国的医学事业。据记载，在《内经》成书的同时还有一部《黄帝岐伯按摩》（10卷）问世。可以认为，是这两部巨著共同组成了中医学的基本理论体系。《内经》和《黄帝岐伯按摩》共有28卷，其中按摩专论有10卷，其比重之大就可知推拿在中医学理论体系中的重要性。就是在《内经》中我们也可看到推拿对中医学理论体系建立的影响。

《素问·举痛论》说："寒气客于背俞之脉，则脉泣，脉泣则血虚，血虚则痛。其俞注于心，故相引而痛。按之则热气至，热气至则痛止矣。"这段文字粗看似乎仅论述了推拿的治疗作用，但如果我们深入分析一下，不难看出这是在大量推拿医疗实践的基础上提出了至少两个中医的基本理论问题，一是"遇寒则收""不通则痛"的基本病理变化，二是"寒者热之"的治疗法则。这种情况在《内经》中亦不少见，仅举这一例说明。

同时，长期以来中医基本理论指导着推拿的临床实践，对推拿的发展又起着推动作用。例如阴阳五行、脏腑经络、气血津液等基本理论，对推拿的临床工作都起着重要的指导作用。

推拿属中医外治法范畴。

四、推拿治疗的特点和价值

推拿治疗最大的特点是在整个治疗过程中贯穿着"扶正"的原则，所谓"扶正"就是指提高人体的抗病能力，而且在治疗过程中不扰乱人体正常的生理节奏，因此对人体没有危害性的副作用，可以说是一种没有污染的医疗方法。

人的健康取决于气血的充足和通畅、脏腑功能的正常运转，而这一切用中医术语来说叫作阴阳平衡。推拿对调整人体脏腑气血的阴阳平衡有很好的效果，因此很多看来很困难的疾病，通过推拿治疗都能取得较好的效果。例如：上面讲过的帕金森病和缺血性心绞痛，就是用手法来调整了患者的气血脏腑功能而取得效果的。

推拿的行气活血作用是公认的，很多药物也都有活血作用，但推拿的行气活血作用有其特殊性——它可有意识地控制活血部位，而且没有不良反应。

例

（1）血虚生风→肝风→帕金森病。推拿可改善基底动脉血供,同时提高血氧的结合率。

（2）软组织的活血化瘀。我们知道,细胞生长的条件是水、氧气、养料、温度、压力。在一般情况下,氧的正常供应是维持生命的关键。推拿可提高血氧的结合率,这为推拿疗法开辟了广阔的发展前景。

五、推拿的治疗范围

推拿作为一门治疗方法,其治疗范围很广,几乎对各科中的若干病种,均有主治价值或辅助治疗价值。

由于《黄帝岐伯按摩》(10卷)失传,因此对两千年前的情况不明,从现有文字记载来看,最早是治疗运动系统疾病。到魏晋隋唐五代时(公元220—960年)治疗范围已扩大到外感热病、五官科疾病、小儿科疾病,还用于急救。到宋金元(公元960—1368年)时,又扩大到妇产科疾病和外科疾病。明代小儿推拿得到较大发展,成为一个独立体系。目前随着对推拿原理认识的深化,推拿的治疗范围逐渐扩大,目前经常治疗的病种有如下10种。

（1）消化系统——胃溃疡,胃下垂,胃肠功能紊乱(结肠过敏),胆绞痛。

（2）循环系统——高血压病,缺血性心绞痛,心功能紊乱。

（3）呼吸系统——哮喘,慢性支气管炎,肺气肿。

（4）神经系统——帕金森病,神经衰弱失眠,偏头痛,脑卒中后遗症,小儿麻痹症后遗症。

（5）内分泌系统——糖尿病。

（6）泌尿系统——尿潴留,尿路结石。

（7）运动系统——软组织及关节的损伤和病变。

（8）妇科——痛经,闭经,耻骨联合分离症。

（9）五官科——声门闭合不全,近视。

（10）儿科——泄泻,便秘,小儿斜颈。

对上述疾病使用推拿疗法都取得了较好的治疗效果。未来,随着对推拿机制的深入研究,推拿的适应范围将越来越大。

推拿治疗范围极广,又有其独特的疗效,关键是如何掌握推拿疗法!

要掌握推拿疗法除了要具备"医师"的各项要求外,关键有两个方面:一是根据不同的情况选用适当的手法;二是根据不同的疾病选择适当的治疗穴位或部位。

手法在临床上的应用千变万化,但归纳起来,不外乎是一些基本手法的变化,因此掌握推拿基本手法实属学习推拿的首要任务。下面介绍中医推拿的基本手法。

六、推拿基本手法

中国推拿有几千年的历史,手法种类很多,名称亦不统一。

有的手法动作相似,但名称不同。如:按、压。

有的名称相同,但动作不同。如:一指禅推、直推、旋推。

有的是两种手法复合组成,如:拿——捏而提起,捻——搓揉结合。

有的以手法外形命名:如:推、拿、按、摩。

有的以手法作用命名:如:顺、理、疏、和。

这些都是历史遗留下来的问题。

为了便于学术交流和对手法的研究,现在我们统一以手法动作形态作为手法的命名原则,但也要尊重历史遗留下来的名称。

根据手法动作形态,推拿手法可归纳成 6 类,如下。

第一类——摆动类手法

用:$\left.\begin{array}{l}指\\掌\\腕\end{array}\right\}$关节→作连续摆动→称摆动类手法——简谐运动(产生疏密波)。

包括一指禅推法、滚法、揉法、缠法 4 法。

第二类——摩擦类手法

（可单程或往返）

用:$\left.\begin{array}{l}掌\\指\end{array}\right\}$体表→作$\left\{\begin{array}{l}直线\\环旋\end{array}\right.$运动→称摩擦类手法——平动$\left\{\begin{array}{l}运动轴与物体平行\\轴不旋转\end{array}\right.\left\{\begin{array}{l}内外\\摩擦。\end{array}\right.$

包括推、摩、擦、搓、抹、运等 6 法。

第三类——振动类手法

以较高频率的节律性的轻重交替的振动,持续作用于人体→称振动类手法——横波。

包括:振、抖 2 法。

第四类——挤压类手法

用:$\left.\begin{array}{l}指\\掌\\肢体其他部分\end{array}\right\}$按压或对称性挤压→体表——力的直接作用。

包括按、压、点、拿、捏、捻、踩蹻 7 法。

第五类——叩击类手法

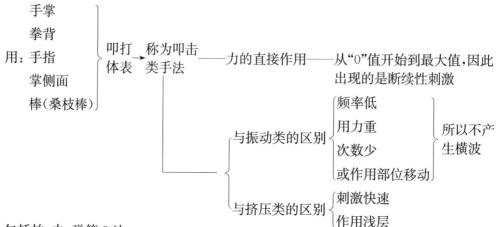

包括拍、击、弹等 3 法。

第六类——运动关节类手法

对关节做被动性活动的手法——称为运动关节类手法。

包括摇、背、扳、拔伸、旋转等 5 法。

共 6 类 27 种手法。

手法种类虽多,但共同的要求是:持久、有力、均匀、柔和→从而达到深透。

持久——指手法能按要求持续运用。

有力 { 对病人体表的压力——尤其是一些"力的直接应用"手法。
深透的力量——手法技巧动作使力所作的机械功转换成所需要的有效能量(功夫)。

均匀——动作的节奏性 { 速度 压力 幅度 } 均匀→等速、等压、等幅运动。

柔和—— { 用力不可生硬、粗暴、用蛮力 变换动作要自然 } →轻而不浮,重而不滞。

以上四点是有机地联系着的,在完成上述四项要求的基础上,手法才能深透。

这要求严格而刻苦的训练,才能由生而熟,熟而生巧,乃至得心应手,运用自如。《医宗金鉴·正骨心法要旨》说:"一旦临证,机触于外,巧生于内,手随心转,法从手出。"

（一）一指禅推法（摆动类）

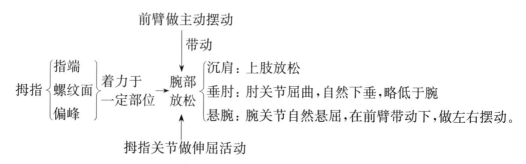

注意：练习时手握空拳，拇指端自然着力，操作时拇指盖住拳眼。

要求：压力、速度、幅度要均匀；动作灵活；频率＝120～160 次/分。

特点：① 刺激量中等；

　　　② 接触面积小；

　　　③ 深透度大。

应用：可适用于全身各部穴位。常用于头面、胸腹、四肢关节。

（二）滚法（摆动类）

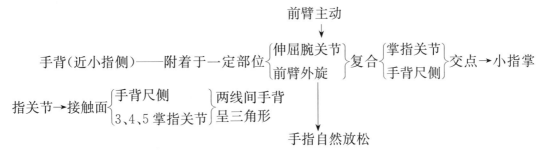

注意：肩臂不要过分紧张，肘关节微屈（约 120°）。

要求：① 操作时"交点"要紧贴体表，不要跳动或拖动（摩擦）。

　　　② 压力、速度、幅度要均匀，频率＝120～160 次/分。

特点：① 摆动幅度大——能量大。

　　　② 与一指禅推法相比 ｛压力较大，接触面较广。

应用：适用于肢体肌肉丰厚的部位。

（三）揉法（摆动类）

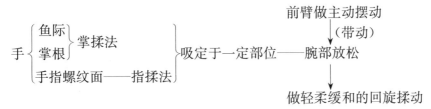

要求：频率＝120～160 次/分

特点：轻柔缓和，刺激强度小。

应用：适用于全身各部，常用于头面、胸腹、胁肋部。

（四）摩法（摩擦类）

用：｛掌面　示、中、环指面｝附着于一定部位上→以腕关节为中心 ｛连同前臂做环旋运动；连同掌、指做环旋运动。

要求：① 压力——手的重力

速度——120 次左右/分钟 } 均匀

幅度——根据治疗要求

② 以腕部为中心，整个上肢放松，指掌自然伸直。

应用：是胸腹、胁肋部的常用手法。

特点：① 刺激轻柔缓和；

② 对浅表组织有直接的治疗作用（活血舒筋）；

③ 在柔软体腔部位治疗可直接影响腔内脏器的活动——调节肠胃蠕动功能。

（五）擦法（平推法）（摩擦类）

用：手掌 { 鱼际 / 掌根 / 小鱼际 } 附着于一定部位→做行直线来回摩擦——称擦法。

注意：① 腕关节伸直，使前臂和手掌接近相平，手指自然伸开；

② 整个指掌贴在患者体表治疗部位；

③ 以肩关节为支点，上臂为主动，带动手掌做均匀的前后或上下往返移动；

④ 操作时不可向掌下用太大的压力，而是用力向前及向后推行；

⑤ 推动幅度要大。

要求：压力、速度、幅度要均匀，频率＝100～120 次/分钟。

特点：① { 内 / 外 } 摩擦——有较强的活血祛瘀作用（宏观的血流加快）；

② 刺激柔和、温热。

应用：全身适用。

注意事项：① 治疗部位要暴露，可涂适量润滑油——防止破皮；

② 擦法使用后一般不在该部位再用其他手法，否则易破皮——一般在治疗最后使用。

（六）搓法（摩擦类）

用：双手掌面→夹住一定部位→相对用力作快速搓揉→并同时做上下往返移动。

要求：① 双手用力要对称；

② 搓动要快，移动要慢。

特点：调和气血，舒松脉络，放松肌肉。

应用：适用于腰背、胁肋、四肢。上肢部最常用。

(七) 抖法(振动类)

用：双手握住患者 $\begin{cases}上肢\\或下肢\end{cases}$ 远端→微用力做 $\begin{cases}连续\\小幅度\end{cases}$ 上下抖动——称抖法。

注意：抖动时不能向上推。

作用：使被操作肢体的关节肌肉放松。

要求：抖动幅度要小,频率要快。

应用：① 用于四肢,以上肢为常用。

　　　② 常与搓法配合,作为治疗的结束手法。

(八) 按法(附点法)(挤压类手法)

用：指(指按法)→手握拳,拇指(或其他指)伸直,以指端或指腹进行按压。

　　　　　垂直用力→患者体表一定部位,称为按法。

　　掌(掌按法)→用单掌或双掌按压体表,手指自然松开。

为了加重按压力量可 $\begin{cases}双掌相叠按压(图1),\\借助体重,增加压力。\end{cases}$

注意：按压用力要垂直,紧抵体表穴位或部位。

要求：动作要由轻到重,柔和、有力,切忌突然用暴力按压。

应用：① 指按法全身各部均可应用。

　　　② 掌按法多用于腰背部,有时用于腹部。

附：点法

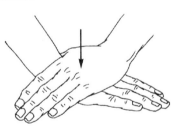

图1　叠掌按法

点法 $\begin{cases}拇指端点法：手握空拳,拇指\begin{cases}指腹紧贴示指桡侧,\\指端着力在一定穴位上。\end{cases}\\屈指点法\begin{cases}屈拇指点\\屈示指点\\屈中指点\end{cases}指近端关节(第一指节)→着力在一定穴位上。\end{cases}$

注意：① 点法压强大,刺激强,要根据 $\begin{cases}病人体质强弱\\病情虚实\\操作部位\end{cases}$ 酌量用之。

　　　② 使用时要防止发生指关节扭伤。

应用：适用于腰背、臀部及四肢穴位。

(九) 拿法(挤压类手法)

捏而提起谓之拿。

用：拇指与 $\left\{ \begin{array}{l} \text{示、中二指} \\ \text{或其余四指} \end{array} \right.$ 对称用力夹住肢体→相对用力提起→做一紧一松连续捏提——称为拿法。

注意：用劲要由轻到重，不可突然用力。

要求：动作缓和而有连贯性。

应用：拿法刺激较强，常配合其他手法用于颈项、肩部、四肢。

(十) 旋转法(运动关节类手法)

$\left\{ \begin{array}{l} \text{颈} \\ \text{腰} \end{array} \right.$ 前屈到某一角度→被动 $\left\{ \begin{array}{l} \text{颈} \\ \text{腰} \end{array} \right.$ 向患侧旋转

注意：① 前屈时角度应与所需治疗的脊椎位置相适应。

② 旋转腰椎时助手帮助固定患者健侧下肢，同时协助术者做旋转动作。

要求：旋转的幅度要充分，成功时往往有关节弹响声，术者可感到患椎棘突的跳动。

应用：用于颈椎及腰椎后关节错位者。

(说明：本部分手法示意图，读者可参考本书上篇第三章"第一节推拿手法"相关内容与图示。)

第二讲　推拿对软组织损伤的治疗原理和临床应用

一、推拿对软组织损伤的治疗原理

推拿对软组织损伤的治疗有独到之处,这已被无数临床实践所证实,也为医学界所公认。

推拿对软组织损伤的治疗为什么能有这样好的效果呢? 我们又如何进一步来提高推拿对这些疾病的治疗效果呢?

首先我们要搞清楚损伤后出现症状(疼痛)的基本病理过程,这样才能解决为什么有效和如何进一步提高对这些疾病的治疗效果这两个问题。

损伤后出现疼痛的基本病理:

$$
\begin{array}{l}
\text{软组织}\left\{\begin{array}{l}\text{急性}\\\text{慢性}\end{array}\right.\text{损伤}\rightarrow\text{血离经脉,经络受阻,气血流行不畅}\\
\qquad\qquad\qquad\downarrow\\
\boxed{\text{疼痛}}\xleftarrow{\quad}\times\xleftarrow{\quad}\boxed{\text{不通}}\text{(则痛)}\\
\qquad\qquad\overset{\text{通则不痛}}{\uparrow}\\
\qquad\qquad\boxed{\text{通}}\text{(治疗的关键)}
\end{array}
$$

推拿手法通过什么途径达到"通"?

有三条途径——松、顺、动。

(一) 松则通

软组织损伤后症状发生的过程——

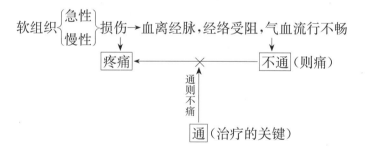

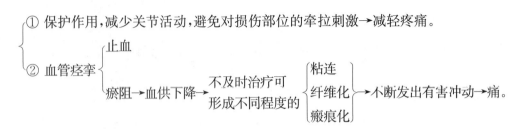

① 保护作用,减少关节活动,避免对损伤部位的牵拉刺激→减轻疼痛。

② 血管痉挛 {
止血
瘀阻→血供下降→不及时治疗可形成不同程度的 {粘连 纤维化 瘢痕化} →不断发出有害冲动→痛。
}

推拿对 {
① 直接放松肌肉——标
② 解除引起肌紧张的原因——本
} 是极为有效的方法。

治标——直接放松肌肉的机制 {
① 加强局部循环(活血),使局部组织温度升高(1~2℃),黏多糖——黏滞性↓

② 提高局部组织的痛阈 {
适当的节律性刺激,提高痛阈
按压止痛 {
《医宗金鉴》:"按其经络,以通郁闭之气",利用血流动力学的原理来"通"
神经粗纤维传导速度大于细纤维,可起抑制疼痛冲动传导的作用→暂时止痛→肌肉放松→循环改善→修复
}
}

③ 调整有关肌肉的系统内能;

④ 将紧张或痉挛的肌肉充分拉长,从而缓解其痉挛——
方法 {
将所属关节极度伸展;
将所属关节屈曲,在肌肉上进行垂直方向扳拉。
}
}

治本——解除引起肌紧张的原因的机制如下。

(1) 加强损伤组织的循环,促进损伤修复。

(2) (在加强循环的基础上)促进因损伤而引起的水肿、血肿的吸收。

(3) 有粘连者可帮助分解粘连;对有移位者可复位。

例:外侧半月板损伤——放松髂胫束。

所以可得出:松则通,痛则不通的原理。

必须申明:这里讲的"松",是在掌握 {发病原因 病理机制 人体结构} 的科学基础上→才能得心应手。与

盲目的"松松筋骨"不可同日而语。

对推拿医生来说,要行之有据,操之有理,一举一动恰到好处,方为上工。

(二) 顺则通

软组织损伤后,经常有解剖位置改变的病理变化出现,通俗讲"不顺"。

古书上记载有六类

- 筋歪——韧带剥离。
- 筋断——韧带、肌腱断裂。
- 筋翻 / 筋转——韧带、肌腱扭转。
- 筋走——肌腱滑脱。
- 关节错缝（错位）——关节半脱位或脱位。

损伤→解剖位置改变（不顺）→经脉损伤→气血瘀阻→痛。

《医宗金鉴·正骨心法要旨·手法总论》中说："以手摸之，自悉其情。"

例

（1）部分断裂或韧带剥离者——抚顺理直——固定（效果较单纯固定好）。

（2）肌腱滑脱者——手法回纳。

（3）软骨板破裂或移位——关节交锁，不能伸屈者——手法回纳。

（4）椎间盘突出者 —— 回纳，—— 移位。

（5）骨缝开错，关节错位者——复位。

总之：骨缝开错 / 关节错位 / 各种伤筋 —— 由于损伤后解剖位置改变者——拨乱反正，令各守其位，顺理成章→恢复到正常的解剖位置。

所以我们认为：乱推乱拿——不但终无裨益，而且使 断裂者更断裂，错位者越错位。

要注意：只有"法之所施，使患者不知其苦，方称为手法也"。

（三）动则通

过动或 / 动不当 →损伤→气血受阻（动↓）→痛。

推拿治疗的特点——动

- 促进肢体组织的活动（肌肉等）
- 促进气血的流动
- 肢体关节的被动运动

例

（1）肌肉

- 对肌肉进行节律性刺激 改善血液循环 / 调整肌肉系统内能 肌肉力学平衡恢复→痛↓
- 对肌肉进行节律性刺激 收缩 / 舒张 动脉、静脉血流动力学的变化→气血流动↑→

活血化瘀,祛瘀生新。

（2）气血——内摩擦的形式——可以选择性地加速气血流动。

（3）关节粘连僵硬者
局部软组织变性者 } 被动运动 {
① 有助于分解粘连,滑利关节
② 改善局部营养 {
粘连者——分解,吸收
变性者——恢复组织原有特性
③ 增大肌肉伸展性——代偿

※ 在其他手法进行中结合应用→分解粘连时的损伤,可通过手法来补偿。

但必须注意:

被动运动必须 {
① 幅度以患者能忍受为度
② 幅度由小到大渐增 } 目的:减少损伤。

因此要熟悉人体关节、肌肉的特性和生理活动范围。

综上所述:动可达,则通,通则不痛。

总结:

松
顺 } 三者是有机结合在一起的(图2)。
动

推拿治疗的特点——在运动中治病。

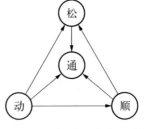

图 2　松、顺、动三者有机结合

二、推拿治疗软组织损伤的临床应用

(一) 颈椎病

颈椎退行性改变,产生症状时称为颈椎病或颈椎综合征。

由于颈椎间盘退变或其他急慢性损伤 }→造成脊柱稳定性↓(不顺)→代偿:增生 {
水肿(淤阻)
直接(少见) }→压迫神经、血管→症状。

因此推拿对本症的治疗原理如下。

（1）纠正脊柱的力学平衡(舒筋通络)——为消除产生增生的因素创造有利条件,同时减轻或解除对血管、神经的刺激。

（2）加强局部循环(活血化瘀)——促进局部气血循行→以消除由于增生而引起的局部损伤性炎症。

治疗方法:

（1）用轻柔的推按揉拿等手法 →颈椎两侧及肩部治疗 →使肌肉放松 {
为下一步手法创造条件及活血化瘀,
纠正外力平衡失调。

（2）拉宽椎间隙——适用神经根型。

用手法或器械进行颈椎牵引 { 扩大椎间孔，

为纠正颈脊柱力学平衡(内力)创造条件。

※ 脊髓型、椎动脉型慎用牵引(一般不宜做)。

(3) 后关节复位——纠正力学平衡失调(内力)。

(4) 促进局部损伤性炎症的吸收——在颈椎内侧用轻柔手法治疗，可配合热敷。

注意：① 高血压或血管硬化的患者，在后关节复位时要特别谨慎。

② 推拿治疗颈椎病切忌暴力。

(二) 腰椎间盘突出症

腰椎间盘纤维环 { 完全破裂——髓核突出 / 不完全破例——纤维环膨凸 } { 直接 / 间接 } 压迫 { 神经根 / 脊髓 } →症状

治疗原理——顺 { ① 膨凸——回纳复位——为纤维环修复创造有利条件；

② 髓核 { 水分吸收 / 固体移位 } 解除或减轻对神经根和脊髓的压迫；

③ 扩大椎间孔，减少神经根管的压迫——整复后关节错位——减轻对神经根的压迫。

治疗方法：

治则——降低盘内压，增加盘外压，松解神经根粘连，解除神经根压迫。

1. 放松肌肉

神经根受压→腰臀及下肢部肌肉痉挛 { 盘内压↑ / 不松则无法进行治疗

轻柔的揉、按等手法 → 腰臀及下肢(主要在腰臀部) { 加强血液循环→加快水吸收→痛↓ / 放松肌肉→为进一步治疗创造条件

2. 拉宽椎间隙

牵引 { 降低盘内压，促使突出物回纳；/ 可扩大椎间孔和神经根管。

3. 增加盘外压

用手法 { 按压腰部——使腰部振动 / 双下肢后伸扳法——使腰部向后过伸 } → { ① 促使突出物回纳 / ② 改变突出物与神经根的位置

4. 调整后关节，松解粘连

用：腰椎斜扳法 或旋转法 { ① 调整后关节紊乱——相对扩大神经根管 / ② 腰椎旋转扭力 { 改变突出物与神经根的位置 / 反复多次——可使粘连松解

强制直腿抬高 $\begin{cases} 牵拉坐骨神经 \\ 牵拉腘绳肌 \end{cases}$ 对松解粘连可起一定的作用。

（三）腰椎后关节紊乱症

本病 1927 年由 Putti 提出。我国在一千年以前就有椎骨错缝的记载。

腰椎后关节为矢状位
$L_5 \sim S_1$ 后关节为冠状位 $\bigg\}$ → 主要作用 $\begin{cases} 稳定脊柱 \\ 引导运动方向 \\ （不是负重） \end{cases}$ 关节囊松弛 $\begin{cases} 外：纤维层 \\ 内：滑膜层 \end{cases}$ 脊神经后支的内侧支发出的关节支支配

屈伸、旋转、侧屈　　　有丰富的感觉和运动神经纤维

对刺激和炎症反应敏感

1. 急性

（1）脊柱前屈（略前屈）→（肌肉、韧带不协调）突然旋转→两侧后关节面解剖位置破坏→后关节囊受过度牵扯→疼痛→腰背肌肉反射性痉挛

所以单纯性半脱位——常见于 $\begin{cases} 熟睡后醒来翻身 \\ 刷牙 \\ 咳嗽、打喷嚏 \end{cases}$ 等动作后。

（2）脊柱过度前屈→小关节后缘间隙张开 $\begin{cases} 滑膜紧贴关节间隙 \\ 关节腔内造成负压 \end{cases}$ 滑膜进入间隙→急剧的

腰脊柱后伸→滑膜可能夹在关节面之间 $\begin{cases} 滑膜损伤 \\ 上下关节面正常位置破坏→半脱位 \end{cases}$ →剧烈疼痛

（更紧）↑
腰背反射性肌肉痉挛 ←

2. 慢性

（1）先天性缺陷（尤其是 $L_5 \sim S_1$ 两侧不对称）→平衡失调→创伤性炎症→后关节炎。

（2）椎间盘损害 $\begin{cases} 椎间盘退变 \\ 椎间盘突出 \end{cases}$ →间隙狭窄→ $\begin{matrix} 小关节面 \\ 磨损 \end{matrix}$ →软骨破坏 $\begin{cases} 骨刺形成 \\ 骨膜变厚 \end{cases}$ 后关

节炎→严重者 $\begin{cases} 滑膜囊积液 \\ 关节游离体形成→嵌入关节面之间→急性疼痛。 \end{cases}$

（3）长期用力过度屈伸 $\begin{cases} 关节囊损伤 \\ 关节面碰撞而磨损 \end{cases}$ 小关节退变↑→增生→后关节炎。

（4）急性→不及时整复 $\begin{cases} 关节面损伤→创伤性关节炎 \\ 滑膜损伤→滑膜增厚→创伤性滑膜炎 \end{cases}$ →后关节炎。

临床特点：

疼痛局限在腰部或达尾骶部，无下肢放射痛。

治疗机制：

消除损伤性炎症反应，整复后关节。

治疗方法：

（1）放松腰臀部肌肉。

（2）复位。

（3）理筋。

附：胸椎后关节整复法

（1）对抗复位法。

（2）按压复位法。

（四）耻骨联合分离症

指的是妇女产后耻骨联合分离症。

长期来医学界均无有效方法治疗，我国于 1979 年 4 月在理论上和方法上获得了解决。

骨盆由骶骨、尾骨和 2 块髋骨构成。

有三个连结点 { 后面——两侧骶髂关节 / 前面——耻骨联合——纤维软骨板相连及韧带保护——可承受张力 230 千克

但：怀孕期——尤其在分娩前→由于黄体素分泌的影响→{ 纤维软骨及韧带 / 骶髂关节的韧带 } 松弛→

分娩时三个连结点轻度分离→骨盆发生短暂性扩大→有利于胎儿娩出→娩后→黄体素恢复正常→松弛的韧带及软骨也恢复正常→一般情况下，三个连结点的位置也逐渐恢复正常。

如果黄体素分泌过多→韧带、软骨过度松弛→分娩时三个连结点较易分离→造成骶髂关节错位→使耻骨联合面不能恢复正常位置→本症。

骶髂关节面粗糙（易发生关节错位）————————

① 产程过长

② 胎儿过大　　　等各种原因造成产时或产后骨盆收

③ 产时用力不当、姿势不正　缩力平衡失调————————

④ 腰骶受寒

我们临床中可发现，产后耻骨联合分离者——骶髂关节都发生错位。但为什么其他各种外力引起的骶髂关节错位，耻骨联合不发生分离？

因为一般情况下,耻骨联合的强度大于骶髂关节强度。所以外力引起的骶髂关节错位由骨盆倾斜来代偿。

临床特点:除了骶髂关节半脱位症状外,

还有 { ① 耻骨联合部疼痛、压痛;
② 内收肌痉挛症状。

治疗机制:整复骶髂关节的错位,从而使耻骨联合复位——顺。

治疗方法:

(1) 向前半脱位——患侧髂后上棘高于健侧

① 伸膝屈髋,肩向后,骨盆向前斜板 } 靠股后侧肌群,把髂骨向后牵拉→使其复位。
② 屈膝屈髋后强制屈髋伸膝

(2) 向后半脱位——患侧髂后上棘低于健侧

① 俯卧,固定患部,下肢强制后伸 } 靠股前侧肌(股四头肌—股直肌),把髂骨向前牵
② 侧卧,固定患部,下肢后伸扳法 拉→使其复位。

若因肌肉紧张复位困难者,则应先放松患侧肌肉,在下肢牵引拔伸后复位。

骶髂关节错位纠正后——耻骨联合面位置也就恢复正常——损伤的韧带等逐渐得到修复。

(五) 冻肩(漏肩风)

年老体虚,气血不足
风寒湿邪 } →正↓→局部气血凝涩→筋失濡养→相应组织无菌性炎症→
肩部外伤,慢性劳损

病变组织出现充血、肿胀,表现为亚急性或慢性炎症→(病程持续进行)病变及周围组织挛缩、缺血、变性或粘连形成→病程越长,这种病理改变越重,软组织广泛挛缩→冻肩。

为什么容易在肩部发生? { ① 关节囊松弛;
② 跨越肩部的肌肉韧带较多,而且是较细的腱;
③ 活动幅度大、量多——易劳损或外伤;
④ 部位高易受风寒。

临床表现如下。

(1) 疼痛:可急性发作,多数呈慢性,晚间加重,可放射至肘及颈部。

(2) 活动:广泛障碍 { 早期——因痛不能动;
晚期——因粘连不能动。

(3) 肌肉:后期出现萎缩。

后期临床特点——上举不便,后弯欠利,肩峰突起。

治疗原则:舒筋活血,滑利关节。

松——滚、按、拿、搓——局部——肩部肌肉起止点。

↓

动——配合被动活动 $\begin{cases} 外展、内收 \\ 前屈、后伸 \\ 内旋、外旋 \end{cases}$

注意 $\begin{cases} 急性期——手法宜轻柔，配合热敷； \\ 慢性期——手法稍重，加强被动活动。 \end{cases}$

(六) 半月板损伤

内侧半月板——"C"形；

外侧半月板——"O"形。

内侧损伤＞外侧损伤(中国人外侧半月板损伤亦不少见)。

半月板的损伤有急、慢性两类。

急性：半月板在股骨和胫骨间突然受到猛烈的挤压扭转而致。

慢性：半月板长期被挤压和磨研致使其退变和慢性裂伤。

大部分半月板软骨损伤后经推拿能愈合，这取决于损伤的位置。

损伤位置与
滑膜的关系 $\begin{cases} ① \text{损伤仅限于半月板本身——永不愈合。} \\ ② \text{撕裂为纵行} \begin{cases} 伸入周围或中央附着部 \\ 侧面与滑膜相交通 \end{cases} \text{可因结缔组织进入而愈合。} \\ ③ \text{撕裂为横行或斜形——半月板分为数节——其间为其滑膜之结缔组织充填——3～6周愈合。} \\ ④ \text{部分半月板自周围附着点撕裂——愈合无困难。} \end{cases}$

这是由于半月板仅周围部分血运良好，而中央部分及凹缘实际无血管，其营养来自关节腔滑液。

治疗原则——舒筋活血。

治疗方法：

有关节交锁者——复位——轻度旋转小腿，同时做膝关节屈伸活动。

加强膝关节周围血液循环 $\begin{cases} 滚、按膝部周围和腘部； \\ 擦两侧膝眼，加热敷； \\ 足部浸热水 20 分钟。 \end{cases}$

适当固定——护膝或绷带包扎固定。

一般 4～6 周可愈。

第三讲　推拿对脏腑功能的调节及临床应用

一、推拿对脏腑功能的调节

日常生活用刺激体表某些特定部位来调整脏腑功能的事例并不鲜见。

例如：

（1）食积→胃脘胀痛——用手抚摩腹部→帮助胃肠的功能活动→胀痛解除。

（2）饮食过急→食管痉挛——在背部轻轻拍击→痉挛松弛→症状解除。

这些是人类在生活中的经验——不属于有意识的医疗活动，但却包含着刺激体表对脏腑功能的调节。

例（1）中，在柔软体腔（腹腔）刺激体表可以直接影响内脏活动。

例（2）中，在背部轻轻拍击 $\begin{cases} 振动→使食物下降； \\ 反射→食管痉挛松弛。 \end{cases}$

　　　　　　　　副交感神经↑——轻的节律性刺激可抑制交感→

　　　　　　　　副交感神经相对↑。

当人们有意识地把这种作用，用于医疗实践——并加以总结——逐渐形成了推拿治疗脏腑疾病的体系。

（一）推拿治疗中的补泻作用

"虚则补之，实则泻之"，是中医治疗的基本法则之一，也是掌握中医治疗的关键所在，推拿也不例外。

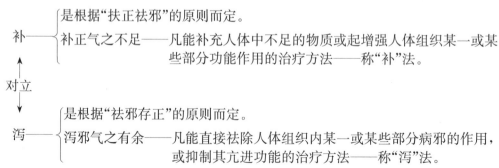

补、泻虽是一对相对立的矛盾,但它们有共同的目的:恢复人体健康。哲学上称为对立的统一。

推拿用手法治病,虽无直接"补、泻"物质(药物)进入体内,但依靠手法在一定部位的

刺激,起到 $\left\{\begin{array}{l}促进机体功能,或\\抑制其亢进的功能\end{array}\right\}$ →使机体恢复正常状态——这些作用的本质是属于"补、泻"范畴的。

例

泻:(1) 推拿桥弓穴有平肝降压的作用。

　　 (2) 重刺激按揉脾俞、胃俞有缓解胃肠痉挛的作用。

补:(1)加强气血循行 $\left\{\begin{array}{l}①\ 腰臀部——下肢血供↑;\\②\ 肩部——上肢血供↑;\\③\ 上胸部、上背部——改善脑血供应;\\④\ 督脉——血氧结合率↑。\end{array}\right.$

　　 (2) 适当的摩腹对促进胃肠蠕动的作用。

※ 影响推拿补泻作用的因素 $\left\{\begin{array}{l}患者的个体情况\\手法的轻重、方向、速度及手法作用时间\\治疗的部位\end{array}\right\}$ 这三者结合起来才能体现出来。

1. 手法刺激强弱与作用时间对内脏"补泻"的影响

从生理学知识我们知道:

弱刺激——活跃兴奋生理功能;

强刺激——抑制或阻止生理功能。

例

(1) $\left\{\begin{array}{l}脾胃虚弱者——在相应穴位(部位)用轻柔的手法,做较长时间的节律性刺激→\\\qquad 增强脾胃功能;\\胃肠痉挛者——在相应穴位用较强烈的手法,做较短时间的刺激→痉挛缓解。\end{array}\right.$

(2)高血压 $\left\{\begin{array}{l}肝阳上亢——在颈部做较重的短时间刺激→平肝降压;\\湿痰内阻(外周阻力↑)——在腹部做轻柔而时间较长的刺激→腹部毛\\\qquad 细血管扩张→血管的容量增大→降压。\end{array}\right.$

作用时间短的重刺激→可抑制脏器的生理功能——泻;

作用时间长的轻刺激→可活跃兴奋脏器生理功能——补。

※ "轻""重"对补泻作用的压力分界量,是随个人的 $\left\{\begin{array}{l}体质\\刺激阈值\\不同的刺激部位\end{array}\right\}$ 而异。

临床上是根据经验来定的 $\left\{\begin{array}{l}\text{病人的感觉；}\\\text{病人刺激部位的反应。}\end{array}\right.$

2. 手法的频率和方向与"补泻"的关系

手法频率在一定范围内的变化,这仅是"量"的变化,但超过一定范围的变化对机体所起的作用,却不仅是量的变化。

哲学上量变到质变的命题,在医学上同样获得证实,当然量变到质变的飞跃不是突然出现的,而是在量变的过程中逐渐形成的。

在临床治疗时,频率高的"一指禅推法"(称缠法),常用在治疗痈肿疮疖等外科疾病上,而一般频率的"一指禅推法"对外科疾病却是不适宜的。

这就提示我们,同质不同量的刺激,当量的变化达到一定程度时,它对人体所起的作用是可起质的变化的。

当然上面讲的量和质的转化的哲学基础和临床基础(是建立在手法纯熟的物质基础上的),我们进一步研究它的物质基础,就不难发现其中的道理:

高频率的手法,相对说必然是 $\left\{\begin{array}{l}① \text{作用面积小；}\\② \text{压力强；}\\③ \text{振幅小——每一次手法能量的释放相对比一般的小,这样每次手法对作用面外的组织影响就小,这就减小或消除了手法对外科病的副作用。}\end{array}\right.$

因为 $\left\{\begin{array}{l}① \text{治疗的总能量不变}\\② \text{作用面积小}\\③ \text{周围组织对能量吸收少}\end{array}\right\}$ 因此单位面积的有效能量(深透)大。

再加选择合适的治疗部位,这样就既可起活血消肿、托脓排毒,治疗外科疾病(中某些病)的作用,又可克服对周围组织挤压的副作用——中医认为这种治疗作用量属"清""消"的泻法。

反之则为"补",起"温""通"作用。

明代周于蕃曰:"缓摩为补,急摩为泻。"

手法方向与补泻的关系则古人记载较少。清代《小儿推拿广意》说:"运太阳,往耳转为泻,往眼转为补",但大多是用在儿科推拿上的。

我们在临床上发现成人治疗中,手法的方向与补泻也有密切关系。如:

摩腹 $\left\{\begin{array}{l}\text{自转与公转均为顺时针方向→通便——泻；}\\\text{自转逆时针,公转顺时针→健脾胃(加强胃肠消化功能)——补。}\end{array}\right.$

(二) 体表—脏腑传导途径

1. 解剖学途径

通过刺激体表影响内脏活动的途径一般有 3 条:

刺激→体表→体表末梢感受器→躯体传入神经→脊髓后角(I～IV 或 V 板层)→

（1）（中间转换神经元）→第 VII 板层→脊髓前角→灰白交通支→交感神经节→内脏。

（2）（中间转换神经元）→脊髓丘脑束→丘脑腹后外侧核→内囊枕部→中央后回→下丘

脑→网状结构→ ① （主要）迷走神经背核（内脏运动神经）副交感神经（迷走感）→内脏。

② 孤束核（内脏感觉）

③ 孤束核（内脏感觉）→交感中枢（延髓）→网状延髓束→交感神经→内脏。

（3）在柔软体腔（腹腔）刺激体表可以直接影响内脏活动。

2. 经络系统途径

标本、根结、气街、十二皮部、十二经筋，穴位的特异性。

（三）施术部位的选择

从解剖学观点来选择

交感神经——由脊髓节段支配（C_1～L_3）。

副交感神经 大部分受迷走神经背核（延髓——第四脑室底部）S_2～S_4 →脏腑。

肺、支气管 交感神经：T_2～T_5——支气管扩大，抑制分泌，血管收缩；

副交感神经：迷走神经背核——支气管收缩，分泌增多。

心 交感神经：T_1～T_5（左侧明显）——心跳加强、加速，冠状动脉扩张；

副交感神经：迷走神经背核——心跳减慢、减弱，冠状动脉收缩。

食管 交感神经：T_1～T_6（T_1～T_8）——抑制食管蠕动及分泌；

副交感神经：迷走神经背核——促进食管蠕动及分泌。

胃肠（小肠—升结肠、横结肠） 交感神经：T_5～L_1——减少蠕动，降低张力，分泌减少；

副交感神经：迷走神经背核——促进收缩，张力加大，分泌增多。

降结肠、直肠 交感神经：L_1～L_2——抑制蠕动，肛门内括约肌收缩；

副交感神经：S_2～S_4——加强肠蠕动，肛门内括约肌松弛。

肝、胆囊 交感神经：T_7～T_9——肝糖原分解，抑制胆囊收缩，Oddi 括约肌紧张，血管收缩；

副交感神经：迷走神经背核——促进胆囊收缩，Oddi 括约肌松弛。

（四）刺激强弱对内脏功能的影响

从神经生理学知识可知

缓和、轻巧的连续刺激 中枢神经——镇静抑制作用；

周围神经——兴奋作用。

急速、较重的时间较短的刺激 $\begin{cases} 中枢神经——兴奋作用； \\ 周围神经——抑制作用。 \end{cases}$

中枢在抑制状态下——副交感神经处于优势；

中枢在兴奋状态下——交感神经处于优势。

二、推拿调节脏腑功能临床应用

(一) 哮喘(平喘)

取穴 $\begin{cases} 定喘(大椎旁 1 寸) \\ 风门(T_2 旁 1.5 寸) \\ 肺俞(T_3 旁 1.5 寸) \\ 肩中俞(T_1 旁 2 寸) \end{cases}$

1. 治疗

开始时用较轻的手法(推、按),以后手法逐渐加重,以加强刺激。一般来说平喘的效果是较好的。

2. 原理

开始时的轻柔手法→使周围传入神经兴奋性↑ $\begin{cases} 神经传导性能↑； \\ 肌肉组织对手法的适应性↑ \end{cases}$

以后加重→使中枢兴奋↑(周围兴奋性相对↓)→交感神经兴奋↑→支气管扩大,抑制分泌→症状↓。

(二) 缺血性心绞痛

取穴 $\begin{cases} 心俞(T_5 旁 1.5 寸) \\ 厥阴俞(T_4 旁 1.5 寸) \\ 颈项两侧 \begin{cases} C_2 \sim C_4 \\ C_6 \\ C_7 \end{cases} \end{cases}$

1. 治疗

手法由轻到重(刺激量中等)→病人无较重的痠痛感觉(节律性连续刺激 15 分钟)→心绞痛↓,心电图改善。

2. 原理

(1) 开始轻柔→周围传入神经兴奋↑ $\begin{cases} 神经传导性能↑ \\ 肌肉适应性↑ \end{cases}$

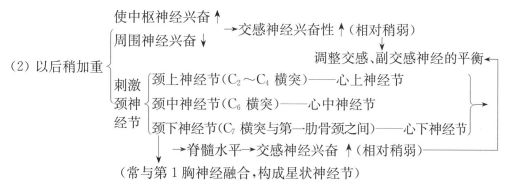

（2）以后稍加重

使中枢神经兴奋↑
周围神经兴奋↓　→交感神经兴奋性↑（相对稍弱）
　　　　　　　　　调整交感、副交感神经的平衡←

刺激颈神经节
颈上神经节（C₂～C₄横突）——心上神经节
颈中神经节（C₆横突）——心中神经节
颈下神经节（C₇横突与第一肋骨颈之间）——心下神经节
　→脊髓水平→交感神经兴奋↑（相对稍弱）——
（常与第1胸神经融合，构成星状神经节）

交感神经兴奋↑→心跳加强加速，冠状动脉扩张。

为什么不用重刺激使交感神经兴奋性大大增强呢？

因为治疗心肌缺氧引起的心绞痛，途径
① 增加给氧量；
② 减低氧耗。

如果：交感神经过度兴奋→
心跳加强、加速、
冠状动脉扩张
心肌氧供应量↑
心肌氧消耗量↑
→心力衰竭。

所以用手法调整交感、副交感神经的平衡，使交感神经略占优势。

这样既可使心肌供氧量增加，
又避免了心肌氧消耗量过度增加
→心绞痛↓，心电图（S-T）改善。

在临床上发现：重推后心电图及心功能检查中反而出现缺氧情况。

这说明手法的重要性，不能盲目治疗。

（三）胃、肠疾病

1. 胃肠痉挛性疼痛

部位——T_6～T_{12}旁的压痛点。

因为胃肠不同部位的痉挛，需在不同部位治疗。

所以压痛点不固定，是视痉挛部位的变化而定，但不超过T_6～T_{12}的范围。

胃——T_6～T_9；
肠——T_{10}～T_{12}。

（1）治疗。找到压痛点后用重手法"按揉""点揉"，手法刺激约2分钟以上，可获很好的止痛效果。

（2）原理。重刺激→选择与相应内脏有关的部位→体表传入神经→后角（第Ⅰ～Ⅴ板层）→

转换神经元→第Ⅶ板层→前角→交感↑→当时立即解痉止痛。
脊髓丘脑束→中枢兴奋↑（支持胃肠中枢）→持续性解痉止痛。

2. 胃肠功能虚弱（胃下垂等）

部位
① T_6～T_{12}腧穴；
② 腹部。

（1）治疗：

① 用特定的手法（一指禅推、按、揉、摖等）在背部 $T_6 \sim T_{12}$ 腧穴治疗，刺激要轻柔，时间要较长——长时间轻柔的节律性刺激。

② 用特定的手法（摩腹）在腹部治疗 $\begin{cases} \text{自转逆时针} \\ \text{公转顺时针} \end{cases}$ →胃肠功能加强。

（2）原理：

① 轻柔长时间节律性的刺激→特定部位（$T_9 \sim T_{12}$）→体表传入神经→后角→

第 VII 板层→前角→交感神经↑（不良反应）→因刺激量轻，所以兴奋量少。

脊髓丘脑束→$\begin{cases} \text{中枢} \\ \text{抑制} \end{cases}$$\begin{cases} \text{时间稍久，使交感↓，} \\ \text{副交感神经占优势→胃肠活动力加强，平滑肌张力↑→症状↓。} \end{cases}$

② 腹部治疗——因为腹部是柔软体腔，所以直接加强了胃肠的功能活动。

3. 一般便秘

（1）部位 $\begin{cases} \text{腹部；} \\ \text{八髎穴（4 对骶后孔）。} \end{cases}$

（2）治疗及原理：

① 腹部治疗——自转、公转均顺肠蠕动方向（顺时针）摩揉腹部→直接加强肠的排出蠕动。

② 轻柔的一指禅推、按、揉→八髎（骶脊神经后支分支，而 $S_2 \sim S_4$ 是副交感神经的节段）

$\begin{cases} \text{脊髓反射→副交感神经↑} \\ \text{抑制中枢→副交感神经↑} \end{cases}$→降结肠、直肠蠕动↑，肛门内括约肌松弛。

附：因高位肠功能虚弱的问题，则加。

用轻柔的手法（一指禅推、按、揉等）→$T_6 \sim T_{12}$ 的腧穴 $\begin{cases} \text{抑制交感神经} \\ \text{兴奋交感神经} \end{cases}$→高位肠功能↑。

原理同胃肠功能虚弱。

（四）胆绞痛、胆囊炎

$\begin{array}{l} \text{过去认为是细菌感染或结石所致，} \\ \text{近年证明无细菌感染、无胆石也不少见} \end{array}$ →基本病理：胆囊管阻塞。

（1）$T_7 \sim T_9$（大部 T_9）后关节错位→时间短、程度轻→相应节段交感神经↑→

Oddi 括约肌收缩→胆囊管阻塞←

（2）过食油腻→胆囊收缩↑→胆汁分泌↑

→胆汁不能排出→胆汁蓄积、浓缩→引起黏膜损伤→疼痛→细菌侵袭发炎→长期不愈，慢性炎症→胆囊结石→构成恶性循环，促使急性发作→胆囊管阻塞。

$$\left\{\begin{array}{l}\text{交感神经兴奋}\rightarrow\text{Oddi 括约肌收缩,抑制胆囊收缩;}\\\text{副交感神经兴奋}\rightarrow\text{Oddi 括约肌松弛,兴奋胆囊收缩。}\end{array}\right.$$

1. 治疗

取穴：$T_7\sim T_9$ 压痛点(大部分在 T_9 旁)及两侧胆囊穴(阳陵泉下 1 寸)。

手法：重刺激点、按(2 分钟以上)。

2. 原理

(1) 重刺激点、按特定穴位(与胆及总管有关的穴位)→后角→第 VII 板层

$$\left\{\begin{array}{l}\text{阈上：交感神经}\downarrow\rightarrow\text{副交感神经相对}\uparrow\rightarrow\text{Oddi 括约肌松弛}\\\text{阈下：交感神经}\uparrow\rightarrow\text{抑制胆囊收缩}\rightarrow\text{减少胆汁的分泌}\end{array}\right\}\rightarrow\text{症}\downarrow。$$

(2) 重刺激点、按胆囊穴→使 Oddi 括约肌松开

3. 在疼痛缓解后的治疗及原理

取穴：在 $T_7\sim T_9$ 压痛点处(棘突偏歪处)。

手法：复位(旋转复位或对抗复位)。

原理：纠正后关节紊乱,从而解除了使 Oddi 括约肌痉挛的原因。

(五) 帕金森病(震颤麻痹)

病理解剖证实本病是由纹状体、黑质变性引起的。

中医称为"肝风"。肝风是由于肝肾阴虚、阴血不足、水不涵木,因此肝阳上亢,甚则动风之症,谓之血虚生风。

$$\text{血(生理要求充足、通畅)}\rightarrow\text{营养全身}\left\{\begin{array}{l}\text{营养物质(一部分)}\\\text{氧气(主要的方面)}\end{array}\right\}\rightarrow\text{血虚}\left\{\begin{array}{c}\text{供血不足}\\\downarrow\\\text{供氧不足}\end{array}\right\}\text{单位}$$

时间供氧↓→水不涵木→血不能充分给"肝"供血。

$$\text{各种原因}\rightarrow\begin{array}{c}\text{供氧}\\\text{不足}\end{array}\rightarrow\left\{\begin{array}{l}\text{纹状体}\\\text{黑质}\end{array}\right\}\text{变性}\rightarrow\left\{\begin{array}{l}\text{黑质内色素性神经元减少、萎缩和空}\\\quad\text{泡形成}\rightarrow\text{神经胶质增生}\\\text{蓝斑、网状结构和迷走神经背核变性}\end{array}\right\}\rightarrow\text{本病。}$$

治疗方法和原理：

本病是由于黑质和纹状体供氧不足而引起的,因此推拿治疗的关键是促进黑质和纹状体单位时间的供氧量。

提高全身气血循行→锁骨下动脉血循↑→椎动脉血循↑→基底动脉血循↑→供血量增大————————→纹状体、黑质。

擦督脉→提高血氧结合率

治疗方法——用内功推拿的常规治疗法。

（六）高血压病

1. 治疗

① 推桥弓；
② 头面及项部操作；
③ 摩腹；
④ 擦涌泉。

2. 原理

① 推桥弓——通过中枢反射→血管扩张、心跳减慢→血压↓；
② 头面及项部操作——安神；
③ 摩腹——降低外周阻力；
④ 擦涌泉——引火归元。

（七）阳痿

阳痿又称男性功能性性功能失调或性功能障碍，主要表现为阴茎不能勃起，或勃起无力。部分患者伴有失眠、早泄及遗精过多。引起阳痿的原因多为神经衰弱、体质虚弱、性生活不协调、恐惧、过度疲劳以及其他精神因素等。

1. 治疗

（1）取穴：主穴——长强穴（尾骨端下 5 分处）。

配穴——命门穴（第 2 腰椎棘突下）；

肾俞穴（第 2 至第 3 腰椎棘突之间左右各旁开 1.5 寸）。

（2）体位：患者取胸膝位。

（3）手法：旋转法、按、推、搓、揉。

① 按、揉——长强、肾俞穴，各 10 分钟；

② L_2 旋转复位法；

③ 督脉擦法，以透热为度。

（4）其他方法。

① 针刺法（30 号毫针）

长强穴斜刺 1 寸深

命门穴及双侧肾俞穴直刺 5 分深 ⎰ 得气后留针 30 分钟，其间行针一次。

两天 1 次，3 次为一个疗程。

② 穴位注射法

维生素 B_1 100 mg×2（2 ml）

维生素 B_{12} 0.1 mg×2（2 ml） ⎰ 共 4 ml。

用 6 1/2 号针头刺入穴位,"得气"后缓缓注入药液。

剂量:长强:1.6 ml,命门及双侧肾俞穴各 0.8 ml。

两天 1 次,3 次为一个疗程。

※ 一般 1～2 疗程。无任何副作用。

2. 原理

根据中医循经取穴,长强、命门系督脉之穴,督脉为阳脉之海,可总督一身之阳气,而阳痿又多属"肾阳不足",故取以上二穴能补肾壮阳;肾俞系膀胱经穴,又是肾的俞穴,能补肾固精。

※ (1) 解除患者思想顾虑。

(2) 加强体育锻炼。

第四讲　小儿推拿

小儿时期处在不断的生长发育过程中,不论在生理、病理、辨证和治疗(包括手法、穴位、操作次数或时间)方面均有其特点,与成人有所不同。

一、常用穴位

小儿推拿除了运用十四经穴及经外奇穴外,还有许多特定穴位。这些穴位不仅有"点"状,还有"线"状及"面"状,而且以两手居多,正所谓"小儿百脉汇于两掌"。这里介绍的是小儿推拿中一些常用的特殊推拿穴位。

每穴的治疗次数为:6月龄至1岁的治疗量。

1. 天门(攒竹)

位置:两眉中间至前发际成一直线。

操作:两拇指自下而上交替直推,称"开天门"。

次数:30～50次。

主治:发热、头痛、感冒、精神萎靡、惊惕不安等。

临床应用:开天门能疏风解表、开窍醒脑、镇惊安神。常用于外感发热、头痛等症,多与推坎宫(眉弓)、揉太阳合用;若惊惕不安、烦躁不宁多与清肝经、按揉百会合用。

2. 坎宫(眉弓)

位置:自眉头起沿眉向眉梢成一横线。

操作:两拇指自眉心向眉梢做分推,称推坎宫。

次数:30～50次。

主治:外感发热、惊风、头痛、目赤痛。

临床应用:推坎宫能疏风解表、醒脑明目、止头痛。常用于外感发热,多与"开天门""揉太阳"合用。

3. 耳后高骨

位置:耳后入发际高骨下凹陷中。

操作:两拇指或中指端揉,称揉耳后高骨。

次数:30～50次。

主治：头痛、惊风、烦躁不安。

临床应用：揉耳后高骨主要能疏风解表，治感冒头痛，多与"开天门""推坎宫""揉太阳"等合用，并能安神除烦，治神昏烦躁等症。

4. 七节骨

位置：第四腰椎至尾椎骨端（长强）成一直线。

操作：用拇指桡侧面或示、中二指自下向上或自上向下做直推，分别为推上七节骨和推下七节骨。

次数：100～300 次。

主治：泄泻、便秘、脱肛。

临床应用：

(1) 推上七节骨能温阳止泻，多用于虚寒腹泻、久痢等症。临床上常与按揉百会、揉丹田（脐下 2～3 寸之间）等合用，治疗气虚脱肛、遗尿等。若属实热证，则不宜用本法，用后可能出现腹胀等变症。

(2) 推下七节骨能泻热通便，多用于肠热便秘或痢疾等症。若腹泻属虚寒者，不可用本法，恐致滑泄。

5. 龟尾

位置：尾椎骨端。

操作：拇指端或中指端揉，称揉龟尾。

次数：100～300 次。

主治：泄泻、便秘、脱肛、遗尿。

临床应用：龟尾穴即督脉经之长强穴，揉之能调督脉之经气，调理大肠的功能。穴性平和，能止泻，也能通便。多与揉七节骨、揉脐配合应用，以治疗腹泻、便秘等症。

6. 脾经

位置：拇指末节螺纹面。

操作：

① 旋推（顺时针方向）

② 将患儿拇指屈曲，循拇指桡侧边缘向掌根方向直推 ｝补脾经 ｝统称：推脾经。

③ 由指端向指根方向直推——清脾经

次数：100～500 次。

主治：腹泻、便秘、痢疾、食欲不振。

临床应用：

① 补脾经——能健脾胃，补气血——用于脾胃虚弱、气血不足而引起的食欲不振、肌肉消瘦、消化不良等症。

② 清脾经——能清热利湿，化痰止呕——用于湿热熏蒸、恶心呕吐、腹泻痢疾等症。

※ 小儿脾胃虚弱,一般情况下脾经穴多用补法,体壮邪实者方能用清法。

③ 小儿体虚,正气不足,患斑疹热病时,推补本穴,可使瘾疹透出,但手法宜快,用力宜重。

7. 肝经

位置:示指末节螺纹面。

操作:

① 旋推为补——称补肝经

② 向指根方向直推为清——称清肝经 } 统称:推肝经。

次数:100～500 次。

主治:烦躁不安、惊风、目赤、五心烦热、口苦、咽干等。

临床应用:

① 清肝经能平肝泻火,息风镇惊,解郁除烦。常用于惊风、抽搐、烦躁不安、五心烦热等症。

② 肝经宜清不宜补(若肝虚应补时则可补后加清,或以补肾经代之,称滋肾养肝法)。

8. 心经

位置:中指末节螺纹面。

操作:

① 旋推为补——称补心经

② 向指根方向直推为清——称清心经 } 统称:推心经。

次数:100～500 次。

主治:高热神昏、五心烦热、口舌生疮、小便赤涩、心血不足、惊惕不安等。

临床应用:

① 清心经能清热退火,常用于心火旺盛而引起的高热神昏、面赤口疮、小便短赤等,多与"清天河水""清小肠"合用。

② 本穴宜清不宜补,若气血不足而见心烦不安,睡卧露睛等症需用补法时,可用补脾经代之。

9. 肺经

位置:无名指末节螺纹面。

操作:

① 旋推为补——称:补肺经

② 向指根方向直推为清——称:清肺经 } 统称:推肺经。

次数:100～500 次。

主治:感冒、发热、咳嗽、胸闷、气喘、虚汗、脱肛等。

临床应用：

① 补肺经——能补益肺气——用于肺气虚损、咳嗽气喘、虚寒怕冷等肺经虚寒证。

② 清肺经——能宣肺清热，疏风解表，化痰止咳——用于感冒发热及咳嗽、气喘、痰鸣等肺经实热证。

10. 肾经

位置：小指末节螺纹面。

操作：

① 由指根向指尖方向直推为补——称：补肾经

② 由指尖向指根方向直推为清——称：清肾经 } 统称：推肾经。

次数：100～500 次。

主治：先天不足、久病体虚、肾虚腹泻、遗尿、虚喘、膀胱蕴热、小便淋漓刺痛等。

临床应用：

① 补肾经——能补肾益脑、温养下元——用于先天不足、久病体虚、肾虚久泻、多尿、遗尿、虚寒喘息等症。

② 清肾经——能清利下焦湿热——用于膀胱蕴热、小便赤涩等症——临床上肾经穴一般多用补法，需用清法时，多用清小肠代之。

11. 大肠

位置：示指桡侧缘，自示指尖至虎口成一直线。

操作：

① 从示指尖直推向虎口为补——称：补大肠

② 从虎口向示指尖直推为清——称：清大肠 } 统称：推大肠。

次数：100～300 次。

主治：腹泻、脱肛、痢疾、便秘。

临床应用：

① 补大肠——能温肠固脱、温中止泻——用于虚寒腹泻、脱肛等病症。

② 清大肠——能清利肠俯、除湿热、导积滞——用于湿热、积食滞留肠道，身热腹痛，痢下赤白，大便秘结等症。

12. 小肠

位置：小指尺侧边缘，自指尖到指根成一直线。

操作：

① 从指尖直推指根为补——称：补小肠

② 从指根直推指尖为清——称：清小肠 } 统称：推小肠。

次数：100～300 次。

主治：小便赤涩、水泻、遗尿、尿闭等。

临床应用：

① 清小肠——能清利下焦湿热，泌清别浊——多用于小便短赤不利、尿闭、水泻等症。若心经有热，移热于小肠，以本法配合清天河水，能加强清热利尿的作用。

② 补小肠——若下焦虚寒、多尿、遗尿则宜用补小肠。

13. 胃经

位置：拇指掌面近掌端第一节。

操作：

① 旋推为补——补胃经
② 向指根方向直推为清——清胃经 } 统称：推胃经。

次数：100～500 次。

主治：呕恶嗳气、烦渴善饥、食欲不振、吐血衄血等。

临床应用：

① 清胃经——能清中焦湿热，和胃降逆，泻胃火，除烦止渴。亦可用于胃火上亢引起衄血等症。

临床上多与清脾经、推天柱骨（后发际至大椎——自上向下直推——降逆止呕，祛风散寒）、横纹推向板门合用，治疗脾胃湿热，或胃气不和所引起的上逆呕恶等症。

若胃肠实热，脘腹胀满，发热烦渴，便秘纳呆，多与清大肠、退六腑、揉天枢、推下七节骨等合用。

② 补胃经——能健脾胃，助运化。临床上常与补脾经、揉中脘、摩腹、按揉足三里等合用，治疗脾胃虚弱、消化不良、纳呆腹胀等。

14. 板门

位置：手掌鱼际平面。

操作：

① 指端揉——称揉板门或运板门。
② 用推法自板门推向腕横纹——称板门推向横纹。
            反之——称横纹推向板门。

次数：100～300 次。

主治：食积、腹胀、食欲不振、呕吐、腹泻、气喘、嗳气等。

临床应用：

① 揉板门——能健脾和胃、消食化滞、运达上下之气。多用于乳食停积、食欲不振或嗳气、腹胀、腹泻、呕吐等症。

② 板门推向横纹——止泻；

    横纹推向板门——止呕吐。

15. 小天心（鱼际交）

位置：大、小鱼际交接处凹陷中。

操作：

① 中指端揉——称揉小天心。

② 拇指甲掐——称掐小天心。

③ 以中指尖或屈曲的指间关节捣——称捣小天心。

次数：揉 100～300 次；掐、捣 5～20 次。

主治：惊风、抽搐、烦躁不安、夜啼、小便赤涩、斜视、目赤痛、疹痘欲出不透。

临床应用：

① 揉小天心——清热、镇惊、利尿、明目——主要用于心经有热而致目赤肿痛、口舌生疮、惊惕不安，或心经有热，移热于小肠而见小便短赤等症。

② 掐、捣小天心——镇惊安神——主要用于惊风抽搐、夜啼、惊惕不安等症。

16. 总筋

位置：掌后腕横纹中点。

操作：

① 按揉本穴——称揉总筋。

② 用拇指甲掐——称掐总筋。

次数：揉 100～300 次；掐 3～5 次。

主治：惊风、抽掣、夜啼、牙痛等。

临床应用：

① 揉总筋——清心经热，散结止痉，通调周身气机。

　　　　　　临床上多与"清天河水""清心经"配合，治疗口舌生疮、夜啼等实热证。

　　　　　　※ 操作时手法宜快，并稍用力。

② 掐总筋——治疗惊风抽掣。

17. 二扇门

位置：掌背中指根本节两侧凹陷处。

操作：

① 拇指甲掐——称：掐二扇门。

② 拇指偏锋按揉——称：揉二扇门。

次数：掐 5 次；揉 100～500 次。

主治：惊风抽搐，身热无汗。

临床应用：掐、揉二扇门能发汗透表、退热平喘——是发汗效法。

　　　　　　揉时要稍用力，速度宜快——多用于风寒外感。

18. 三关

位置：前臂桡侧，阳池至曲池成一直线。

操作：

① 用拇指桡侧面或示、中指面白腕推向肘——称推三关。

② 屈患儿拇指，自拇指外侧端推向肘——称大推三关。

次数：100～300 次。

主治：气血虚弱、病后体弱、阳虚肢寒、腹痛、腹泻、斑疹白痦、疹出不透，以及感冒风寒等一切虚寒病证。

临床应用：

① 推三关性温热，能补气行气，温阳散寒，发汗解表，主治一切虚寒病证，对非虚寒病证宜慎用——临床上治疗气血虚弱、命门火衰、下元虚冷、阳气不足引起的四肢厥冷、面色无华、食欲不振、疳积、吐泻等症。多与补脾经、补肾经、揉丹田、捏脊、摩腹等合用。

② 对感冒风寒、怕冷无汗或疹出不透等症，多与清肺经、推攒竹（开天门）、掐揉二扇门等合用。

19. 天河水

位置：前臂正中，总筋至洪池（曲泽）成一直线。

操作：

① 用示、中二指面自腕推向肘——称：清天河水。

② 用示、中二指蘸水自总筋处，一起一落弹打，直至洪池，同时一面用口吹气随之——称弹打天河水（打马过天河）。

次数：100～300 次。

主治：外感发热，潮热，内热，烦躁不安，口渴，惊风等一切热证。

临床应用：

① 清天河水性微凉，较平和，能清热解表，泻火除烦，主要用于治疗热性病证，清热而不伤阴分——多用于五心烦热、口燥咽干、唇舌生疮、夜啼等症。

② 弹打天河水（打马过天河）：清热之力大于清天河水，多用于实热、高热等证。

20. 六腑

位置：前臂尺侧，阴池至肘成一直线。

操作：用拇指面或示、中指面自肘推向腕，称退六腑或推六腑。

次数：100～300 次。

主治：一切实热病症。高热、烦渴、惊风、咽痛、腮腺炎和大便秘结干燥等。

临床应用：

① 退六腑性寒凉，能清热、凉血、解毒。实热证均可应用。

② 本穴与补脾经合用，有止汗的效果。

③ 脾虚腹泻者,本法慎用。

二、临床应用

1. 小儿泄泻

本病辨证分为 4 型:

(1) 寒湿泻——大便清稀多沫,色淡不臭,肠鸣腹痛,面色淡白,苔白腻,指纹色红,脉濡。

治则:温中散寒,化湿止泻。

治疗:补脾经,推三关,补大肠,揉脐,推上七节骨,揉龟尾,按揉足三里。

方义:推三关——温阳散寒。

补脾经,揉脐,按揉足三里——温脾化湿、温中散寒。

补大肠,推上七节骨,揉龟尾——温中止泻。

(2) 湿热泻——腹痛即泻,急迫暴注,色黄褐热臭,苔黄腻,指纹色紫,脉滑数。

治则:清热利湿,调中止泻。

治疗:清脾胃,清大肠,清小肠,退六腑,揉天枢,揉龟尾。

方义:清脾胃——清中焦湿热。

清大肠,揉天枢——清利肠腑湿热积滞。

退六腑,清小肠——清热利尿除湿。

揉龟尾——止泻。

(3) 伤食泻——腹痛胀满,泻前哭闹,泻后痛减,大便量多酸臭,口臭纳呆,苔厚腻,脉滑。

治则:消食导滞,和中助运。

治疗:补脾经,清大肠,揉板门,揉中脘,摩腹,揉天枢,揉龟尾。

方义:补脾经,揉中脘,揉板门,摩腹——健脾和胃,行滞消食。

清大肠,揉天枢——疏调肠府积滞。

揉龟尾——止泻。

(4) 脾虚泻——久泻不愈,或经常反复发作,面色苍白,食欲不振,便稀夹有食物残余,或食后即泻。

治则:健脾益气,温阳止泻。

治疗:补脾经,补大肠,推三关,摩腹,揉脐,推上七节骨,揉龟尾,捏脊。

方义:补脾经,补大肠——健脾益气,固肠实便。

推三关,摩腹,揉脐,捏脊——温阳补中。

推上七节骨,揉龟尾——温阳止泻。

2. 呕吐

本症辨证分为 3 型。

(1) 寒吐——饮食稍多即吐,时发时止,吐食酸臭不甚,面色苍白,四肢欠温,腹痛喜暖,舌淡苔薄白,纹色红。

治则:温中散寒,和胃降逆。

治疗:补脾经,横纹推向板门,推三关,推天柱骨,揉中脘。

方义:推天柱骨——和胃降逆,祛寒止呕。

横纹推向板门——止呕。

补脾经,揉中脘——健脾和胃,温中散寒,降逆止呕。

推三关——温阳散寒以加强温中作用。

(2) 热吐——食入即吐,呕吐物酸臭,身热口渴,大便臭或秘结,苔黄腻,纹色紫。

治则:清热和胃,降逆止呕。

治疗:清脾胃,清大肠,退六腑,横纹推向板门,推天柱骨,推下七节骨。

方义:清脾胃,推天柱骨——清中焦积热,和胃降逆以止呕吐。

退六腑——加强清热作用。

横纹推向板门——宽胸理气,和胃止呕。

清大肠,推下七节骨——泄热通便,使胃气得以通降下行。

(3) 伤食吐——呕吐酸馊频繁,口气臭秽,肚腹胀痛,大便酸臭,或溏或秘,苔厚腻,脉滑实。

治则:消食导滞,和中降逆。

治疗:补脾经,揉板门,横纹推向板门,揉中脘,按揉足三里。

方义:补脾经,揉中脘,按揉足三里——健脾和胃。

揉板门——宽胸理气,消食导滞。

横纹推向板门——降逆止吐。

3. 哮喘

治则:降气化痰,平喘。

治疗:清肺经,推揉膻中,揉天突,搓摩胁肋,揉肺俞。

方义:揉天突,搓摩胁肋——降气引痰。

推揉膻中,揉肺俞,清肺经——宽胸宣肺,降气平喘。

附　录

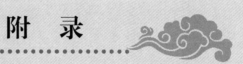

附录 1　俞大方教授年表

俞大方,男,汉族,上海市人。

1938 年 1 月 10 日出生于上海市一个实业家家庭(家址:嘉善路新兴顺里老 5 号)。

1943 年 9 月—1944 年 8 月,上海市正风小学幼儿园。

1944 年 9 月—1947 年 8 月,上海市中国小学,1~3 年级。

1947 年 9 月—1950 年 8 月,上海市七区中心小学,4~6 年级。

1950 年 9 月—1953 年 8 月,上海市育材中学(初中)。

1953 年 9 月—1957 年 8 月,上海市育材中学(高三时校名改为常熟中学)。

1957 年 12 月—1958 年 11 月,在上海市邑庙区复兴东路 1165 号蒋景山诊所,师从中医师蒋景山学习中医内科和针灸。

1958 年 12 月—1961 年 8 月,就读上海中医学院附属推拿学校,任学习委员和组长。

1960 年 6 月 19 日,贯彻国家卫生部《关于继承老中医学术经验的紧急通知》,上海中医学院举行中医带徒拜师大会,建立师徒关系的计有老中医 27 人,徒弟 36 人。俞大方拜师一指禅推拿名家钱福卿。

1961 年 9 月,上海中医学院附属推拿学校毕业,分配到上海中医学院附属推拿门诊部,任医师(卫技 18 级)。兼任推拿学校推拿练功、推拿手法的课堂教学。

1961 年上海推拿学校毕业后,与上海中医学院附属曙光医院骨伤科吴荣南医生(推拿学校的同班同学)结婚。

1962 年 6 月 12 日,《解放日报》第 2 版刊发内功推拿名家马万龙带徒俞大方的报道《马万龙热心带徒弟》。

1963 年 9 月,上海中医学院附属推拿学校推拿学教研组,专业教师(行政 24 级),担任推拿练功、推拿手法、部分推拿治疗学课堂教学。

1965 年 6 月—1966 年 6 月,上海推拿学校迁往上海莘庄更名莘庄卫校后,随部分推拿学校附属推拿门诊部员工并入上海中医学院附属曙光医院针灸推拿门诊部,参加上海南汇县万象公社四清工作队。

1965 年 11 月、12 月,《上海中医药杂志》1965 年第 11 期和 12 期连载论文《推拿疗法讲座》,作者:曹仁发、俞大方、吴金榜、严隽陶。

1966 年 7 月—1974 年 5 月,曙光医院推拿门诊部和上海中医学院附属推拿门诊部,医师。

1966 年,合作编写上海中医学院附属推拿医士学校编著的《农村常见病推拿疗法》,上海科学技术出版社 1967 年 1 月出版。

1966—1973 年,参加五批进修医生临床带教工作,担任两期上海医训班部分推拿学课堂教学及临床带教工作。

1968 年 1 月—1968 年 6 月,参加上海郊区卫生工作队。

1973 年 9 月—1974 年 6 月,上海中医学院举办第二期全国推拿师资进修班。学员 25 人,来自 22 个省、市、自治区。俞大方担任副班主任,讲授推拿手法及部分治疗学课程并担任临床带教。

1973 年合作编写上海市大学教材《推拿学》,上海人民出版社 1974 年 3 月出版。

1974 年 6 月起,上海中医学院开始招收三年制工农兵大学生,医疗系设立推拿教研室,俞大方任专业教师,教研室副主任。

1974—1977 年,承担:

(1)上海中医学院首届三年制针推伤专业 77 届(工农兵大学生 74 年级):① 全部推拿专业课程,课堂教学及临床带教;② 中医学基础上篇中医基本理论全部课堂教学;③ 中药学及方剂学部分课程;④ 中医内科学部分课程;⑤ 中医伤科学部分课程。

(2)针推伤专业 78 届(工农兵 75 年级):① 部分推拿课程;② 中医学基础上篇中医基本理论全部课堂教学;③ 中医内科部分课程;④ 中医伤科部分课程。

(3)上海国棉 31 厂"七二一"工人医科大学:中医学基础上篇中医基本理论全部课堂教学和治则治法全部课堂教学。

(4)苏州地区伤科医生复训班:推拿专业有关伤科部分的全部课程课堂教学。

1974 年 11 月 17 日,上海市革命委员会文教组批准筹建上海中医学院附属岳阳医院,将上海中医学院附属市公费医疗第五门诊部和附属推拿门诊部合并,以针推伤为重点。1976 年 1 月 17 日正式开诊。

1974 年 12 月,上海中医学院设立针灸推拿伤科专业,学制 3 年。

1975 年 1 月,上海中医学院开设农村医疗卫生专业的业余函授教育,设针灸、推拿、中草药三门课程。以自学为主,结合一部分面授,为期一年。俞大方参与编写《推拿手册》(函授试用教材)。

1975 年,参与上海中医学院《中医推拿》教学影片的拍摄。

1975 年 12 月,上海中医学院主编,山东医学院、广东中医学院、广西中医学院、辽宁中医学院、云南中医学院、天津医学院、北京中医研究院等 24 所中医院校协编的《推拿学(中医学院试用教材)》由上海人民出版社出版。俞大方参与编写。

1977 年 6 月 10 日,出席上海国棉 31 厂与岳阳医院联合举办的"七二一"工人医科大学首届毕业生毕业典礼。

1978 年 2 月,上海中医学院招收了恢复高考后的第一批五年制针灸、推拿、伤科专业本科生。

1978 年 2 月起,为提高推拿教学水平和临床疗效,在上海中医学院解剖教研组进修解剖半年。

1978 年 3—4 月:为首届本科针推伤专业 77 年级(82 届)学生讲授《正常人体解剖学》课程,以后担任《推拿手法学》㨰法等课程主讲。

1979 年 3 月 16 日,中华医学会上海分会人体软组织研究会成立。俞大方任理事。

1979 年 3 月,完成《辞海》有关推拿条目的审稿工作。

1978 年 10 月,在上海科学会堂出席上海市中西医结合非手术治疗软组织劳损性颈肩腰腿痛学习班。

1979 年 5 月,参加上海市中级卫生技术人员晋升考试,推拿专业基本理论考试和技术操作考试,均获 98 分高分。

1979 年 6—7 月,参加筹备和组织召开全国推拿学术经验交流会,以及大会论文集的编写(约 30 万字)。该论文集后以上海中医学院《推拿学术论文资料汇编》的书名于 1980 年 7 月铅印内部发行。

1979 年 7 月 12—17 日,上海中医学院受卫生部委托主办首次“全国推拿学术经验交流会”,应邀到会的有全国 26 个省市自治区和军队代表 108 人。俞大方在大会发表了《耻骨联合分离症的病机探讨及手法治疗》《从力学原理研究平推法的作用》两篇论文。

1979 年,完成《推拿学编写大纲》及推拿学教材总论编写(约 5 万字)。

1979 年,担任针推专业 79 年级(83 届)班主任。以后相继承担针推专业 79 年级(83 届)、针推专业 80 年级(84 届)、针推专业 81 年级(85 届)、推拿专业 82 年级(87 届)等班级的推拿课程授课。

1979 年 10 月,在上海中医学会推拿学组作学术交流,宣读论文《体表与内脏的关系研究》《臀上皮神经损伤的病机探讨及推拿治疗》。

1979 年,承担推拿门诊数 1 992 人次。

1980 年 3 月,在上海中医学会推拿学组作学术交流,宣读《髂腹下神经损伤的病机及治疗原理》一文。

1980 年 9 月 10 日,上海中医学院附属岳阳医院批准破格晋升主治医师(卫 15 级)。

1980 年 11 月 22—24 日,出席上海人体软组织研究会首届学术经验交流会。

1980 年 11 月 28 日,人事关系调到上海中医学院针灸推拿系。

1981 年 9 月 9 日,上海中医学院院长办公会议批准俞大方为针灸推拿系推拿教研室副主任。

1981 年,被评为上海中医学院 1980 年度最佳教师。

1981 年,在推拿专业会议上交流《胸椎后关节紊乱治疗方法的研究》《推拿手法原理的初步探讨》等推拿学术论文。

1982年，上海中医学院设立5年制本科推拿专业。

1982年10月，工资提升2级至卫13级。

1982年10月，在上海组织召开全国《推拿学教学大纲》审定会议。邀请丁季峰、陈国发、郑凤胡、臧福科、李业甫、戴俭国、董家麟、罗志瑜、骆明勋等专家出席。

1982年10月29日，被国家卫生部聘任为高等医药院校针灸专业教材编审委员会委员。

1983年2月到1985年5月，兼任上海市前进业余学校中医专业教授和教务长。1985年出国后继续担任该校高级顾问。

1983年5月，在上海中医学院主持《推拿专业的教学大纲和计划》审定会。邀请臧福科、毕永升、李业甫、戴俭国、董家麟、黄嘉静等十几位专家参加。

1983年5月12日，在上海出席中国软组织疼痛研究会成立大会。

1984年4月，在上海出席第一届全国中西医结合软组织疼痛学术会议。

1984年9月—1985年7月，上海中医学院举办第三期全国高等中医院校推拿师资进修班。俞大方任班主任。

1985年1月12日，聘任上海中医学院针灸推拿系副主任（上海中医学院办字第〈85〉3号文件）。

1985年3月，被聘为上海中医学院第二届学术委员会委员。

1985年5月3日，赴美国学术交流。后定居美国加利福尼亚州洛杉矶。在加利福尼亚州的皇家医科大学（Royal University of America）的东方医学和针灸学院（College of Oriental Medicine and Acupuncture）任教授，主讲中医推拿课程，并在洛杉矶蒙特利市开设诊所"C. F. Clinic"。参加过南加州针灸中医师公会学术讲座、东洋医学国际学术大会、韩国第一次国际针灸学术大会，加入世界推拿医师协会。

1985年10月，俞大方主编的全国高等中医院校教材《推拿学》，由上海科学技术出版社出版。这是当时最权威的推拿学教材，出版30年多来发行量达数十万册。

1985年10月，上海中医学院俞大方、曹仁发、吴金榜编著的《中医推拿学》由人民卫生出版社出版。

1986年，在美国南加利福尼亚州针灸中医师公会学术讲座上做推拿演讲。

1986年，俞大方在中国台湾举办"俞大方推拿讲座"，讲授内功推拿、滚法推拿、一指禅推拿三大流派。

1987年，在丁季峰主编的《中国医学百科全书·推拿学分卷》（上海科学技术出版社，1987年10月）中担任编委，以第一作者执笔头痛、失眠、哮喘、便秘、泄泻、急性腰扭伤、腰椎间盘突出症、骶髂关节扭伤（半脱位）、癃闭9条条目，以第二作者执笔胃脘痛、颈椎病、落枕、漏肩风、椎骨错缝、推拿练功6条条目。

1989 年 7 月 28—30 日，在美国加利福尼亚州出席东洋医学国际学术大会，作《腰腿痛的推拿治疗》主题演讲。

1989 年 1 月，中国台北启业书局有限公司出版《中医推拿学》精装本，主编者：俞大方、曹仁发、吴金榜。此书为人民卫生出版社 1985 年 9 月同名书的繁体竖排本。

1996 年 4 月 6 日，出席在韩国举办的世界推拿医师协会年会，并作推拿学术报告。

1999 年 1 月 10 日，由妻子吴荣南和女儿、女婿陪同从美国飞回上海。当晚在上海市第九人民医院被诊断为白血病。

1999 年 1 月 13 日，俞大方先生在上海市第九人民医院逝世。年仅 63 岁。

附录2 俞大方、吴荣南推拿论文选编

从力学原理探讨平推法的作用

俞大方

平推法又称擦法,是内功推拿的主要手法之一,在临床治疗中应用较为广泛。本文对平推法在治疗中的作用进行初步探讨,以期引起对祖国医学推拿疗法作更广泛深入的研究。

一、动作要领

腕关节伸直,使前臂和手掌接近相平,手指任其自然伸开,整个指掌贴在患者体表的一定部位,以肩关节为支点,上臂为主动,带动手掌作均匀的前后或上下的往返移动。推时应发力于臂,蓄劲于腕,肩部放松,腕部要灵活,肘部要下垂而内收。并且必须注意:指掌要全部贴在被操作部分;推时不可向掌下用太大的压力,而要向前及向后推行;推动的幅度要大。

二、感觉和讨论

使用平推法时,病员的感觉应该是在被操作部位的组织深层有"热"的感觉,但体表并无过热的现象。在有些部位,这"热"可沿特定的路线传导到较远的地方。

下面来讨论对这些感觉的认识。

(一) 体表上的发热感觉

平推时,体表的"热"是由于医者的手和病员的皮肤相互摩擦而产生的,这种热感,不是深透的感觉,所以我们要求这种热量产生得越低越好。

医者的手和病员皮肤之间的摩擦力,是体表产生热量的要素,而摩擦力 $F_r = \mu P_N$。

P_N 是正压力，μ 是摩擦系数。

在这式中 μ 是一常量，因此 F_r 的大小乃取决于 P_N。故在平推时，向掌下的压力不宜太大。

平推时要稍微用一些润滑油，这主要是可使摩擦系数 μ 减小，这样：$F_r = \mu P_N$ 中的 μ 和 P_N 减小后，F_r 就自然减小了。F_r 减小后，在体表所产生的热量也随之而减小。

根据公式：$Q = \dfrac{A}{J}$

Q 为所产生的热量，A 为在平推时对病员体表所做的功，J 是热功当量，为一常量。

而 $A = F_r S$

F_r 表示摩擦力，S 是推动时的距离，为一常量。

$\therefore A = \mu P_N S$

$\therefore Q = \dfrac{\mu P_N S}{J}$

从这里可以看出，S 和 J 是一常量。我们若要使 Q 减小，则减少 P_N 和 μ 的数值是唯一可行的途径。

若推时压力过大，则体表很快就发烫，而致使手法没有达到深透时就不能再推，因此不能达到手法治病的要求。若压力过轻，则又不易影响到组织深层。因此，既要有一定的压力，但又不可太大。

适当地使用一些润滑剂，可使在一定的压力情况下，减小摩擦力，若用润滑剂过多，则在体表由摩擦而产生的热量虽然可减小一些，但却要影响手法的操作，故也非所宜。

（二）组织深层的热感

平推时不是单纯体表的摩擦生热现象。若是由于体表摩擦发热，然后再传导到组织内部去的话，那么体表的温度必然要比组织内部的温度高。但是，事实与此相反，实际感觉是：体表和组织内部感到热度基本上是差不多，有时组织内部感到更热些。这因为在平推时，由于医者的手在病员体表作往返移动，因此影响到紧靠在体表的体液（包括组织液和血液）和"气"的循行速度，使其流速加快，这样在组织内各层间引起了内摩擦。

根据物理学知识，我们知道：从流速较大的一边迁移至流速较小的一面的动量是

$$\Delta K = -\eta \frac{\mathrm{d}u}{\mathrm{d}x} S$$

$-\eta$ 为一比例系数，称"黏滞系数"，这和液体以及气体的性质有关，在同一情况下为一常量；$-\dfrac{\mathrm{d}u}{\mathrm{d}x}$ 是"速度梯度"；S 是发生内摩擦的面积。

从这里可以看出，在推时，若推动距离大，也就是使发生内摩擦的面积大，则其动量

ΔK 也就愈大。

因为内摩擦力：$F = \left| \Delta K \right|$

$$\therefore F = -\eta \frac{du}{dx} S$$

由于内摩擦力 F 的作用：使组织内部各层间的液体和气体的流速也逐渐增加，从而使组织深层产生温热感觉。

推动的速度是形成"速度梯度"的主要因素，推动速度快慢可直接影响体内体液和气体的流动速度。若推时速度过快，则因为其内摩擦的传导远不如体表热量的积聚来得快，因此在体表摩擦而产生的热量急骤增加，使体表有烫感，致使病员皮肤不能忍受，医者不能再推。推动速度过慢，则可使内摩擦减小，当推动速度低于或等于气血流动速度时，则就不可能产生内摩擦，从而也不可能有治疗效果，因此医者必须根据不同的情况掌握和使用不同的速度来进行治疗。

手法的要求是"深透"，其实际就是使机体系统的内能发生变化，要使系统的内能发生变化，可以由外力对系统做功，或者由另一个物体对系统传递热量来完成。它所引起的作用是将物体的有规则运动转化为系统的分子宏观加速运动，从而改变其内能："传递热量"是在微观分子的相互作用时完成的，因此，它所引起的作用是将分子无规则运动自一个物体转移到另一个物体。

从这里可知，平推法的深透，其实质是通过医者"作功"，从而使病员身体中的系统内能发生变化，也就是使人体组织内产生内摩擦，这就是平推法作用的特点，也是它和现代医学中理疗的透热感觉的不同之处。

三、对人体作用的认识

平推法作用于人体，使人体组织内部产生内摩擦。当这种作用在较浅层的组织时，则可促进机体津液的还流，这对调整机体的体液平衡是有一定作用的，在临床上例如对水肿等症的治疗，具有一定的退肿效果。同时对卫气的循行也有很大的帮助，因此能促进人体对外部的抵抗能力。当在组织深层产生内摩擦时，则可使血液和营气的流速发生变化，从而使气机通畅，起到通畅气血、疏通经络、增强各组织功能活动的作用。同时内摩擦作用，可促进和调整内脏的生理活动，增强内脏的功能，其中尤以对促进肠胃活动的作用更为明显。

在临床治疗时，手法对人体的具体治疗作用是和治疗部位有密切关系的。对不同的病，虽用同一种手法，但治疗的重点部位是有区别的。例如，在两侧胸大肌处进行横向平推，有健肺肃肺、宽胸降气的作用；在左侧上腹部及背部第十、十一、十二胸椎两侧部位，有健脾和胃的作用；在腰部第二腰椎及其左右两侧部位有补肾的作用；在背部两侧膀胱经，有祛风散寒的作用;在腰骶部有清热降浊的作用……当然,在临床治疗中除了针对疾病进行治疗外,还必须顾及整体的治疗,而且这是极重要的。例如,肺虚的病员,除了要注意健肺肃肺之外,还必须要健脾和胃以培土生金,只有这样才能事半功倍,取得较好的疗效。

由于目前对内摩擦的生物物理性能还没有彻底了解,因此有很多方面还有待今后进一步研究。

(本文在 1979 年 7 月"全国推拿学术经验交流会"上宣读,并被收入上海中医学院《推拿学术论文资料汇编》,1980 年 7 月)

耻骨联合分离症的病机探讨及手法治疗

俞大方

骨盆是由一块骶骨、一块尾骨和两块髋骨构成。两侧髋骨在前面正中线由耻骨联合相连结。两侧髋骨在后面有耳状关节面与骶骨的两侧关节面相连结,形成骶髂关节。

耻骨联合位于髋骨的耻骨联合面之间,借耻骨间纤维软骨板相连,而且有坚强的韧带保护,一般其承受之张力可达 230 千克。因此单纯外力作用于此部位时不易发生耻骨联合分离。

但在妇女怀孕期,尤其是在分娩前二周开始,由于黄体素分泌的影响,使骶髂关节和耻骨联合软骨及韧带变松软。在分娩时耻骨联合及两侧骶髂关节均出现轻度分离,使骨盆发生短暂性扩大,有利于胎儿的娩出。在分娩后黄体素分泌即恢复正常,松弛的韧带及软骨也随之恢复正常。

一般情况下,分娩后骶髂关节耻骨联合面即逐渐恢复到正常位置。若产妇黄体素分泌过多,致韧带过度松弛,产时两侧骶髂关节及耻骨联合易发生过度分离。产程过长,胎儿过大,产时用力不当或姿势不正,以及腰骶部受寒等多种原因的影响,造成产时或产后骨盆收缩力平衡失调,有可能使骶髂关节软骨面发生错位。因为骶髂关节的关节面粗糙,在形态上变化较多,易发生关节微细错位。由于上述各种因素,造成产后骶髂关节错位,致使耻骨联合面不能恢复到正常位置,经过一段时间未能自行回复、症状加剧者,就形成了产后耻骨联合分离症。

产后耻骨联合分离者骶髂关节必然发生错位,但其他各种外力引起的骶髂关节错位,则极少可能发生耻骨联合分离。

由此可见,耻骨联合分离症的治疗,关键在于解除骶髂关节的错位。随着错位的纠正,耻骨联合面的位置也就恢复正常,损伤了的韧带,则能自行修复。

治疗

骶髂关节向前半脱位——髂后上棘上升——髋前屈斜扳。

骶髂关节向后半脱位——髂后上棘下降——髋后伸斜扳。

斜扳时,当听到轻微的"格"声,错位往往已经得到纠正,此时,除耻骨联合处仍有压痛外,其他症状均可立即消失或明显减轻,耻骨联合处的疼痛一般在四至五周后逐渐消失。

病例一

赵×,女,30 岁,工人,门诊号：021918。

【初诊日期】1979 年 5 月 15 日。

【主诉】耻骨联合处疼痛 40 余天,步履、站立均感困难。

【病史】70 天前初产,顺产,会阴破裂缝合,当时无其他异常感觉。满月起床后感到耻骨联合处疼痛剧烈,站立、跨步困难。经用紧身裤扎紧骨盆及卧床休息无效,并延及两臀及下肢疼楚。

【检查】

耻骨结节处压痛(＋＋)。

耻骨联合下缘压痛(＋＋＋)。

分腿试验：阳性。

髋膝屈曲试验耻骨联合处(＋＋)。

两侧骶髂部均有压痛。

X 摄片：1979 年 4 月 25 日。

耻骨联合上缘距离 0.3 cm；

耻骨联合中缘距离 0.6 cm；

耻骨联合下缘距离 1.4 cm。

【诊断】产后耻骨联合分离症。

【治疗】两侧髋前屈骶髂关节斜扳。

【效果】第一次治疗后当即初愈,站立等活动自如,仅在耻骨联合处有轻度疼痛。

一周后(5 月 22 日)复诊,症状已明显减轻,唯右下肢跨步时略有牵掣感。治疗作右骶髂关节斜扳,治后右下肢跨步时牵掣感即消失。

6 月 1 日第二次复诊,已无明显主诉症状,作 X 摄片；

耻骨联合上缘距离 0.3 cm；

耻骨联合中缘距离 0.6 cm；

耻骨联合下缘距离 1.0 cm。

一月后随访,情况正常。

病例二

尹××,女,29 岁,工人,门诊号：053380。

【初诊日期】1979 年 6 月 1 日。

【主诉】腰骶及左耻骨联合部疼痛两月余,左下肢跨步困难。

【病史】今年 2 月 27 日初产,产前一二天左耻骨联合部疼痛。产后左耻骨联合部疼痛更甚,腰骶即出现疼痛,左下肢跨步困难,大阴唇处有掣痛,站立时左下肢不能用力,用力则左腰臀及左耻骨联合处痛增。

【检查】

左耻骨联合中下缘压痛(＋＋＋)。

骨盆分离及挤压试验在耻骨联合处(＋＋)。

分腿试验：阳性。

髋膝屈曲试验左骶髂部(＋)。

左髂后上棘右侧偏高。

X 摄片：1979 年 5 月 26 日。

耻骨联合上缘距离 0.60 m;

耻骨联合中缘距离 0.6 cm;

耻骨联合下缘距离 1.0 cm;

左侧耻骨联合边缘粗糙,边缘不规正。

【诊断】耻骨联合分离症、耻骨联合软骨炎。

【治疗】

左侧髋前屈骶髂关节斜扳。

消炎痛 25 mg×21,25 mg/日,口服。

【效果】

第一次治疗后腰臀部疼痛显著减轻,左下肢跨步方便。

一周后(6 月 7 日)复诊,左下肢跨步略有牵掣,左耻骨联合处疼痛。治疗：① 左骶髂关节斜扳。② 消炎痛 25 mg×21,25 mg/日,口服。斜扳后当时左下肢症状立即消失,活动自如。

6 月 14 日第二次复诊,左耻骨联合处尚有压痛,余症皆消失。

做 X 摄片：

耻骨联合上缘距离 0.4 cm;

耻骨联合中缘距离 0.5 cm;

耻骨联合下缘距离 0.7 cm。

6 月 20 日复查：情况正常,左耻骨联合处疼痛也明显减轻。

用骶髂部斜扳手法治疗本症取得较满意的效果,有两点体会：

（1）骶髂部斜扳手法用力要轻巧，不宜用暴力。扳动的中心部位必须在骶髂关节，才能奏效。

（2）推拿治病必须贯彻"治病必求其本"的原则，集中力量找出和解决疾病的主要矛盾，这样才能充分发挥推拿的治疗作用。

（按：本文在 1979 年 7 月"全国推拿学术经验交流会"上大会交流，后经修改删减，以"上海中医学院推拿教研组俞大方"的署名正式发表于《上海中医药杂志》1982 年第 5 期）

展望中国推拿学的几点感想

吴荣南

一、中国推拿学概述

中国推拿学是中国最古老的一种疗法，又是一门年轻而有发展前途的医疗科学。中国推拿学是通过医者的双手在患者的体表或特定的穴位，作各种形状不同、功能不同的手法，然后达到治疗疾病的疗法。它的特点是简单、方便、不吃药、不打针，深受广大民众欢迎。

从有人类开始，人们为了求得自身的生存就必定要与自然界进行搏斗和进行劳动，在搏斗和劳动中遇到损伤很自然地会用双手按摩损伤部位。在实践中人们逐渐发现按摩能使疼痛减轻或消失，在这个基础上人们逐渐认识了按摩对人体的治疗作用。

在两千多年前先秦两汉时期。当时有两部医学巨著：《黄帝内经》和《黄帝岐伯按摩》（十卷）第一次完整地建立了中医学的理论体系，确立了按摩作为一门学科在中医学体系中的地位。因此推拿是人类最古老的医疗方法之一，是中医学的一个重要组成部分。"推拿"这一名称首见于中国明代，当时的《小儿推拿方脉活婴秘旨全书》《小儿推拿秘诀》等著作就把按摩改称为"推拿"。这一名称的演变本身就体现了这一疗法的发展和人们对手法认识的提高。早期的按摩疗法仅用于少数疾病的治疗，手法种类也较少。以后随着治疗范围的扩大，手法也相应有了发展，手法的分类也渐趋合理，适应证逐步扩大，于是按摩这一名称逐渐被"推拿"这个更为明确的概念所取代，由按摩改称为"推拿"标志着中国推拿学发展史上的一个很大的飞跃。人类在逐渐认识了按摩作用的基础上，有目的地把按摩用于医疗实践，并不断加以总结发展就逐渐形成了中国推拿学医疗体系。

从《内经》以及一些古籍史书论著中，我们可以看到人类最早的治疗手段是属于物理性质的疗法。如推拿、针灸、热敷。随着社会的进步，人们逐渐发现了自然药物（中草药）的治疗作用。随着生产和科学的进一步发展，在原来的基础上又产生了化学药物，我国明代的炼丹术就包含了化学药物的萌芽。近代又发展了生物药物。从自然药物到化学药物、生物药物的运用,标志着医疗科学的发展和进步,但这些药物都有不可避免的副作用。随着科学技术的不断发展,人们越来越认识到药物副作用的危害性。目前国际医务界对人类古老的物理性质的治疗手段又逐渐重视起来,因为这些疗法一般都无危及人体健康的副作用,其优点是显而易见的。人类认识的这一循环,不是历史的倒退,而是符合事物的发展辩证法的螺旋形上升。从这一角度说明中国推拿学又是一门年轻的未来科学。它有许多课题有待我们去探索研究。

中国推拿学是中医学体系中的有机组成部分。中医理论体系的形成是建立在大量医疗实践和当时的哲学思想基础上的。推拿疗法是人类最古老的一门医疗科学,因此推拿疗法为中医学的理论体系最早积累了大量医疗经验,为建立中医理论体系奠定了基础。

从我国最早的两部医学巨著《黄帝内经》《黄帝岐伯按摩》按摩占比重之大,就可知按摩在中医学体系中的重要性。《黄帝岐伯按摩》虽已佚,但从现存的《黄帝内经》中还可明显看到有不少内容论述了推拿疗法。其中《素问》有九篇论及推拿;《灵枢》有五篇论及推拿,说明推拿疗法对中医学理论体系的建立所起的作用。同样长期以来中医基本理论指导着推拿疗法的临床实践,对推拿疗法的进一步发展又起了推动作用。中国推拿学是以中医学基本理论为基础指导临床实践的医疗方法,与西方的 Massage 有本质的不同。

二、手法的重要性

推拿手法是推拿医师治疗疾病的手段,是一项专门的基本技能。推拿手法不是一般的简单的随意动作,而是有一定规范和技术要求的技巧动作。推拿疗法治病主要靠手法技巧而不是用粗暴的蛮力。有些人认为用推拿方法治病医者只要有力气就行,甚至认为力气越大越好。这是错误的观点,甚至可以说是对中国推拿学的无知。《医宗金鉴·正骨心法要旨》在说到手法时说:"法之所施,使患者不知其苦,方称为手法也。"因此严格地说,不讲究技巧的简单动作,不能称之为"法"。所以我们要研究的是手法的内涵即是功。达不到这个功的效能的手法即会影响治疗的效果。要成为一名符合中国推拿疗法的合格推拿医师,除了需具备中医理论基础知识,更需要有经过特殊训练的手法要求,才能成为中国推拿医师,也就是说推拿医师不同于一般的中医师而是有手法要求的特殊学科的医师。同样道理,如中医外科医师需要做手术时也有一定的手术要求和规范,也需要经过特殊的训练才能成为真正的中医外科医师,绝不能认为会拿手术刀即是外科医师,这是不正确的认识。

三、推拿手法的要求

手法是推拿疗法治病的主要手段,手法的熟练程度对治疗效果有直接影响。

根据前辈的经验总结出对手法的要求:"持久,有力,均匀,柔和,达到深透"。

"持久"——手法能按要求持续运用一定时间。

"有力"——手法必须具有一定力量,这种力量应该根据病人体质、病情、部位等不同情况而增减,是有辨证论治的观念。

"均匀"——手法动作要有节奏性,速度不要时快时慢,压力不要时轻时重。

"柔和"——手法动作的温柔灵活及力量的缓和,使手法轻而不浮,重而不滞。

以上四方面是相辅相成,持久能使手法的功力逐渐深透;均匀协调的动作使手法更趋柔和;力量与技巧相结合使手法既有力又柔和。在临床运用时功力是基础,手法技巧是关键,两者必须兼有,缺一不可。因此在临床运用手法而产生的作用力形成功,这个功由叠加波产生,这个功就是能治病的作用力,所以手法的好坏直接影响到治疗的效果。

四、治病原理

中国推拿学是一种外治法,通过医者做各种手法技巧所产生的外力在患者体表的特定部位或穴位上做功,以调节机体的生理病理状况达到治疗效果。这种功是医者根据具体病情,辨证施治运用各种手法技巧所作的"功"。从而起到纠正失常的解剖位置,这种功也可转换成各种"能"并深透到体内,改变其有关的系统内能而起到治疗作用,这种"能"可作为信息的载体,向人体某一系统或器官转入信号,起调整脏腑功能的治疗作用。

1. 纠正失常解剖位置

人体受到外来暴力撞击,强力扭转,牵拉或长期劳累或受风寒,均会引起关节或筋脉不同程度的损伤甚至关节错缝,筋脉扭曲不顺。在古代文献上对伤筋的记载分筋断、筋转、筋歪、筋走、筋翻、筋强、筋粗、筋结、筋缩、筋萎、筋柔。其中筋断需要手术缝合,其他的类别又可以分新伤和老伤,尤其新伤,都可以运用推拿手法理顺筋脉,纠正细微失常的解剖位置,恢复功能。老伤还需要配合药物或针灸综合治疗。只可惜到目前还没有办法用现代科学的方法把细微失常的解剖位置证实和记录下来,但是我们的祖先已经从实践中累积的经验,把伤筋的状况描写得如此得体。

2. 改变有关的系统内能

某一系统内能的失调可导致该系统出现病变,而某一系统的病变也必然引起该系统内能的异常。通过对失调的系统内能进行适当的调整使其恢复正常,就能起到积极的治疗作用。如肌肉痉挛通过手法舒筋通络活血化瘀消肿,使疼痛消失,功能恢复正常。气滞血瘀者通过推拿手法使气血系统内能增大,加速气血循行而起行气活血的作用,解除因气滞血瘀引起的各种病症。如胸部屏挫伤其实是两种病因,它分胸部屏伤和胸部挫伤。胸部屏伤是用力不当或旋转扭错引起,没有明显的暴力损伤,多以伤气为主,当时无自觉症状,活动如常人,当经休息之后会感觉胸部板紧不舒,牵制隐痛,痛无定处。这种症状属于气滞。而胸部挫伤是胸廓有直接外伤,使局部疼痛明显,并有肿胀,是气血两伤(需排除肋骨骨折),通过推拿手法使气血内能增大,加速气血循行而起行气活血作用,解除因气滞血瘀引起的各种病症。

3. 信息调整

通过近代生理学的研究,人们认识到人体的各个脏器都具有特定的生物信息(各脏器的固有频率及生物电等)。当脏器发生病变时,有关的生物信息就会发生变化,而脏器生物信息的改变可影响整个系统乃至全身的功能平衡。通过各种刺激或各种能量传递的形式作用于体表的特定部位,产生一定的生物信息,通过信息传递系统输入到有关脏器,对失常的生物信息加以调整,从而起到对病变脏器功能的调整作用。中国推拿学在这方面积累了很多实践经验。如泄泻和便秘都可以通过手法作用于体表的特定部位,产生一定的生物信息,对失常的生物信息加以调整,然后使肠胃功能恢复正常。如胆囊炎的急性发作时出现胆绞痛,在背部胆俞穴或 $T_7 \sim T_9$ 右旁压痛点及胆囊穴(阳陵泉下 1 寸)用按点法可以有止痛的功能。总之推拿治病的原理是"功""能""信息"三个方面。通过医者的手法技巧产生功力,在患者的体表特定部位或经络循行路线转换成能量,并深透到组织的病变部位,或这种能量成为一种信息,调整脏器功能上病变。

五、体位的重要性

推拿治病时病人的体位很重要,不论坐位或卧位都必须使患病之处的肌肉放松,才能取得较好的疗效。

推拿治病有运动系统的伤筋、颈肩腰腿痛、内科的胃脘痛、妇科的痛经都会在体表有疼痛点反应。除了使用常规的放松软组织手法,如按、揉、搓,还必须使患者疼痛部位的肌肉放在松弛的位置。患者的体位是否放置适当,会影响压痛点的寻找甚至影响推拿效果。传统推拿治病时患者的体位有仰卧、俯卧、侧卧、端坐、俯坐各种姿势,我们还要视病情的解剖位置使病患处于放松的位置。例:踝关节扭伤在外踝下的压痛点用按、揉、平推手法外,需要找到压痛点,再使踝关节背伸转到原来的压痛点消失,再用弹拨法症状就能减轻。

膝关节部位伤筋病人仰卧位时,膝下垫枕使得关节位置放松,找到压痛点,再转动膝关节使压痛点消失,再用弹拨、按揉手法使压痛点消失,症状就减轻或治愈。病人在没有痛苦情况下很乐意配合治疗。在施行这些治疗手法时并不需要使用很大力,只需使用技巧找到疾病的主要矛盾就能迎刃而解。

六、结语

中国推拿学是中国最占老的一种疗法，它具有悠久的历史，经历了亿万人几千年的临床实践流传至今。中国推拿学是以中国的中医基础理论为指导的一种以手法为主的外治疗法，具有简单、方便、疗效显著、无副作用等特点，因此受到病家的欢迎和社会的肯定，同时它也是一门有发展前途的医疗科学。中国推拿学治病是以手法为主的治疗方法，因此对手法有特殊的要求，既不是只要有力气也不是模仿手法外形，需要刻苦的练习才能达到熟练的程度，才能符合"持久，有力，均匀，柔和，深透"的手法要求，才能体现出中国推拿学治疗的原理，纠正失常的解剖位置，改变有关的系统内能，信息调整。因此需要做的事情很多，尤其关于推拿疗法治病的原理的研究和探讨，需要提高推拿专业医务人员队伍的素质。中国推拿学要发展提高一定要建立一支专业性强的医疗队伍。每个人员必须热爱专业，脚踏实地地做临床工作，继承前辈的经验，加以发扬光大。目前社会上有许多按摩人员，这是社会的需要，但是真正的推拿专业人员又很少见，甚至社会上还把按摩和中国推拿等同，这种错误的认识必须纠正。不要以为按摩和中国推拿都是用手法治疗，它们是有本质的区别。现在做按摩的人员没有中医基础理论的培养及手法训练的要求。

以上是"展望中国推拿学的几点感想"的简述，希望中国推拿学能得到中国领导部门的重视。使这门古老的中医疗法发扬光大，提升它的理论基础，更好地为人民服务。

2012 年 4 月 11 日于美国洛杉矶

索　引

编 后 记

原上海中医药大学校长、上海中医药学会会长施杞老教授于2017年11月为在上海中医药大学举办的俞大方先生学术思想研讨会题写了一幅书法立轴："纪念俞大方教授：一代大医"（见本书彩页）。这是对俞大方先生推拿学术成就的高度肯定。俞大方先生1985年主编的高等中医院校《推拿学》（通称"五版教材"《推拿学》），在长达30多年的时间里印刷数十万册，是几代中医人学习推拿的范本，俞大方教授由此成为全国中医界公认的推拿翘楚。

俞大方先生是我的推拿启蒙老师。2017年受吴荣南师母的委托，担纲整理俞大方先生的推拿学遗稿，是我作为学生的责任。我的大学同班同学陶景松先生，毕业后留任上海中医学院（1993年更名为"上海中医药大学"）推拿教研室当助教，当年就曾经是俞大方老师的学术助手，协助他编写"五版教材"《推拿学》，担任"协编"。而我当时在南京中医学院针灸系任教，也曾协助"五版教材"针灸推拿学科总负责人邱茂良教授对《推拿学》的编写大纲和教材提供过一点审阅意见。如今陶景松已在多年前英年早逝，而我有幸继续在这本书中担任他的角色。

我是恢复高考后的第一批幸运儿，1978年春入学上海中医学院，就读针灸推拿伤科专业。第一学期的人体解剖学课程就是由俞大方老师主讲的，当时他在解剖教研室进修。俞老师授课的特点是左手持几张卡片，右手抓一把五颜六色的粉笔，在黑板上连写带画，画出各种彩色"线路图"，帮助学生顺理知识结构，诠释难点，提示重点。后来给我们上推拿专业课也是如此。俞大方老师这一讲课风格是所有听过他课的学生们共同的印象。所以这次受命整理出版俞大方老师的遗稿，我认为在排版上应该尽可能地保留俞老师手稿的"线路图"风格。这点得到了上海交通大学出版社编辑的认可，尽管给排版带来了很大的麻烦，还增加了很多工作量。

俞大方老师的推拿手稿，文字非常简练。为了便于初学者理解和掌握文字内容，我尽可能地在推拿基本手法、人体分部训练、临床特殊检查法等章节增配了大量插图。这些插图除了新绘者外，主要取材于俞大方主编的高等医药院校教材《推拿学》（上海科学技术出版社，1985年），俞大方、曹仁发、吴金榜主编的《中医推拿学》（人民卫生出版社，1985年），我主编的全国普通高等教育中医药类精编教材《推拿手法学》（上海科学技术出版社，2009年）、英汉对照精编实用中医文库《中国推拿》（上海浦江教育出版社，2017年）等，也有少量参考了其他的专业文献，在此谨向原图的作者致谢。

本书附录1是我和上海中医药大学针灸推拿学院陆萍副教授整理编写的《俞大方教授年表》。由于俞大方先生1985年就远赴美国，又于1999年过早地病逝，使得资料收集工作极为困难。多年来,我们查阅了上海图书馆、上海档案馆和上海中医药大学档案室,走访了俞大方先生的部分生前好友或同学、同事,获得了不少第一手资料。我们希望能得到更多的朋友的协助,尤其需要补充俞大方先生在海外弘扬中医推拿的史料,使这份年表能较为完整、较为正确地反映俞大方先生为中医推拿事业奋斗不息的一生。本《年表》首次发表于 2017 年 11 月 11 日在上海中医药大学举行的俞大方先生学术思想研讨会,收入大会纪念册,会后又作了少量修订和补充。因资料不足和水平所限,本《年表》一定还存在不少错误,望有识之士能予以指正。在此特向为我们提供珍贵资料的上海中医药大学档案室、上海中医药大学基础医学院办公室,以及吴荣南、董家麟、张文才、钱裕麟、周信文、刘岚庆、吴文豹、方波奇、朱正奇、张海蒙等师友致以最真诚的谢意!

本书有很多解剖知识的描述。俞大方先生是我国推拿界中比较重视人体解剖学的先行者之一。推拿治疗是在人体上做文章,熟悉人体的解剖结构,是达到一个合格的推拿医师的基本功。《医宗金鉴·正骨心法要旨》强调"必素知其体相,识其部位",方能"一旦临症,机触于外,巧生于内,手随心转,法从手出",讲的就是解剖知识对手法疗效的重要作用。为此俞大方先生曾专门在上海中医学院解剖教研室脱产进修半年。初学推拿者对于有关章节中解剖知识的描述切不可等闲视之。

在上篇第五、第六章成人疾病的推拿治疗中,读者会看到有很多擦法(平推法)、热敷的内容,这是内功推拿流派的特色。俞大方教授是内功推拿大师马万龙先生的入室弟子。尽管他对一指禅推拿、擦法推拿、软组织压痛点推拿都颇为精通,但他功底最深的无疑是内功推拿。本书附录 2 中收入的《从力学原理探讨平推法的作用》一文,更是俞大方教授深入探究内功推拿理法的结晶。特说明于此。

下篇的第四讲简述了小儿推拿疗法,可作为上篇空缺内容的补充。

本书的整理、校对、绘图、编辑、排版工作难度颇大,耗时将近五年。感谢王士安、魏海燕、阮明诸、王晓宇诸位录入本书文本,感谢天石先生拍摄俞大方研讨会代表合影,感谢赵泳天加工编辑部分插图。感谢上海交通大学出版社对本书出版的立项和支持。

常常有人说把老师教给学生的东西还给老师了。本书真的是要把老师的讲稿加工后"还"给老师。希望这本书的整理、编辑,能够基本符合俞大方教授的原意,这是学生交给老师的一份作业。

在本书即将正式付梓前夕,从美国传来了吴荣南师母不幸辞世的噩耗。吴荣南女士生前一直关注着本书的编写出版工作,她协助俞大方老师为推拿在中国和世界的发展倾注了一生的心血。愿本书的出版能告慰我的老师和师母的在天之灵。

上海中医药大学针灸推拿学院　赵毅

2021 年 6 月 4 日